Hefte zur Unfallheilkunde
Beihefte zur Zeitschrift „Unfallheilkunde/
Traumatology“
Herausgegeben von J. Rehn und L. Schweiberer

162

Fraktur und Weichteilschaden

28. Hannoversches Unfallseminar

Herausgegeben von
H. Tscherne und L. Gotzen

unter Mitarbeit von
A. Berger V. Echtermeyer N. Haas
G. Muhr H.-J. Oestern D. Rogge
M. Rojczyk E. G. Suren

Mit 104 Abbildungen

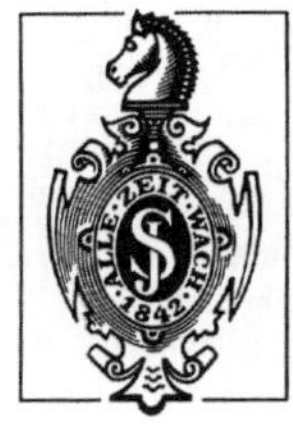

Springer-Verlag
Berlin Heidelberg New York Tokyo 1983

Reihenherausgeber:
Prof. Dr. Jörg Rehn, Chirurg. Universitätsklinik und Poliklinik der Berufsgenossenschaftlichen Krankenanstalten „Bergmannsheil", Hunscheidstraße 1, 4630 Bochum

Prof. Dr. Leonhard Schweiberer, Direktor der Chirurgischen Universitätsklinik München - Innenstadt Nußbaumstraße 20, 8000 München 2

ISBN-13:978-3-540-12095-7 e-ISBN-13:978-3-642-81965-0
DOI: 10.1007/978-3-642-81965-0

CIP-Kurztitelaufnahme der Deutschen Bibliothek. Fraktur und Weichteilschaden / 28. Hannoversches Unfallseminar, 7. November 1981. Hrsg. von H. Tscherne u. L. Gotzen. Unter Mitarb. von A. Berger ... - Berlin ; Heidelberg ; New York : Springer, 1983. (Hefte zur Unfallheilkunde ; 162)
ISBN-13:978-3-540-12095-7

NE: Tscherne, Harald [Hrsg.]; Berger, Alfred [Mitverf.]; Hannoversches Unfallseminar < 28, 1981 >; GT

2124/3130-543210

Vorwort

Der Fortschritt der medizinischen Wissenschaft und die Vertiefung ärztlicher Erfahrung machen die Fortbildung zu einer verpflichtenden Aufgabe des Arztes. Neben den Akademien für ärztliche Fortbildung sind besonders Universitäten und Hochschulen aufgerufen, den in Praxis und Krankenhäusern tätigen Kollegen entsprechende Fortbildungsveranstaltungen anzubieten.

Als 1970 die Medizinische Hochschule Hannover den ersten Lehrstuhl für Unfallchirurgie in der Bundesrepublik Deutschland einrichtete, haben wir uns dieser Verpflichtung gestellt und die Hannoverschen Unfallseminare als regionale Fortbildungsveranstaltung eingerichtet. Fast ausschließlich von Mitarbeitern unserer Klinik gestaltet, ist eine der Aufgaben, zu sichten, welche neuen Erkenntnisse und praktischen Verfahren für das Handeln des einzelnen traumatologisch tätigen Arztes aktuelle Bedeutung haben. Neben dem neuesten Wissensstand werden auch die Erfahrungen der Hannoverschen Unfallchirurgischen Schule dargestellt.

Das erste Unfallseminar fand am 19. 2. 1972 statt. Von Anfang an wurde den Teilnehmern ein selbst erstellter Tagungsbericht angeboten. Steigende Teilnehmerzahlen und zunehmende Nachfrage nach den Tagungsberichten machten es notwendig, nach anderen Formen der Publikation zu suchen. So werden die Hannoverschen Unfallseminare zukünftig in den Heften zur Unfallheilkunde als eigene Reihe „Praxis der Unfallchirurgie“ veröffentlicht. Dafür danken wir dem Springer-Verlag und den Herausgebern Jörg Rehn und Leonhard Schweiberer.

Das vorliegende Heft beinhaltet die Thematik des 28. Hannoverschen Unfallseminars. Frakturen mit Weichteilschaden sind häufige und meist schwere, in einem hohen Prozentsatz beim Polytraumatisierten anzutreffende Läsionen. Sie stellen den behandelnden Chirurgen vor vielfache Probleme. Die Voraussetzungen für den Behandlungserfolg, Vermeidung einer Infektion und funktionelle Wiederherstellung, sind an klare Konzeptionen zur Indikation und Therapie gebunden.

In 11 Beiträgen mit inhaltlich getrennten aber sich ergänzenden Schwerpunkten sind die vielfältigen Probleme dieser Verletzung angesprochen. Dem klinischen Aspekt vorangestellt ist die Pathophysiologie der Weichteiltraumatisierung. Darauf aufbauend wird eine neue, auf die klinischen Erfordernisse zugeschnittene Klassifizierung vorgestellt, die insbesondere auch die geschlossenen Frakturen mit Weichteilschaden berücksichtigt.

Das generelle Management offener Frakturen wird dargelegt, wie es an unserer Klinik schulmäßig praktiziert wird und sich bewährt hat. Die Handhabung der offenen Frakturen an der Unfallstelle und im Krankenhaus, die Vorangehensweise in der Diagnostik, die Vorbereitungen zur Operation und das operative Vorgehen selbst werden aufgezeigt. Der speziellen Problematik geschlossener Frakturen bei Weichteilschaden ist ein eigener Beitrag gewidmet.

Der Unterschenkel nimmt wegen seiner besonderen anatomischen Gegebenheiten, der großen Verletzungshäufigkeit und der meist schweren Traumatisierung breiten Raum ein. Die differenzierte Indikationsstellung zum Einsatz der verschiedenen Osteosyntheseverfahren und ihrer technischen Durchführung, je nach Art und Lokalisation der Weichteil- und Knochenläsionen, werden im einzelnen dargelegt.

Das Kompartment-Syndrom, eine der häufigsten und schwerwiegenden Komplikationen bei Frakturen mit Weichteilschaden, hat in der klinischen Praxis noch nicht die ihm zukommende Beachtung gefunden. Die Ausführung hierzu sollen die notwendigen Kenntnisse zur Ätiologie, Pathophysiologie, Diagnostik und Therapie vermitteln, um die schwerwiegenden Folgezustände nicht oder zu spät erfolgter Erkennung zu vermeiden.

Die sachgemäße Nachbehandlung ist ein integrierender Bestandteil des gesamten therapeutischen Vorgehens. Frühkomplikationen sind häufig und bedürfen einer raschen und sachgemäßen Behandlung. Der Behandlungserfolg bei Frakturen mit Weichteilschaden ist weitgehend abhängig von Art und Ausdehnung der Läsionen an den Weichteilstrukturen. Freiliegende Knochenfragmente, auch wenn sie eine stabile Fixation erfahren haben, fallen der Nekrose anheim und stellen eine große Infektionsgefahr dar. In dieser Situation sind plastisch-chirurgische Maßnahmen zur Weichteildefektdeckung unumgänglich. In einem eigenen Beitrag werden die heute allgemein gültigen Indikationsstellungen zur Replantation total und subtotal amputierter Teile, das technische Vorgehen sowie die erzielbaren Ergebnisse dargestellt.

Ohne Anspruch auf Vollständigkeit hoffen wir doch, mit dieser thematischen Zusammenstellung und den praxisbezogenen Ausführungen für den in der Traumatologie tätigen Arzt eine wesentliche Hilfestellung zur Bewältigung der zahlreichen Probleme bei Frakturen mit Weichteilschäden zu geben.

Hannover, im Februar 1983 H. Tscherne und L. Gotzen

Inhaltsverzeichnis

Bandherausgeber

Prof. Dr. H. Tscherne, Unfallchirurgische Klinik, Medizinische Hochschule, D-3000 Hannover 61

Prof. Dr. L. Gotzen, Unfallchirurgische Klinik, Medizinische Hochschule, D-3000 Hannover 61

Mitarbeiter

Prof. Dr. A. Berger, Klinik für Hand-, Plastische und Wiederherstellungschirurgie im Krankenhaus Oststadt, Medizinische Hochschule, D-3000 Hannover 51

Dr. V. Echtermeyer, Unfallchirurgische Klinik, Medizinische Hochschule, D-3000 Hannover 61

Priv.-Doz. Dr. N. Haas, Unfallchirurgische Klinik, Medizinische Hochschule, D-3000 Hannover 61

Prof. Dr. G. Muhr, Abteilung Unfallchirurgie, Chirurgische Universitätsklinik, D-6650 Homburg/Saar

Priv.-Doz. Dr. H.-J. Oestern, Unfallchirurgische Klinik, Medizinische Hochschule, D-3000 Hannover 61

Dr. D. Rogge, Unfallchirurgische Klinik, Medizinische Hochschule, D-3000 Hannover 61

Dr. M. Rojczyk, Chirurgische Abteilung, Agnes-Karll-Krankenhaus, D-3011 Laatzen

Priv.-Doz. Dr. E.G. Suren, Unfallchirurgische Klinik, Medizinische Hochschule, D-3000 Hannover 61

Pathophysiologie und Klassifikation des Weichteilschadens

H.-J. Oestern und H. Tscherne

1. Pathophysiologie des Weichteilschadens

Die Reaktion des Organismus auf eine Weichteilschädigung basiert auf 2 Zielen:

1. Verschluß der Wunde, um einen allzugroßen Wasser- und Wärmeverlust zu vermeiden und
2. Schutz vor Infektion.

1. Reaktion des Organismus auf die Blutung

Gemeinsames Substrat aller Verletzungen ist die Gewebeschädigung und die Blutung. In der 1. Phase der Reaktion auf die Verletzung der Gefäße werden die Thrombocyten an Kollagen gebunden und liberieren Phospholipide, welche das *Intrinsic-Gerinnungssystem* stimulieren. Die verletzten Gewebszellen setzen das Thromboplastin frei, welches das *Extrinsic-Gerinnungssystem* aktiviert.

Durch Thrombocytenadhäsion und -aggregation kommt es zu einer Abscheidung von Plättchenfaktor IV sowie von vasoaktiven Aminen. Darüberhinaus werden Prostaglandin-Metaboliten wie das Thromboxan A ausgeschüttet, das ebenso vasoconstrictorisch wirkt wie die posttraumatisch verstärkt freigesetzten Glucocorticoide und Catecholamine.

Die Vasoconstriction in Verbindung mit dem Verschluß der Gefäße durch das aktivierte Gerinnungssystem führt zur Hypoxie im Wundgebiet und damit zu einer Acidose. Die von den Plättchenaggregaten freigesetzten proteolytischen Enzyme aktivieren das Komplementsystem und setzen chemotaktische Substanzen frei, die zu einer „Anlockung" von Entzündungszellen, vorwiegend von Granulocyten und später von mononucleären Rundzellen in das Wundgebiet führen.

2. Infektabwehr, Phagocytose

Die Aufgabe der Makrophagen liegt in der Hemmung und Abtötung kontaminierender Bakterien und darüberhinaus in der Beseitigung von Zelltrümmern aus geschädigtem Gewebe.

Neuere Untersuchungen lassen vermuten, daß die lokalen Makrophagen eine Ernährungsaufgabe übernehmen und gewissermaßen den Magen-Darmtrakt der Wunde darstellen. Folgende Schlüsselrollen werden ihnen zugesprochen (Leibovich, Ross 1975):
Debridement des verletzten Gewebes,
Verarbeitung von Makromolekülen zu Aminosäuren und Zucker,
Anlockung anderer Makrophagen,
Signalwirkung für weitere Fibroblastenvermehrung,

Hefte zur Unfallheilkunde, Heft 162
Herausgegeben von H. Tscherne/L. Gotzen

Stimulierung der Gefäßneubildung,
Sekretion von Lactat.

Sobald ein neutrophiler Granulocyt das geschädigte Gewebe erreicht, werden die weiteren Schritte der phagocytären Abwehr eingeleitet. Diese Vorgänge werden begünstigt durch bestimmte humorale Faktoren, die auch als Opsonine bezeichnet werden.

Die Hauptkomponenten dieses Systems sind einmal Immunglobulin G Antikörper, die sich an die Oberflächenbestandteile des Bacteriums binden, zum anderen hitzelabile Faktoren, welche zum Komplement und Properdinsystem gehören und diesen Prozeß weiter stimulieren.

Die hitzelabilen Systeme bewirken die Fixierung von Fragmenten des Komplements 3 an die mikrobielle Oberfläche einmal über die klassiche Antigen-Antikörper aktivierte C_1, C_4, C_2-Komplementfolge oder über den alternativen C_3-Aktivierungsweg (Gigli, Nelson 1968; Johnston et al. 1969). Die Opsonine fixieren das Bacterium an die Zellwand über eine Verbindung mit den Receptormolekülen auf der Oberfläche des Phagocyten. Sobald der Phagocyt die Mikrobe an einer Oberfläche fixiert hat, umgibt er sie mit seinen Pseudopodien und verdaut sie.

3. Bedeutung des Sauerstoffs

Die Phagocytose initiiert etliche metabolische Aktivitäten in den Neutrophilen, die für seine Funktion notwendig sind.

Innerhalb von Sekunden nach Verdauung der Partikel steigt der Sauerstoffverbrauch auf das 15–20fache des Basalwertes (Baldridge 1933).

In normalen Phagocyten wird ein Teil des Sauerstoffs enzymatisch zu Superoxyd reduziert. Superoxyd ist ein instabiles Molekül, welches bactericide Eigenschaften gegen Clostridien und andere Organismen zeigt (Babior 1973). Es handelt sich dabei um Organismen, die nicht mit Superoxyddismutase ausgestattet sind, welche Superoxyd in Hydrogenperoxyd verwandelt. Superoxyd wird im Phagosom rasch reduziert zu Hydrogenperoxyd. Hydrogenperoxyd tötet direkt bestimmte Organismen (Karnovsky 1963), in Anwesenheit von Myeloperoxydase (MPO und Chlorionen) wird die antimikrobielle Aktivität stark vermehrt.

Fibroblasten- und Leukocytenfunktion werden durch Hypoxie vermindert (Hunt, Pai 1972; Hunt 1974; Mandell 1974; Hunt et al. 1975). Nach experimentellen Daten von Hohn und Mitarbeiter (1976) steigt die Zahl der durch Leukocyten abgetöteten Staphylococcus aureus-Erreger in vitro und in tierexperimentell gesetzten Wunden mit Erhöhung der lokalen Sauerstoffspannung an. Daraus ergeben sich schlechtere Heilungsbedingungen für Weichteilschäden im hypoxischen Gebiet. *Ischämisches ausgetrocknetes Gewebe kann nicht ausreichend perfundiert werden und ist damit überaus infektgefährdet.*

Darüberhinaus haben die Granulocyten und Makrophagen nur eine beschränkte Aufnahmekapazität für die Phagocytose. Wird diese Kapazität durch zuviel nekrotisches Gewebe überlastet, ist die antimikrobielle Abwehr deutlich vermindert. *Daraus ergibt sich als beste Infektprophylaxe ein ausgedehntes Debridement mit Entfernung allen nekrotischen Gewebes.*

4. Humorale Mechanismen der Wundheilung

Als weitere Substanzen werden bei der Gewebezerstörung mitogene Substanzen, Hydrolasen, Chemotaktika sowie Histamin und Prostaglandine freigesetzt.

Die *mitogenen Substanzen* aus den Thrombocyten und dem geschädigten Gewebe fördern die Fibroblastenneubildung und Proteinbiosynthese.

Die *Hydrolasen* bauen die Zelltrümmer zu löslichen und diffusiblen Stoffen ab. Bei diesem enzymatischen Abbau können wiederum mitogene und chemotaktisch wirksame Stoffe entstehen, die eine Phagocytose induzieren. Sie werden jedoch durch das Fortschreiten der enzymatischen Reaktion sehr schnell wieder abgebaut und inaktiviert.

Ebenso führt die Gewebezerstörung zu einer Freisetzung von Chemotaktika, Stoffen, die u.a. die Makrophagen und Mastzellen zum Einwandern in die Wundränder veranlassen. Chemotaktische Substanzen des Blutplasma sind z.B. Kallikrein und das Fibrinopeptid B, das aus Fibrinogen durch Thrombin bei der Umwandlung von Fibrinogen abgespalten wird.

Als weitere Substanzen werden *Histamin* und *Prostaglandine* freigesetzt. Beide Stoffe führen zu einer Permeabilitätssteigerung der Capillaren und damit zum Austritt von Flüssigkeit in das Wundgebiet und letztlich zum Wundödem.

Das Ödem ist Voraussetzung für die Aktivierung adventitieller Zellen, für die Umwandlung von Fibroblasten in Fibrocyten, und es kann schließlich zu einer Verminderung der Konzentration toxischer Substanzen beitragen.

Die erwähnten Vorgänge laufen bei einem Weichteilschaden teil sequentiell, teils parallel ab. Gewebsabbau und -aufbau ergänzen sich in unterschiedlicher Weise. Sie führen entweder zu einem progredienten Abbau des Gewebes bei Hypoxie und Acidose und damit zur Nekrose oder über die Bildung von Proteoglykanen, Kollagen und Elastin zur Ausbildung eines Granulations- und Narbengewebes.

5. Klinische Relevanz

Die Steuerungsmöglichkeit für den behandelnden Chirurgen liegt in einer suffizienten Erstbehandlung auf der Basis folgender Punkte:

a) Jede Verletzung, ob geschlossen oder offen, führt im geschädigten Gewebe zu einer Hypoxie.
b) Hypoxie und Acidose wirken begünstigend auf den Permeabilitätsschaden der Gefäße.
c) Der Permeabilitätsschaden führt zu einem interstitiellen Ödem, zu einer Schwellung und durch Erhöhung des interstitiellen Druckes zu einer zusätzlichen Beeinflussung der Hypoxie und Acidose.
d) Bei Schwerverletzten mit einer allgemeinen Hypoxie und Acidose wird dieser Gewebsschaden in der Peripherie noch protrahiert.
e) Jede mechanische Einengung, sei sie bedingt durch Fascien oder Haut, führt zu einer weiteren Verschlechterung der Stoffwechsellage im geschädigten Gewebe, d.h. zu einer erhöhten Infektionsbereitschaft und zu schlechteren Heilungsbedingungen.

Eine suffiziente Behandlung erfordert aber auch eine richtige *Einschätzung des Weichteilschadens.*

6. Definition der Wunde

Von Lexer (1934) stammt die Definition der Wunde als eine mehr oder weniger klaffende Gewebedurchtrennung der äußeren Haut, der Schleimhäute und der Oberfläche von Organen. An der Haut unterscheiden wir eine oberflächliche Schürfwunde, die beschränkt ist auf die Epidermis und durch oberflächlich tangential wirkende Kräfte entsteht. Eine tiefere Schürfwunde bedeutet eine Beteiligung des Coriums durch eine stärker wirkende Gewalteinwirkung.

Die Kontusion entsteht durch Übertragung der kinetischen Energie beim Zusammenprall und umfaßt die Haut und unter Umständen auch tiefer liegende Strukturen. Es kommt zu einer Verletzung von Gefäßen und zu Einblutungen unter der Haut.

Eine Ablederungswunde (Decollement) entsteht aufgrund einer tangentialen Gewalteinwirkung, wobei Haut und Unterhaut von der resistenteren Unterlage abgestreift werden. Auf diese Weise bilden sich unter Umständen flächenhafte Hämatome.

Als Zertrümmerung bzw. Zermalmung (Conquasatio) bezeichnen wir eine hochgradige mechanische Zerstörung von Geweben, Organen oder Körperteilen.

Häufig kann jedoch von der äußerlichen Inspektion keine definitive Klassifizierung eines Weichteilschaden vorgenommen werden. Eine Hilfe kann unter Umständen das Röntgenbild liefern.

7. Weichteilschaden und Röntgenbefund

Ausgedehnte Dislokation, Knochenzertrümmerung sowie röntgenologisch sichtbare Veränderungen der Weichteile (Fremdkörper- und Lufteinsprengungen, Weichteildefekte) können bereits einen Hinweis auf das Schwerebild der Weichteilschädigung geben.

Andererseits kann jedoch auch eine *einfache Frakturform von einem ausgedehnten Weichteilschaden begleitet sein,* da die Spontanreposition oder die Einrichtung des Bruches am Unfallort zu einer falschen Deutung des primären Röntgenbefundes führen kann. Glatte Querfrakturen oder auch Zweietagenbrüche am Unterschenkel sind jedoch zumeist Folge eines direkten Traumas und damit durch einen entsprechenden Weichteilschaden charakterisiert. In einer Nachuntersuchung über 110 Etagenbrüche am Unterschenkel waren 50% der Frakturen offen, in 40% lagen Weichteilkontusionen vor (Mommsen et al., AO-Sammelstudie 1980). Mehretagenbrüche haben von allen Bruchformen die schlecheste Prognose hinsichtlich der Frakturheilung.

8. Weichteilschaden bei geschlossenen Frakturen

Als besonders problematisch erweist sich der Weichteilschaden bei den geschlossenen Brüchen, dessen Erfassung vielfach schwieriger ist, so daß er unterschätzt oder sogar ignoriert wird. Schon eine einfache Hautkontusion einer geschlossenen Fraktur kann differenziertere therapeutische und prognostische Probleme aufwerfen als die Hautdurchspießung einer offenen Fraktur. Die Hauptkomplikation dieser Hautkontusion ist die Nekrose, die damit einen Infektweg bahnt. In gleicher Weise *kann die Kontamination einer tiefen Schürfung zu einer Infektion beitragen.* In diesem Fall ist die natürliche Hautbarriere gegenüber einer

Infektion erheblich geschwächt. Bei den offenen Brüchen wird das Ausmaß der Weichteilschädigung noch durch zusätzliche Faktoren bestimmt. Außer dem Schweregrad der knöchernen Verletzung, dem Verletzungsmechanismus und der Zeit, die vom Unfall bis zur Versorgung der Weichteile und der Fraktur entsteht, entscheidet der Grad der Kontamination über Verlauf und Prognose der offenen Fraktur.

II. Klassifikation des Weichteilschadens

Ziel einer Klassifizierung von Weichteilschäden muß es sein, möglichst umfassend zu beschreiben und zu graduieren, um eine Hilfestellung für die einzuschlagende operative Taktik zu leisten.

1. Bisherige Einteilungen des Weichteilschadens

Anerkannt ist lediglich die Fraktureinteilung in geschlossene und offene Brüche. Während für die geschlossenen Frakturen bisher nur einige Klassifizierungen zur Verfügung stehen (Tscherne, Brüggemann 1976; Tscherne, Oestern 1982) werden die offenen Frakturen nach unterschiedlichen Gesichtspunkten beurteilt. Nach Allgöwer (1971) werden die offenen Frakturen eingeteilt in offene Brüche I., II. und III. Grades. Eine erstgradig offene Fraktur umfaßt eine Durchspießung von innen, die zweitgradig offene Fraktur beinhaltet die Gewebskontusion durch direkte Gewalteinwirkung und die drittgradig offene Fraktur ist charakterisiert durch eine ausgedehnte Zerstörung von Haut, Muskulatur, Gefäßen, Nerven und Sehnen. Gustillo und J.P. Anderson (1976) klassifizieren die offenen Frakturen in 3 verschiedene Schweregrade, wobei das Ausmaß der Hauptverletzung zugrunde gelegt wird. Grad I umfaßt eine offene Fraktur mit einer Wunde, die kleiner ist als 1 cm. Grad II umfaßt eine offene Fraktur mit einer Hautverletzung, die größer als 1 cm ist, aber ohne ausgedehnten Weichteilschaden.

Die Grad III Fraktur umfaßt eine offene Segmentfraktur sowie eine offene Fraktur mit ausgedehntem Weichteilschaden oder eine traumatische Amputation.

Auch die Einteilung von Cauchoix und Mitarbeiter (1965, 1975) basiert im wesentlichen auf der Größe der Hautwunde. Differenzierter ist die Einteilung von L.D. Anderson (1971), der die offenen Frakturen nach dem Ausmaß von avasculärem und devitalisiertem Gewebe sowie dem Fremdmaterial in der Wunde differenziert.

Demnach bedeutet Typ I eine punktförmige Wunde mit geringem Weichteilschaden, Typ II eine ausgedehnte Wunde mit nur wenig avasculärem oder devitalisiertem Weichteilgewebe und Typ III umfaßt ausgedehnte Wunden mit beträchtlicher Weichteilnekrose und Fremdmaterial innerhalb der Wunde.

Insgesamt erscheinen alle Einteilungen nicht ausreichend für eine eindeutige Graduierung des Weichteilschadens. Dies gilt für offene wie geschlossene Brüche. Aus diesen Überlegungen wurde eine andere Einteilung für geschlossene und offene Frakturen entwickelt.

2. Eigene Klassifikation

In unserer Klassifikation werden die geschlossenen und die offenen Frakturen jeweils in 4 Grade eingeteilt (Tabelle 1). Folgende Schweregrade sind zu unterscheiden:

a) Geschlossene Frakturen

Geschlossene Fraktur Grad O (Fr. G O): Keine, fehlende oder nur unbedeutende Weichteilverletzung. Die Fraktur G O umfaßt einfache Bruchformen, d.h. Frakturen, die durch indirekten Verletzungsmechanismus entstanden sind (Abb. 1). Ein typisches Beispiel ist die Unterschenkeldrehfraktur des Skifahrers.

Geschlossene Fraktur Grad I (Fr. G I): Eine oberflächliche Schürfung oder eine Kontusion durch Fragmentdruck von innen, einfache bis mittelschwere Bruchform (Abb. 2). Als typisches Beispiel kann die nicht reponierte Pronations-Luxationsfraktur des OSG gelten, bei der die Weichteilschädigung vom Fragmentdruck durch die Bruchkante am Innenknöchel entsteht.

Geschlossene Fraktur Grad II (Fr. G II): Tiefe kontaminierte Schürfung sowie lokalisierte Haut- oder Muskelkontusion aufgrund eines entsprechenden direkten Traumas (Abb. 3). Auch das drohende Kompartmentsyndrom wird unter Fr. G II eingeordnet. In der Regel liegt ein direktes Trauma mit mittelschweren bis schweren Bruchformen vor. Als typisches Beispiel kann die Zweietagenfraktur der Tibia durch Stoßstangenanprall gelten. Aufgrund des Verletzungsmechanismus muß der Weichteilschaden mindestens Fr. G I, meist aber Fr. G II sein.

Geschlossene Fraktur Grad III (Fr. G III): Ausgedehnte Hautkontusion, Hautquetschung oder Zerstörung der Muskulatur, subcutanes Decollement. Ebenfalls bedeutet jedes dekompensierte Kompartmentsyndrom sowie eine Verletzung eines Hauptgefäßes bei einer geschlossenen Fraktur die Einordnung unter Grad III (Abb. 4). Diese Gruppe umfaßt schwere Bruchformen und Knochenzertrümmerungen. Durch die Quetschung der Haut und Weichteile ist der Weichteilschaden in seiner Behandlung schwieriger als bei einer offenen Fraktur Grad III.

Tabelle 1. Klassifizierung des Weichteilschadens bei geschlossenen und offenen Frakturen entsprechend der Weichteilschädigung, der Frakturart und der Kontamination

Klassifikation	Haut offen + geschlossen –	Weichteil-schaden	Frakturart leicht + mittel ++ schwer +++	Kontami-nation
Fr. G. 0	–	–	+	–
G. I	–	+	+ bis ++	–
G. II	–	++	+ bis +++	–
G. III	–	+++	+ bis +++	–
Fr. O. I	+	+	+ bis ++	+
O. II	+	++	+ bis +++	++
O. III	+	+++	+ bis +++	+++
O. IV	+	+++	+ bis +++	+ bis +++

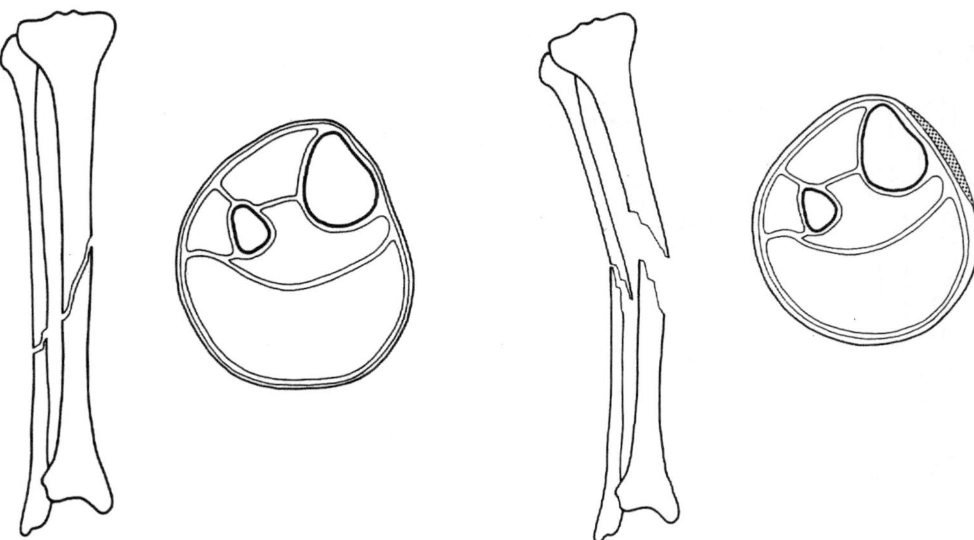

Abb. 1 (links). Geschlossene Fraktur Grad 0 (Fr. G 0): Einfache Frakturform, keine oder nur unbedeutende Weichteilverletzung

Abb. 2 (rechts) Geschlossene Fraktur Grad I (Fr. G I): Oberflächliche Schürfung (*gepunktetes Areal*), einfache bis mittelschwere Bruchform

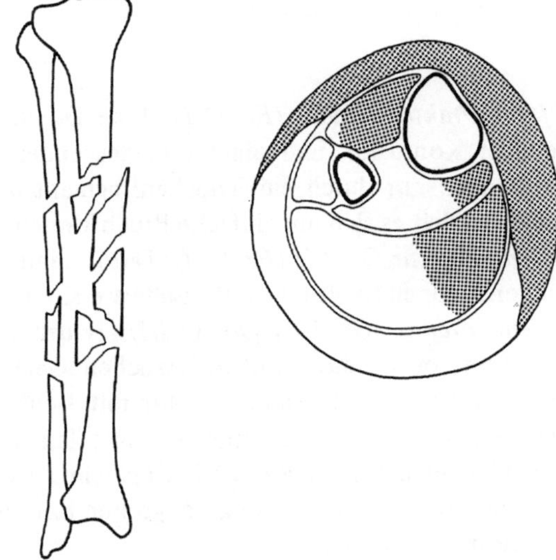

Abb. 3. Geschlossene Fraktur Grad II (Fr. G II): Tiefe kontaminierte Schürfung, lokalisierte Haut- oder Muskelkontusion (*gepunktetes Areal*), mittelschwere Bruchformen, z.B. geschlossene Zweietagenfraktur des Unterschenkelschaftes

b) Offene Frakturen

Die Einschätzung und Behandlung einer offenen Fraktur sollte ebenfalls an der Größe des Weichteilschadens und darüberhinaus noch an der Schwere der Kontamination ausgerichtet sein. *Nicht die Größe der Hautwunde ist entscheidend,* sondern der Grad der Weichteil-

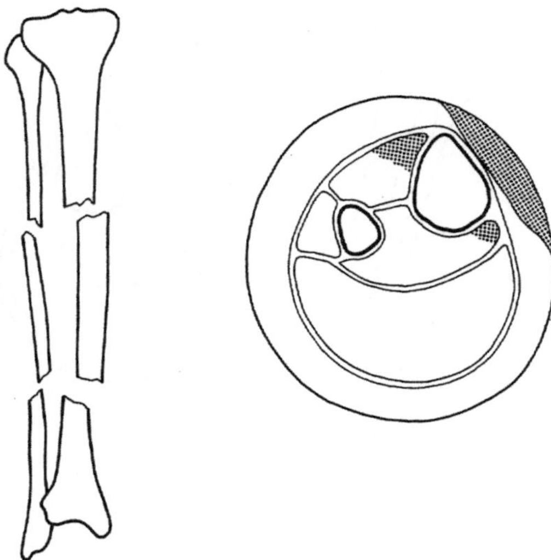

Abb. 4. Geschlossene Fraktur Grad III (Fr. G III): Ausgedehnte Hautkontusion, Hautquetschung oder Zerstörung der Muskulatur (*gepunktetes Areal*), schwere Bruchformen

schädigung und der Umfang der Muskelquetschung. Dies bedeutet aber auch, daß eine definitive Klassifizierung der Fraktur häufig nicht vor Behandlungsbeginn erfolgen kann. Erst durch die Freilegung der Fraktur und der Weichteile kann eine endgültige definitive Einteilung vorgenommen werden.

Offene Fraktur Grad I (Fr. O I): Eine Durchtrennung der Haut mit fehlender oder nur geringer Kontusion und einer unbedeutenden bakteriellen Kontamination. Die Haut ist gewöhnlich nur durch ein Knochenfragment unterschiedlicher Länge durchspießt. In der Regel handelt es sich um einfache Bruchformen.
Offene Fraktur Grad II (Fr. O II): Durchtrennung der Haut, umschriebene Haut und Weichteilkontusionen sowie eine mittelschwere Kontamination, alle Frakturformen.
Offene Fraktur Grad III (Fr. O III): Hautdurchtrennung mit ausgedehnter Weichteildestruktion sowie häufig mit zusätzlichen Gefäß- und Nervenverletzungen, starke Wundkontamination, jede offene Fraktur mit Ischämie und ausgedehnter Knochenzertrümmerung. Ebenso werden Schußbrüche und offene kontaminierte Frakturen bei landwirtschaftlichen Unfällen in diese Kategorie eingereiht. Aufgrund der hohen Infektgefährdung müssen alle Frakturen mit Verletzung der großen Extremitätenarterien einer offenen Fraktur Grad III zugeordnet werden.
Offene Fraktur Grad IV (Fr. O IV): Totale und subtotale Amputation. Nach den vom *Replantation Committee der International Society for Reconstructive Microsurgery* erarbeiteten Richtlinien (Biemer 1981) ist eine subtotale Amputation definiert durch die Durchtrennung der wichtigsten anatomischen Strukturen, besonders der Hauptgefäßverbindungen mit totaler Ischämie. Vom Weichteilmantel darf nicht mehr als maximal ein Viertel der Circumferenz erhalten sein. Bestehen noch wesentliche anatomische Verbin-

dungen und deutliche Zeichen einer Restdurchblutung – sogenannte Revascularisation – so kann man nur von einer offenen Fraktur Grad III sprechen.

Auf eine weitere Unterteilung der offenen Fraktur Grad IV, die für die Replantationschirurgie notwendig ist (Mikro-Makroreplantation, Zustand des Amputates, Ischämiezeit, Begleitverletzungen etc.) sowie die differenzierteren Unterteilungen der subtotalen und totalen Amputation wurde aus Gründen der Übersichtlichkeit in unserer Einteilung des Weichteilschadens verzichtet.

Literatur

1. Allgöwer M (1971) Weichteilprobleme und Infektrisiko der Osteosynthese. Langenbecks Arch Chir 329:1127
2. Anderson LD (1971) Fractures. In: Campbells Operative Orthopaedics. Mosby, St. Louis
3. Babior BM, Kipnes RS, Curnutte JT (1973) Biological defense mechanisms. The production by leukocytes of superoxide, a potential bactericidal agent. J Clin Invest 52: 741
4. Baldrigde CW, Gerard RW (1933) The extra respiration of pathocytosis. Am J Physiol 103:235
5. Biemer E, Duspiva W (1980) Rekonstruktive Gefäßchirurgie. Springer, Berlin Heidelber New York
6. Cauchoix J, Lagneau P, Boulez P (1965) Traitement des fractures ouvertes de jambe. Resultats de 234 cas observés entre le 1er janvier 1955 et le 12 juin 1964. Ann Chir 19:1520
7. Cauchoix J, Duparc J, Boulez P (1975) Traitement des fractures ouvertes des jambe. Med Acta Chir 83:811
8. Gigli I, Nelson RA Jr (1968) Complement dependent immune phagocytosis. Exp Cell Res 51:45
9. Gustilo B, Anderson JP (1976) Prevention of infection in the treatment of one thousand and twenty-five open fractures of long bones. J Bone Joint Surg 58A:453
10. Hohn DC, MacKay RD, Halliday B, Hunt ThK (1976) Effect of O_2 tension and microbicidal function of leukocytes in wounds and in vitro. Surg Forum 27:18
11. Hohn DC (1977) Leukocyte phagocytic function and dysfunction. Surg Gynecol Obstet 144:99
12. Hunt TK, Pai MP (1972) The effect of varying ambient oxygen tensions on wound metabolism and collagen synthesis. Surg Gynecol Obstet 135:561
13. Hunt TK, Linsey M, Grislis G, Sonne M, Jawetz E (1975) The effect of different ambient oxygen tensions on wound infection. Ann Surg 181:35
14. Johnston RB Jr, Klemper MR, Alper CA et al. (1969) The enhancement of bacterial phagocytosis by serum; the role of complement components and two co-factors. J Exp Med 129:1275
15. Karnovsky ML (1962) Metabolic basis of phagicytic activity. Physiol Rev 42:143
16. Knapp U (1981) Die Wunde. Thieme, Stuttgart
17. Leibovich SJ, Ross R (1975) The role of the macrophage in wound repair. Am J Pathol 78:71
18. Mandell GL (1974) Bactericidal activity of aerobic and anaerobic polymorphonuclear-neutrophils. Infect Immun 9:337
19. Mommsen U, Stammer HJ, Jungbluth KH (1980) Der Unterschenkeletagenbruch. Unfallchir 6:178
20. Rutherford RB, Ross R (1976) Platelet factors stimulate fibroblasts and smooth muscle cells quiescent in serum to proliferate. J Cell Biol 69:196

21. Schweiberer L, van de Berg A, Dambe LT (1970) Das Verhalten der intraossären Gefäße nach Osteosynthese der frakturierten Tibia des Hundes. Therapiewoche 20:1330
22. Tscherne H, Brüggemann H (1976) Die Weichteilbehandlung bei Osteosynthesen, insbesondere bei offenen Frakturen. Unfallheilkunde 79:467
23. Tscherne H, Oestern HJ (1982) Die Klassifizierung des Weichteilschadens bei offenen und geschlossenen Frakturen. Unfallheilkunde 85:111

Management offener Frakturen

H. Tscherne

Einleitung

Offene Frakturen sind ernste chirurgische Notfälle. Sie verlangen vom Chirurgen dringliches und wohlüberlegtes Handeln. Die Taktik der ersten Stunden kann entscheiden über völlige Heilung oder lebenslängliche Invalidität. Weichteilprobleme sind der entscheidende Faktor in der Behandlung. Sie können traumatisch und posttraumatisch bedingt sein: traumatisch durch das Ausmaß der Verletzung als Folge der direkten Gewalteinwirkung, posttraumatisch durch Fehler und Probleme in der Indikationsstellung, Erstversorgung und Nachbehandlung.

In der Behandlung offener Frakturen können wir in den letzten 50 Jahren vier Zeitperioden unterscheiden: Die Periode der Lebenserhaltung, die Periode der Gliedmaßenerhaltung, die Periode der Infektvermeidung und die Periode der Funktionserhaltung. In der ersten Periode, die bis in unser Jahrhundert reicht, mußte jeder Verletzte mit einer offenen Fraktur fürchten, sein Leben zu verlieren. 1878 berichtete Richard von Volkmann auf dem deutschen Chirurgenkongreß über eine Letalitätsrate von 38,5% in der vorantiseptischen Ära und Theodor Billroth (1866) sagte wörtlich: „Ich kann Sie aus eigener Erfahrung versichern, daß die bestgelungenste operative Kur mir niemals eine solche Freude bereitet wie die gelungene Heilung einer schweren offenen Fraktur".

Diese Aussage ist verständlich, denn in seiner Serie von 93 Patienten mit offenen Unterschenkelfrakturen starben 36, bei 28 mußte das Bein amputiert werden. In der zweiten

Hefte zur Unfallheilkunde, Heft 162
Herausgegeben von H. Tscherne/L. Gotzen

Periode – der Periode der Gliedmaßenerhaltung – etwa zur Zeit der beiden Weltkriege war die Amputationsrate extrem hoch.

Die dritte Periode, die etwa bis in die Mitte der 60iger Jahre reicht, ist characterisiert durch die Vermeidung der häufigsten und schwerwiegendsten Komplikation, nämlich der Infektion. Dabei ist die Sekundärinfektion durch Krankenhauskeime bedeutungsvoller als die primäre Kontamination der offenen Wunde am Unfallort. Die Vermeidung einer Hospitalinfektion bei Einlieferung ins Krankenhaus und einer Sekundärinfektion bedingt durch Weichteilnekrosen ist auch heute das oberste Gebot in der Behandlung offener Frakturen.

Im Zuge des Erfolges der modernen Frakturbehandlung begann ab etwa 1965, zumindest in Mitteleuropa, die vierte Periode – Periode der Funktionserhaltung. Die Erhaltung der vollen Funktion einer Extremität hat heutzutage Priorität, auch um den Preis einer Infektion. Der Mensch unserer Zeit stellt mehr und mehr Ansprüche an unsere Gesellschaft. Auch mit schweren offenen Frakturen erwartet er nicht nur eine Heilung der Fraktur, sondern auch eine funktionell vollwertige Extremität.

Die spezielle Behandlung der offenen Frakturen hat sich im Laufe der Jahre geändert, aber es besteht heutzutage ein eindeutiger Trend zur aggressiven offenen Wundausscheidung mit Entfernung des gesamten avasculären und toten Gewebes, zur definitiven Frakturbehandlung mit Hilfe einer externen oder internen Osteosynthese und zum verzögerten Wundverschluß (Tscherne et al. 1967; Tscherne 1969; Allgöwer 1971; Burri 1974; Tscherne, Brüggemann 1974, 1976; Tscherne 1975, 1977, 1981).

Behandlungsgrundsätze

Ein klares Behandlungskonzept ist die Grundvoraussetzung für die erfolgreiche Behandlung einer offenen Fraktur. Die nachfolgend angeführten Leitprinzipien, gegliedert nach Behandlungsperioden, haben sich bewährt (Tabelle 1).

Tabelle 1. Management offener Frakturen

	Weg des Verletzten
1. Erste Hilfe	Unfallort ↓
2. Klinische Erstbehandlung	Notfallaufnahme ↓
3. Operationsvorbereitung	OP-Saal Vorraum ↓
4. Chirurgische Behandlung	OP-Saal ↓
5. Nachbehandlung	Intensiv-Station

1. Erste Hilfe

Eine weitere Schädigung der Weichteile kann schon am Unfallort vermieden werden (Abb. 1). Die verletzten Weichteile müssen am Unfallort durch Reposition der Fraktur entlastet werden. Wir treten für die Reposition der offenen Fraktur am Unfallort ein, um die ischämischen Weichteile zu dekomprimieren. Steriler Verband und Ruhigstellung in einer pneumatischen Schiene vermindern die Hämatomausbreitung und Schwellung (Abb. 2).

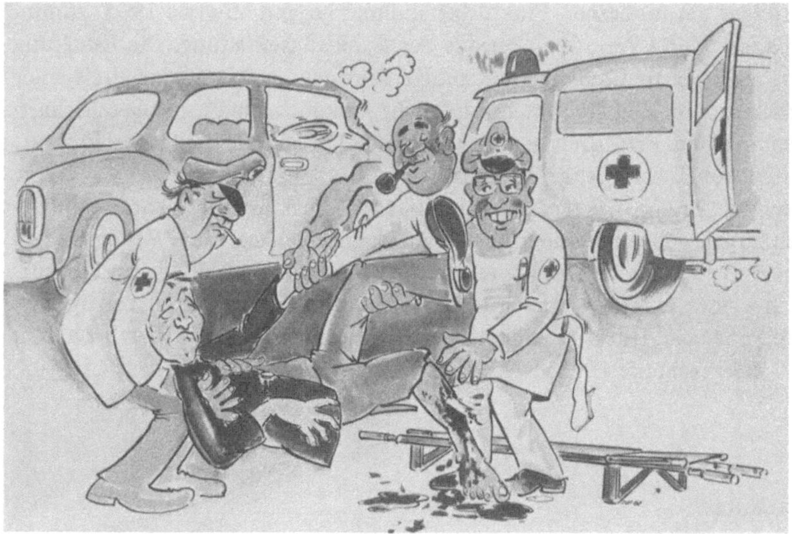

Abb. 1. Unsachgemäße Erstversorgung potenziert den Weichteilschaden

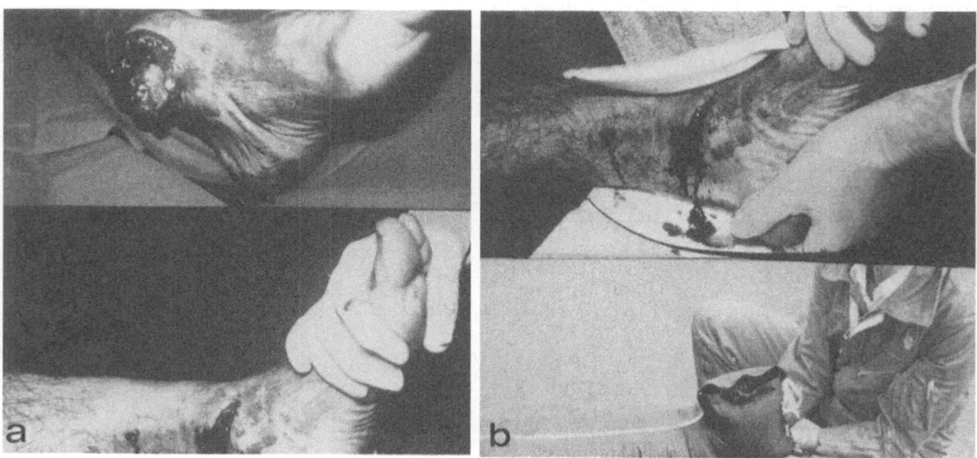

Abb. 2a, b. Starke Dislokationen müssen am Unfallort beseitigt werden. Einrichtung einer offenen Luxationsfraktur des oberen Sprunggelenkes durch Zug und Gegenzug (a). Die Wunde wird steril verbunden und die Extremität in einer pneumatischen Schiene ruhiggestellt (b)

Blutungen aus der offenen Wunde werden am besten durch sterilen Kompressionsverband gestillt. Äußerst selten ist es notwendig, eine arterielle Blutung durch Abklemmen mit einer sterilen Klemme zu stillen. Eine Blutsperre wird nur bei unstillbarer Blutung und bei Amputation angelegt, denn auch ein richtig angelegter Abschnürverband oder eine pneumatische Blutsperre erzeugen auf jeden Fall eine Ischämie der peripheren Gewebe, was wiederum eine Wundinfektion begünstigt.

Durch den Ausbau des Rettungssystems in der Bundesrepublik werden immer mehr offene Frakturen durch geschulte Notärzte am Unfallort versorgt.

59% der von uns behandelten offenen Frakturen wurden durch unsere Assistenten als Notärzte des Rettungshubschraubers oder NAW bereits am Unfallort im Durchschnitt innerhalb von 21 min nach dem Unfall behandelt. Die Auswirkung dieses Vorgehens können eindeutig bewiesen werden (Rojczyk, Tscherne 1982), wie die Tabelle 2 zeigt: 3,5% Infekte bei Erstbehandlung durch die Besatzung des Rettungshubschraubers gegenüber 22,2% bei der Gruppe jener Patienten, die über ein anderes Krankenhaus, aber innerhalb der ersten 10 Std nach dem Unfall eingeliefert wurde. Hier entwickelte jeder 5. Patient mit offener Fraktur eine Infektion. Unabhängig von der Qualität der Erstversorgung hat natürlich der Zeitfaktor einen bedeutenden Einfluß auf das Endergebnis.

Tabelle 2. Verteilung der Infektrate auf verschiedene Primärversorgungsarten

Primärversorgung		Infektrate	
Rettungshubschrauber	(n: 86)	3	(3,5%)
Notarztwagen	(n: 22)	2	(9,1%)
Rettungswagen	(n: 41)	5	(12,2%)
Verlegung aus anderen Krankenhäusern innerhalb von 10 Std nach Unfall	(n: 45)	10	(22,2%)

2. Klinische Erstbehandlung

Nach der Einlieferung ins Krankenhaus darf der am Unfallort angelegte sterile Verband zur Wundinspektion nicht entfernt werden, sondern Verband und Schiene werden für die gesamte Dauer der präoperativen Behandlung belassen. Da die Mehrzahl der offenen Frakturen das Ergebnis einer beträchtlichen Gewalteinwirkung darstellt, sind viele Patienten polytraumatisiert. In der Reanimationsphase hat die Behandlung der Asphyxie, der Blutungen, des Schocks und anderer lebensbedrohlicher Zustände absolute Priorität. Erst nach Beseitigung der lebensbedrohenden Zustände und nach Stabilisierung des Allgemeinzustandes erfolgt die notwendige Diagnostik, für die die Stichworte – rasch, sorgfältig, umfassend – gelten. Aber auch jetzt wird der Notverband nicht abgenommen, die Wunde darf nicht durch das gesamte Personal der Notaufnahme inspiziert oder gar palpiert werden um festzustellen, ob und wie die Fraktur mit der Außenwelt kommuniziert (Abb. 3).

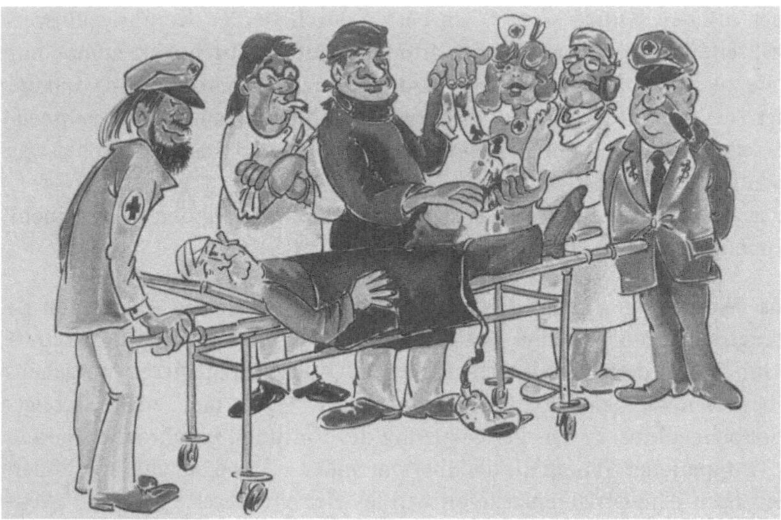

Abb. 3. In der Notfallaufnahme darf nicht das gesamte Personal die Wunde besichtigen oder untersuchen. Der am Unfallort angelegte sterile Verband darf nicht entfernt werden

Hingegen ist es wichtig, die Extremität genauestens im Hinblick auf eine ausreichende Blutversorgung zu untersuchen. Fehlen die peripheren Pulse, dann muß die Capillardurchblutung geprüft werden. Auch bei Fehlen peripherer Pulse kann die Blutversorgung des peripheren Extremitätenabschnittes für das Überleben ausreichend sein, solange die periphere Capillardurchblutung noch suffizient ist. Der einfachste Test ist der Finger- oder Zehennageltest, indem man die Capillarfüllung im Anschluß an die Kompression des Nagelbettes beobachtet. Hautfarbe und Hauttemperatur sind zusätzliche Hilfen. Auch die Ultraschalluntersuchung ist geeignet, die periphere Durchblutung zu beurteilen. Als letzte Möglichkeit bleibt die Angiographie.

Die Gelenke proximal und distal der offenen Fraktur sind sorgfältig zu untersuchen, um Begleitverletzungen nicht zu übersehen. Die Röntgenuntersuchung muß das proximale und distale Gelenk einschließen. Unzureichende Röntgenbilder dürfen nicht akzeptiert werden. Vor Operationsbeginn müssen die knöchernen Verletzungen einwandfrei dokumentiert sein. Gelegentlich ist es vorteilhaft, sich durch Schrägaufnahmen der Frakturzonen einen besseren Überblick über die Fraktursituation zu verschaffen.

Nicht immer ist es möglich, eine komplette Anamnese zu erstellen. Aber es sollten alle Anstrengungen unternommen werden, um zumindest Zeit, Ursache und Mechanismus des Unfalles zu erfahren. Die Kleidung, die die offene Wunde bedeckt, muß inspiziert werden, denn es können sich in der Wunde Kleiderteile finden.

3. Operationsvorbereitung

Im nächsten Schritt wird der Patient in den Operationsvorbereitungsraum gebracht. Erst hier wird der am Unfallort angelegte Notverband unter aseptischen Bedingungen entfernt. Erst jetzt können die geschädigten Weichteile im Zusammenhang mit den Röntgenbildern

Tabelle 3. Verteilung der Infektrate auf offene Frakturen mit und ohne durchgehende sterile Abdeckung vom Unfallort bis in den Operationssaal

Mit sterilem Verband 116mal		Ohne sterilen Verband 77mal
	Infektrate	
5 (4,3%)		15 (19,2%)

beurteilt werden. Nun wird die Operationstaktik festgelegt. Wie wesentlich für die Infektabwehr das Belassen des Notverbandes ist, zeigt die Tabelle 3 (Rojczyk, Tscherne 1982).

Zur Operationsvorbereitung wird die Haut mit einem sterilen Einmalrasierer rasiert und mit einer Bürste gereinigt. Zur Desinfektion verwenden wir Polyvidon-Jod. Aus der Wunde ragende verschmutzte Knochenfragmente werden ebenfalls abgebürstet. Die Wunde wird mehrmals mit Polyvidon-Jod oder Ringerlösung gespült. Diese Spülung wäscht nicht nur Bakterien aus der Wunde, sondern entfernt kleine, keimhaltige Hämatome und nekrotische Gewebe von Muskel, Knochen und Fett. Die gesamte Extremität wird nochmals desinfiziert und in ein steriles Tuch eingedreht (Abb. 4).

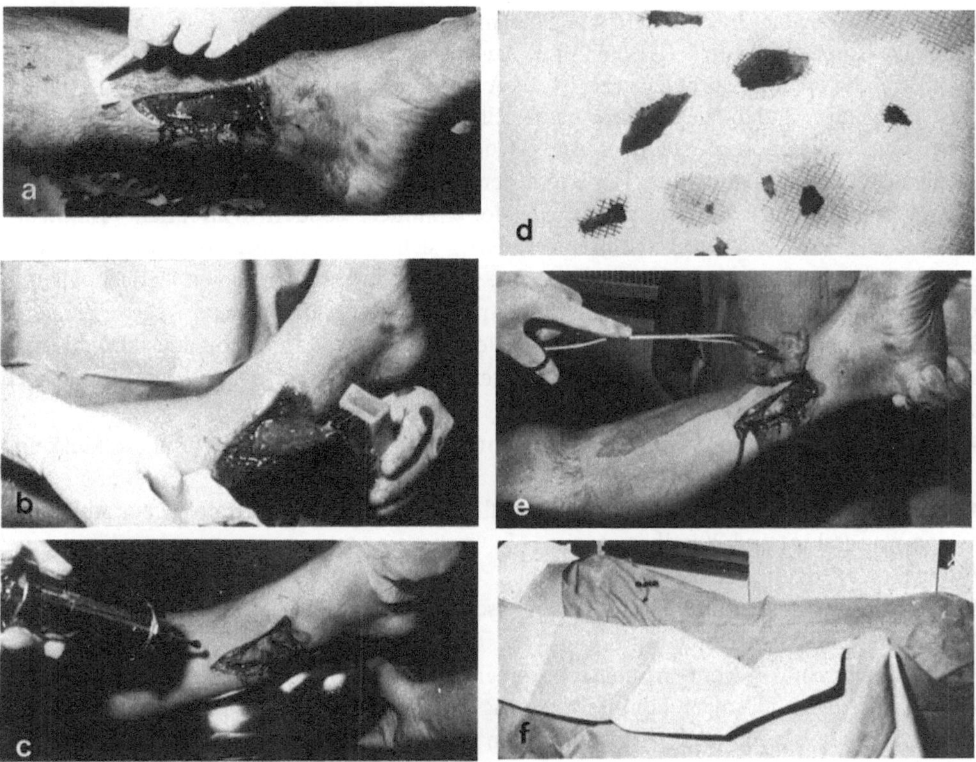

Abb. 4a–f. Operationsvorbereitung: Rasieren mit sterilem Einmal-Rasierer (**a**). Reinigung mit der Bürste (**b**). Spülen der Wunde (**c**). Ausgespülte Knochenfragmente und Fremdkörper (**d**). Abschließende Hautdesinfektion (**e**). Sterile Abdeckung noch im OP-Vorbereitungsraum (**f**)

Bei Frakturen mit Weichteilschaden sollte eine Blutsperre nicht verwendet werden. Aber es kann zweckmäßig sein, sie vorzubereiten, falls eine intraoperative Blutung nicht zu stillen ist.

4. Chirurgische Behandlung

Wundausschneidung

Die Schwere der Weichteilverletzung bestimmt die Operationstechnik. Eine Wundausschneidung ist nicht notwendig bei erstgradig offenen Frakturen, wenn die Haut als Ergebnis indirekter Gewalteinwirkung nur von einem scharfen Knochenfragment durchspießt ist. Aber die die Fraktur bedeckende Kleidung des Patienten darf nicht defekt sein, um sicherzugehen, daß kein Fremdkörper in die Wunde gelangt ist. Eine kleine Perforationswunde wird nur sparsam ausgeschnitten und bleibt offen. Die Fraktur wird als geschlossene Fraktur konservativ oder durch Osteosynthese behandelt.

In allen anderen Situationen muß die Wundausschneidung der offenen Fraktur in äußerst gewissenhafter Weise vorgenommen werden. Lebendes Gewebe bietet den besten Infektionsschutz.

Die meisten Infektionen unterscheiden sich pathophysiologisch grundsätzlich von anderen bakteriellen Infektionen wie Phlegmone, Erysipel oder Absceß. Die perakute, aggressive Entzündung mit flächenhafter Ausbreitung in die umgebenden Gewebe und nachfolgender eitriger Einschmelzung ist die Ausnahme. Der Infekt nach offenen Frakturen entsteht weniger durch die primäre bakterielle Kontamination, sondern ist in der Regel Folge einer lokalen Hypoxie oder Anoxie der Gewebe. Schlecht durchblutete oder gar avitale Gewebe sind neben dem Hämatom der beste Nährboden für Bakterien, die naturgemäß durch die Wundausschneidung nicht restlos eliminiert, sondern in ihrer Zahl vermindert werden. Auf dem Boden von Nekrosen vermehren sich die Keime mehr oder weniger rasch. Die Infektion verläuft protrahiert, allgemeine Entzündungszeichen fehlen vielfach. Häufig werden nicht kontaminierte Wunden sekundär – auch auf hämatogenem Wege – infiziert. So haben wir bei Intensivpatienten mehrfach eine hämatogene Infektion eines Bruchhämatoms bei geschlossenen Frakturen beobachtet. Häufigste Ursachen der Infektionen bei offenen Frakturen sind:

- Unvollständige Excision minder- oder nicht durchbluteter Gewebe, vor allem Muskeln, Haut, Knochen;
- Mangelhafte Blutstillung und Hämatomentleerung, insuffiziente Drainage zur Ableitung von Wundsekret und Wundhämatom,
- Devascularisierung primär vitaler Gewebe,
- Massive Metallimplantate unter schlecht vascularisiertem Gewebe,
- Wundverschluß unter Spannung,
- Nichterkennen von Kompartmentsyndromen.

Aus diesen Ausführungen ergibt sich zwangsläufig, daß totes Gewebe radikal und konsequent excidiert werden muß (Abb. 5). In den meisten Fällen kann der Überblick für dieses Vorgehen nur durch entsprechende Erweiterung der primären Wunde gewonnen werden. Daher müssen Zugang, Schnittführung und die günstigste Lage von Osteosyntheseimplantaten unter lebendem Gewebe vor Operationsbeginn festgelegt werden. Dem Zugang kommt

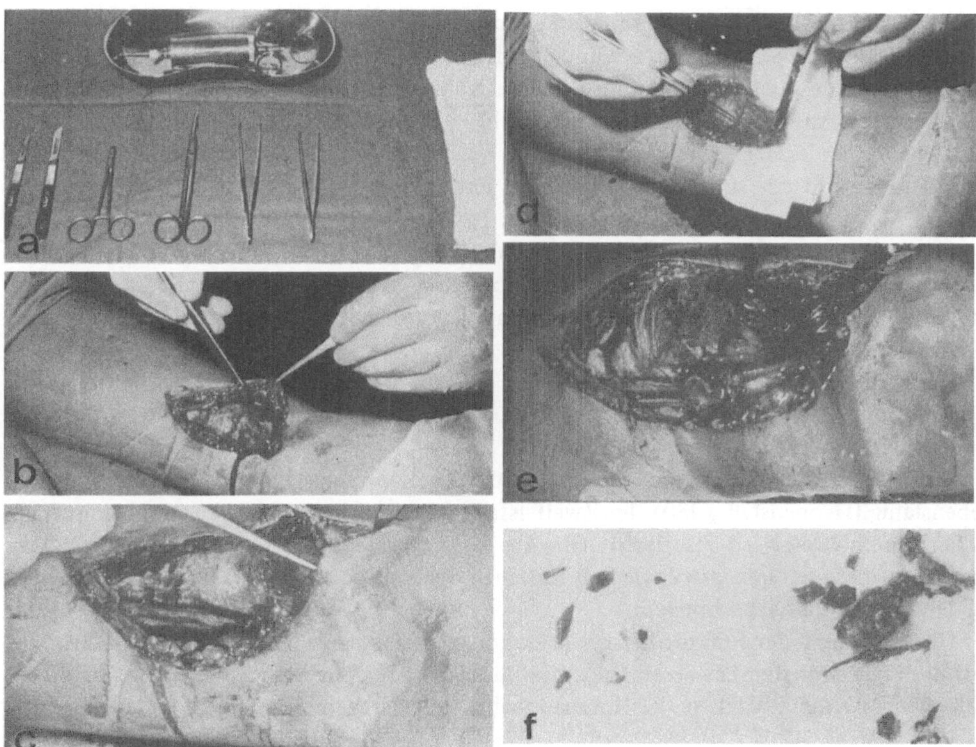

Abb. 5a–f. Wundausschneidung. Es genügen wenige Instrumente (**a**). Sparsame Excision der Hautränder (**b**). Oft muß die primäre Wunde erweitert werden (**c**). Auch Knochen und Periost werden debridiert (**d**). Gelegentlich muß der Knochen mit Lüer oder Meißel „ angefrischt“ werden (**e**). Links im Bild die ausgespülten Corticalissplitter, rechts das excidierte Weichteilgewebe (**f**)

entscheidende Bedeutung zu. Bei der Wunderweiterung sucht man am besten einen Kompromiß zwischen der vorgegebenen Wunde und den traumatologisch-orthopädischen Standardzugängen. Diese verlaufen in der Längsrichtung und alle Sekundärincisionen sollten ebenfalls längsgerichtet sein.

Quer-, schräg- oder längsverlaufende Wunden sollten in die Standardincisionen einbezogen werden, soweit sie in deren Bereich liegen, z.B. ventrale Wunden über der Tibiakante oder seitliche Wunden am Oberschenkel. Liegen Komplikationswunden nicht im Bereich der Standardincisionen, so wird eine eventuelle interne Frakturstabilisierung durch eine separate Standardincision vorgenommen. Bei großen, abseits der Standardzugänge gelegenen Wunden kann eine Fraktur, z.B. am Femur oder Humerus, direkt durch die Wunde stabilisiert werden.

Ein separater Zugang ist zu empfehlen, wenn die Hautbrücke zwischen Komplikationswunde und geplanter Schnittführung mindestens 5 cm beträgt. Bei ausgedehnten Wunden ist zu beachten, daß ein Verhältnis von 3 : 1 zwischen Länge und Breite der Hautbrücke nicht überschritten werden darf. Besser ist es, die Bildung von Hautlappen zu vermeiden.

Ein Osteosyntheseimplantat kann aber auch durch ein oder zwei separate Längsschnitte, mindestens 5 cm von der Primärwunde entfernt, eingebracht werden. Verläuft die Komplikationswunde quer zur Extremitätenachse, kann eine V-förmige Incision angeschlossen werden. Die Wundwinkel müssen mindestens 110° betragen.

Die Hautränder der Komplikationswunde werden nicht oder nur sparsam excidiert. Bei Ablederung wird das subcutane Fettgewebe entfernt und die Haut in ein, allerdings gestieltes, Vollhauttransplantat verwandelt.

Bei der Wundausschneidung müssen alle Wundhöhlen sichtbar gemacht und von Fremdkörpern befreit werden. Blutungen werden sorgfältig gestillt. Die Vitalität aller Gewebe ist zu bestimmen. Die bedeutendsten Kriterien für die Muskelvitalität sind die 4 „K" (Abb. 6):

- Konsistenz
- Kontraktilität
- Kolorit
- Kapillarblutung

Ein Muskel, der blutet und sich auf Berührung kontrahiert, ist höchstwahrscheinlich lebensfähig (Heppenstall 1980). Im Zweifelsfalle ist es am besten, Muskelgewebe mit fraglicher Durchblutung zu resezieren. Die Alternative besteht darin, fraglich lebensfähigen Muskel zu belassen und den Patienten für einen Second look 2 oder 3 Tage später wieder in den Operationssaal zu bringen.

Die Freilegung der Fraktur hat gewebeschonend atraumatisch zu erfolgen und darf, nur auf das notwendigste Maß beschränkt, die Blutversorgung der Fragmente nicht gefährden. Knochenumfahrende Haken wie Hohmannhebel sollen wegen der denudierenden Wirkung

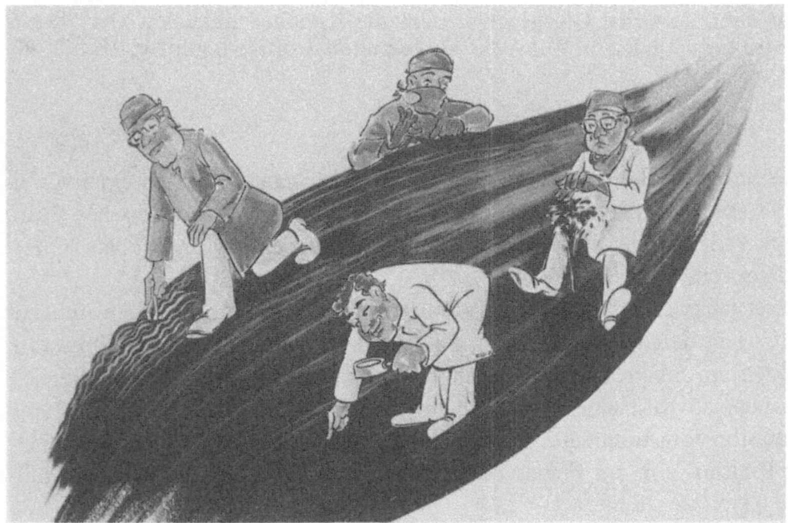

Abb. 6. Prüfung der Muskelvitalität. Der Muskel soll sich auf Berührung kontrahieren. Er soll von weicher, „fleischartiger" Konsistenz und braun-roter Farbe sein sowie aktiv bluten

nicht eingesetzt werden. Verschmutzter Knochen wird angefrischt und Fremdkörpereinsprengungen werden ausgemeißelt oder mit dem Lüer entfernt (Abb. 7). Freie Corticalisfragmente gelten als potentielle Sequester und werden entfernt, falls sie nicht aus mechanischen Erwägungen zur Stabilitätserhöhung in den Osteosyntheseverbund eingebaut werden.

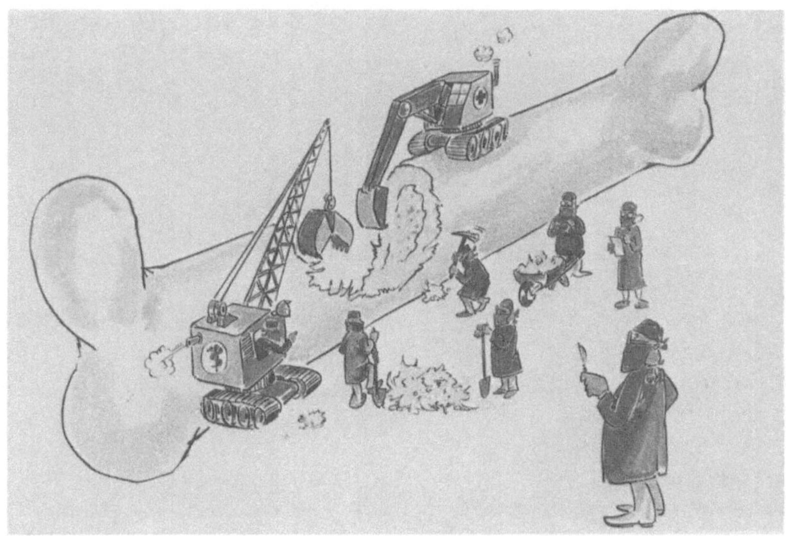

Abb. 7. Die Wundauschneidung muß auch den Knochen einschließen. Auch die Fraktur muß radikal „debridiert" werden

Intraoperativ wird die Wunde mehrmals mit Polyvidon-Jod oder Ringer-Lösung gespült. Nach der Wundausschneidung werden alle Instrumente und die gesamte Operationskleidung gewechselt, es wird wie für eine neue Operation steril abgedeckt (Abb. 8).

Das Ergebnis dieser Wundbehandlung kann in einer lückenlosen Serie von 199 offenen Frakturen demonstriert werden (Rojczyk 1981) (Tabelle 4). Daraus ist zu entnehmen, daß die Anzahl positiver Abstriche von der ersten Kontamination durch das Trauma bis zur Beendigung der Operation deutlich abnimmt. Die Tabelle zeigt aber auch, daß nur 22 von 199 offenen Frakturen primär mit virulenten Keimen besiedelt waren.

Tabelle 4. Keimbesiedlung bei 199 offenen Frakturen. 1. Abstrich am Unfallort oder unmittelbar nach Einlieferung, 2. Abstrich nach Wundausschneidung, 3. Abstrich vor Wundverschluß

	1. Abstrich	2. Abstrich	3. Abstrich
Saprophyten	119	51	14
Staph. epid.	43	15	7
Staph. aur.	10	4	3
Pseud aerug.	3	3	2
E. coli	8	6	4
Enterobacter	1	1	0
Proteus	0	0	1
Steril	49	129	168

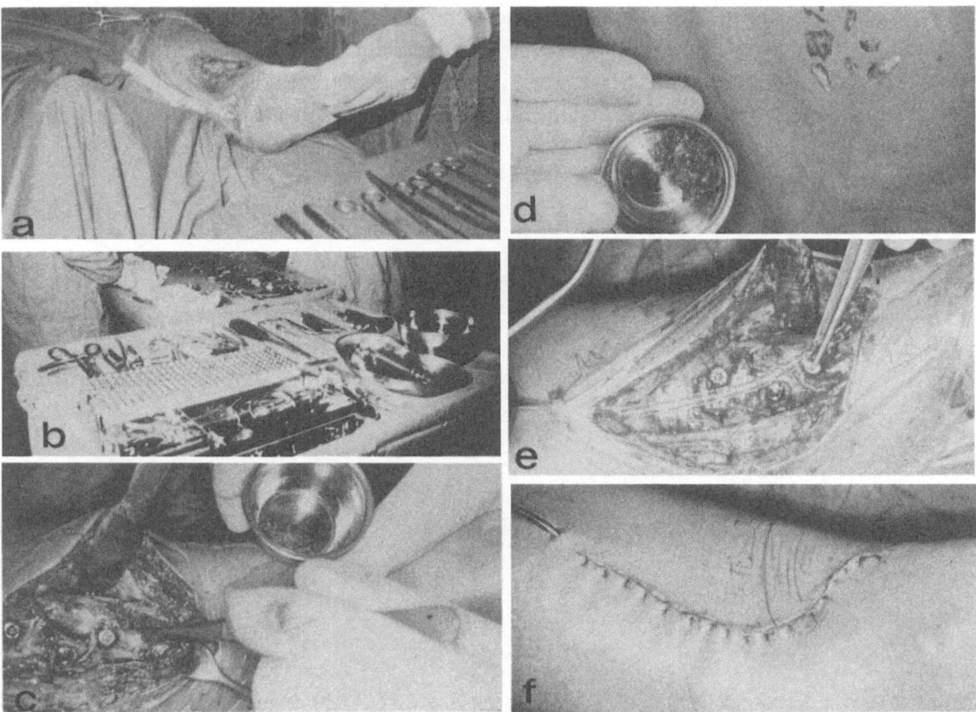

Abb. 8. Zum zweiten Teil der chirurgischen Versorgung wird das gesamt Wundgebiet nochmals neu abgedeckt. Die Operationskleidung wird gewechselt und neue Instrumente werden eingesetzt (**a, b**). Frakturstabilisierung mit Minimum an Implantaten (**c**). Isolierte Corticalissplitter werden entfernt und durch autologe Spongiosa ersetzt (**d**). In alle Wundhöhlen werden Saugdrains eingelegt (**e**). Primäre Wundnaht bei Fehlen jeglicher Weichteilspannung. Die Knoten der Donati-Allgöwer-Nähte liegen auf der besser vascularisierten Wundlippe

Frakturstabilisierung

In Ergänzung zur Weichteilbehandlung besteht das Problem der Frakturversorgung. Über den günstigen Einfluß der völligen Immobilisation des gebrochenen Knochens kann kein Zweifel bestehen. Da diese Frakturen in den meisten Fällen instabil sind, führt auch nach guter primärer Einrichtung ein nachfolgendes Abgleiten zum Druck auf die oft schwer geschädigten Weichteile und dadurch zu Weichteilnekrosen und Sekundärinfektionen. Um optimale Heilungsbedingungen für die Weichteile zu schaffen, muß daher der gebrochene Knochen stabil fixiert werden. Dieses bedeutende therapeutische Prinzip hat sich erst in der letzten Periode der Behandlung offener Frakturen endgültig durchgesetzt. Was früher als grundlegender Fehler galt, ist heute eine Grundvoraussetzung für die erfolgreiche Behandlung eines offenen Knochenbruches. Das Infektrisiko wird nicht erhöht, im Gegenteil, die völlige mechanische Neutralisation der Fraktur verhindert die Ausbildung von Weichteilnekrosen und fördert die Wundheilung.

Vom Prinzip der operativen Frakturstabilisierung kann nur in jenen Fällen abgegangen werden, in denen infolge einer nur geringen Muskel- und Periostzerstörung die Fraktur einigermaßen stabil bleibt und mit konservativen Methoden ausreichend immobilisiert werden kann, z.B. am Humerus- und Tibiaschaft oder bei gelenknahen Frakturen.

Bei der Auswahl der geeigneten Osteosyntheseverfahren sind zahlreiche Faktoren zu berücksichtigen (s. Beiträge Gotzen, Haas,; Rogge).

Auf jeden Fall soll nur dasjenige Minimum an Osteosyntheseimplantaten, das mit interfragmentärer Stabilisierung noch vereinbar ist, verwendet werden.

Es ist sorgfältig darauf zu achten, daß Metallimplantate nur unter vitalem Gewebe zu liegen kommen. Implantate, Sehnen, Nerven und Gefäße sollen immer von gut durchbluteten Weichteilen bedeckt sein. Es ist daher meist notwendig, die Platten lateral an der Tibia anzulegen. Eine mediale Plattenlage kommt nur selten infrage. Viele Knocheninfekte sind allein auf die mediale Plattenlage mit nachfolgenden Weichteilnekrosen zurückzuführen (Abb. 9).

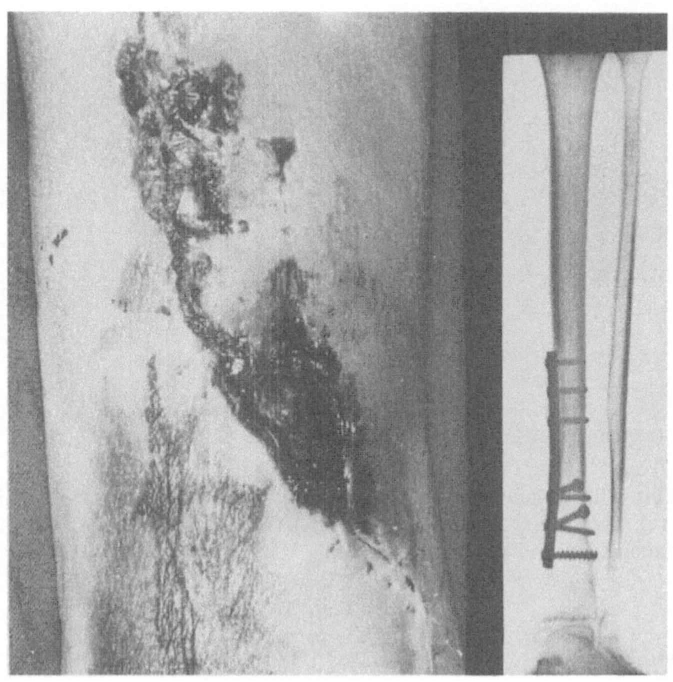

Abb. 9. Schwere Weichteilquetschung bei offener Tibiafraktur über der medialen Tibiafläche. Die Platte ist falsch positioniert, sie liegt medial unter geschädigtem Gewebe

Bei offenen Schaftbrüchen an der oberen Extremität und am Femur bevorzugen wir die stabile Plattenosteosynthese. Nur in Extremsituationen (z.B. Schußbrüche) weichen wir auf den Fixateur aus. Aus Gründen der Biomechanik verzichten wir auf den Marknagel an der oberen Extremität (Tscherne 1972, 1976; Tscherne, Oestern 1974). Die Kriterien für die Marknagelung an der unteren Extremität ohne oder mit nur geringem Aufbohren des Markraumes sind bei Gotzen und Haas dargestellt, ebenso die gesamte Problematik der Tibiaosteosynthese.

Bei Knochendefekten ist eine sofortige oder sekundäre Knochentransplantation erforderlich (Abb. 10). Autogene Spongiosatransplantate heilen besser ein als belassene avasculäre, freie Corticalisfragmente. Bei ausgedehnten Defekten und bei Polytraumatisierten sind die Aussichten für die Transplantateinheilung bei verzögerter Transplantation 2–3 Wochen nach dem Trauma günstiger. Nach Beendigung der Osteosynthese sollte die Bandstabilität der beiden angrenzenden Gelenke getestet werden. Vor allem bei Frakturen von Ober- und Unterschenkel entgehen Kapselbandverletzungen von Knie- und Sprunggelenk der präoperativen Diagnostik.

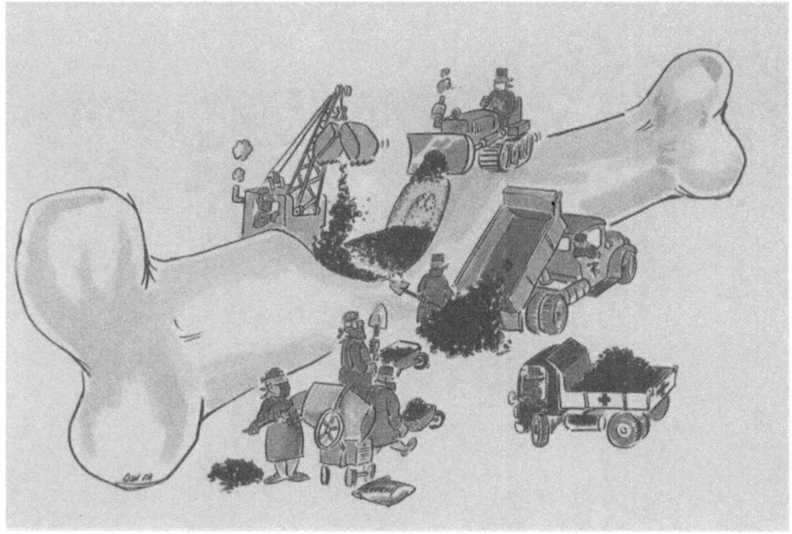

Abb. 10. Knochendefekte müssen mit autogener Spongiosa aufgefüllt werden. Bei offenen Frakturen kein allogener Knochen. Auch Zonen avitaler Fragmente sollen mit Spongiosatransplantaten überbrückt werden

Wundverschluß

Tabelle 5. Wundverschluß

Erstversorgung
Primärverschluß
Offene Wundbehandlung
Synthetische Haut
Sekundärversorgung
Sekundärnaht
Spalthaut
Gestielte Lappen
Muskel- oder myocutane Lappen
Freier Gewebetransfer mit mikrovasculärer Anastomose

Die weitere Wundbehandlung im Anschluß an die Wundauschneidung und Osteosynthese ist von entscheidender Bedeutung. Man muß sich darüber im klaren sein, daß der Gewebedruck unmittelbar nach der Operation schon allein durch das Wundödem ansteigt. Um einem Kompartmentsyndrom vorzubeugen, werden zerissene oder incidierte Fascien nicht verschlossen. Über gefährdeten Muskellogen werden die Fascien längs und quer eingeschnitten. Saugdrainagen werden in genügender Zahl eingelegt und sollen alle Wundbereiche erfassen.

Jede Wunde, die nicht absolut spannungsfrei unter Verwendung atraumatischer Nähte verschlossen werden kann, bleibt offen. Ein Wundverschluß würde in dieser Situation, bedingt durch das posttraumatische Ödem und die gestörte Blutversorgung, mit Sicherheit zu Haut- und Weichteilnekrosen führen (Abb. 11).

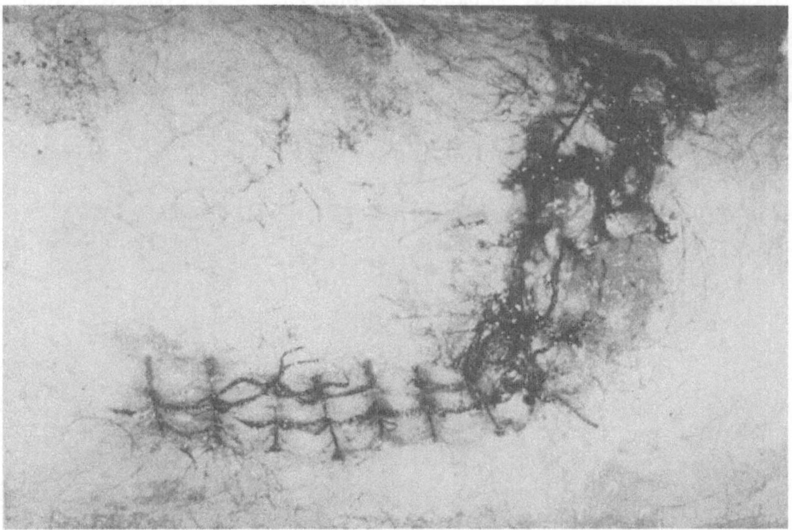

Abb. 11. Durchgreifende, unter Spannung geknüpfte Hautnähte führen in jedem Fall zu schweren Durchblutungsstörungen an den Hauträndern und angrenzenden Hautpartien und damit zu Hautnekrosen und Sekundärinfektionen

Primärer Wundverschluß

Für diese Art der Wundbehandlung müssen die Bedingungen ideal sein. Man darf sich nur dann für dieses Vorgehen entscheiden, wenn folgende Kriterien zutreffen (Heppenstall 1980):

- Die Blutversorgung der betroffenen Extremität muß völlig normal sein.
- Jedes tote Gewebe muß entfernt und die primäre Wundkontamination darf nur minimal sein.
- Der Chirurg muß in der Lage sein, die Wunde absolut spannungsfrei und ohne einen Totraum zu hinterlassen, zu verschließen. Die drei gefährlichen „T“:

Toter Knochen
Totes Gewebe
Totraum

sind die größten Feinde einer offenen Fraktur.

- Beim Polytrauma mit ungenügender Kompensation aller vitalen Organsysteme ist ein primärer Wundverschluß besonders sorgfältig abzuwägen. Die verminderte Sauerstoffzufuhr zur Wunde führt zu einer Verzögerung der Wundheilung und zu einer erhöhten Infektanfälligkeit unter den Bedingungen der relativen Hypoxie.

Zur Deckung von Weichteildefekten sind in ausgewählten Fällen Entlastungsschnitte wertvoll. So kann z.B. ein längsgerichteter ventraler Defekt an der Tibia nach einer dorsalen Entlastungsincision spannungsfrei verschlossen werden. Der von Picot angegebene Entlastungsschnitt (Abb. 12) ist nur dann wirkungsvoll, wenn er den gesamten Unterschenkel erfaßt. Nach Spaltung der Fascie werden medialer und lateraler Weichteillappen nach vorne mobilisiert. So können auch ausgedehnte ventrale Defekte verschlossen werden. Der resultierende Hautdefekt über der Wunde bleibt offen und wird durch Sekundärnaht oder schrittweise durch Steristrips verschlossen.

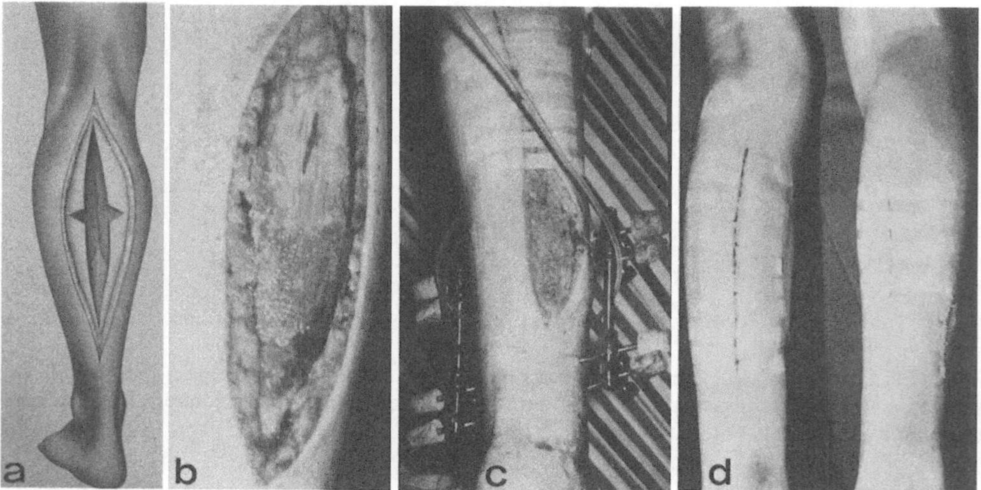

Abb. 12a–d. Picotscher Entlastungsschnitt zum Verschluß längsgerichteter ventraler Defekte über der Tibia. Die Fascie wird kreuzförmig incidiert. Die Weichteillappen werden medial und lateral nach vorne mobilisiert (**a**). Der Entlastungsschnitt bleibt offen (**b**). Wenige Tage später kann der Weichteildefekt durch Steristrips eingeengt (**c**) oder durch Sekundärnaht verschlossen werden (**d**)

Synthetische Haut. Seit 5 Jahren decken wir nahezu alle Hautdefekte primär mit synthetischer Haut. Epigard wurde von Parke Davis entwickelt und ist ein synthetischer Wundverband, bestehend aus einer Lage Polyurethanschaum und einem Teflonfilm. Der mikroporöse Teflonfilm gewährleistet die Ventilation der Wunde und verhindert den Durchtritt von Bakterien, Plasma oder Sekret. In den Hohlräumen der Polyurethanstruktur coaguliert das aufgenommene Wundsekret.

Da das Epigard ein Wundverband ist, muß es in kurzen Abständen – täglich oder jeden zweiten Tag – gewechselt werden. Beim Epigard-Wechsel kann leicht festgestellt werden, ob weitere Weichteilnekrosen oder Wundhämatome aufgetreten sind. Außerdem kann häufig die Wunde eingeengt werden. Nach Abklingen des Ödems wird die Wunde sekundär genäht oder mit einfachen Hauttransplantaten gedeckt (Rojczyk 1981; Weller et al. 1981) (Abb. 13 u. 14).

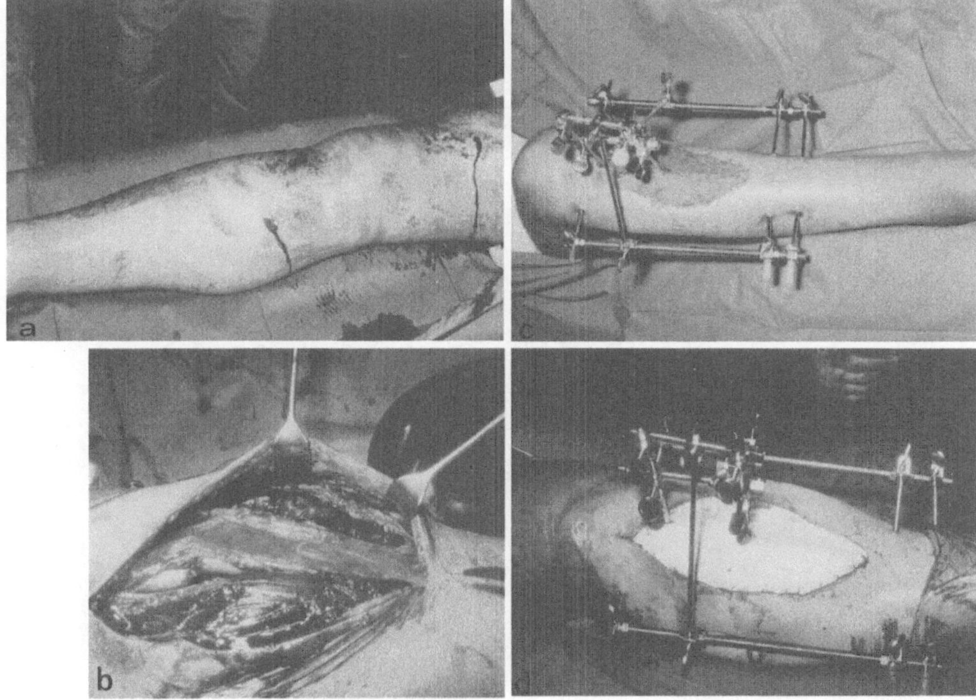

Abb. 13a–d. 18jähriger Motorradfahrer: Offener Oberschenkelschaftbruch rechts, offener proximaler Unterschenkelbruch rechts. Einlieferung 1 Std nach dem Unfall, schwerer Schockzustand; am Unterschenkel zwei punktförmige Hautwunden; der Unterschenkel stark geschwollen; die Muskulatur auch an der Wade prall gespannt, derb, sehr schmerzhaft, keine Fußpulse bei erhaltener Capillarblutung (**a**). Unter der Diagnose Kompartment-Syndrom und unter Verzicht auf Angiographie sofortige Dekompression; bei der Wundinspektion zeigt sich um die ventrale Durchspießungswunde am Unterschenkel ein ausgedehntes subcutanes Decollement; daher mediane Längsincision (**a**). Die Muskulatur zeigt bereits deutlich pathologische Veränderungen; bei Incision der dorsalen Kompartments quillt die Muskulatur pilzförmig hervor (**b**). Nach Wundausschneidung Frakturstabilisierung mit äußerem Spanner am Unterschenkel und mit Plattenosteosynthese am Oberschenkel; Offenlassen der Wunde, Einnähen von Epigard in den Defekt; Fraktur mit Periost gedeckt (**c**). 7 Tage später Defektdeckung mit Meshgraft; komplikationsloser Heilungsverlauf (**d**). Der Weichteilschaden muß als Fr. 0 III klassifiziert werden

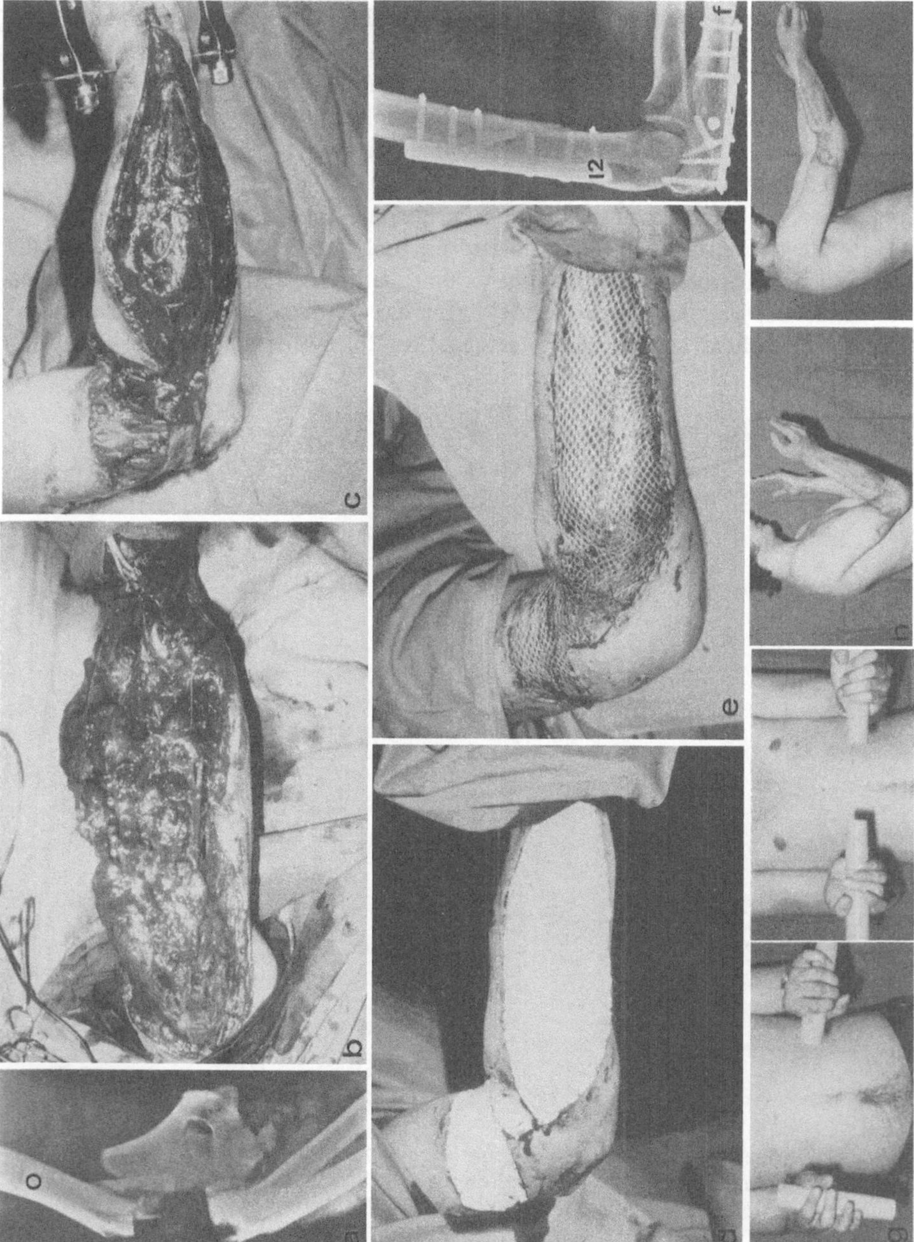

Abb. 14a–h. Motorradunfall mit offenen Frakturen (Fr. 0 III) an der oberen Extremität: Oberarmschaftbruch und Verrenkungsbruch am Ellbogengelenk; ausgedehnte Zerstörung der Muskulatur am Unterarm dorsal (**a**, **b**). Nach Wundausschneidung und Frakturstabilisierung bleiben alle Wunden offen (**c**). Epigard-Deckung (**d**), sekundäre Meshgraft-Deckung (**e**); glatte Frakturheilung, Röntgenkontrolle nach 12 Wochen (**f**). Annehmbare Funktion in Anbetracht der Schwere des Weichteil- und Knochenschadens (**f**, **h**)

Verzögerter oder aufgeschobener Wundverschluß

Der aufgeschobene Wundverschluß ist die häufigste Art des Wundmanagements bei offenen Brüchen.

a) Sekundärnaht. Oft nimmt nach Abklingen des posttraumatischen Ödems die Weichteilspannung derart ab, daß primäre Wunden und sekundäre Incisionen mühelos vernäht werden können (Abb. 17). Seitdem wir vermehrt die Sekundärnaht anwenden, sehen wir deutlich weniger Weichteilnekrosen.

b) Spalthauttransplantationen sollten primär nicht ausgeführt werden. Es ist besser, das Abklingen des posttraumatischen Ödems und die Formation eines Granulationsrasens abzuwarten. 4–10 Tage später hat sich der Defekt verkleinert, und er kann ohne Probleme mit Spalthaut oder Meshgraft gedeckt werden (Abb. 15, 16). Bei dieser Gelegenheit kann

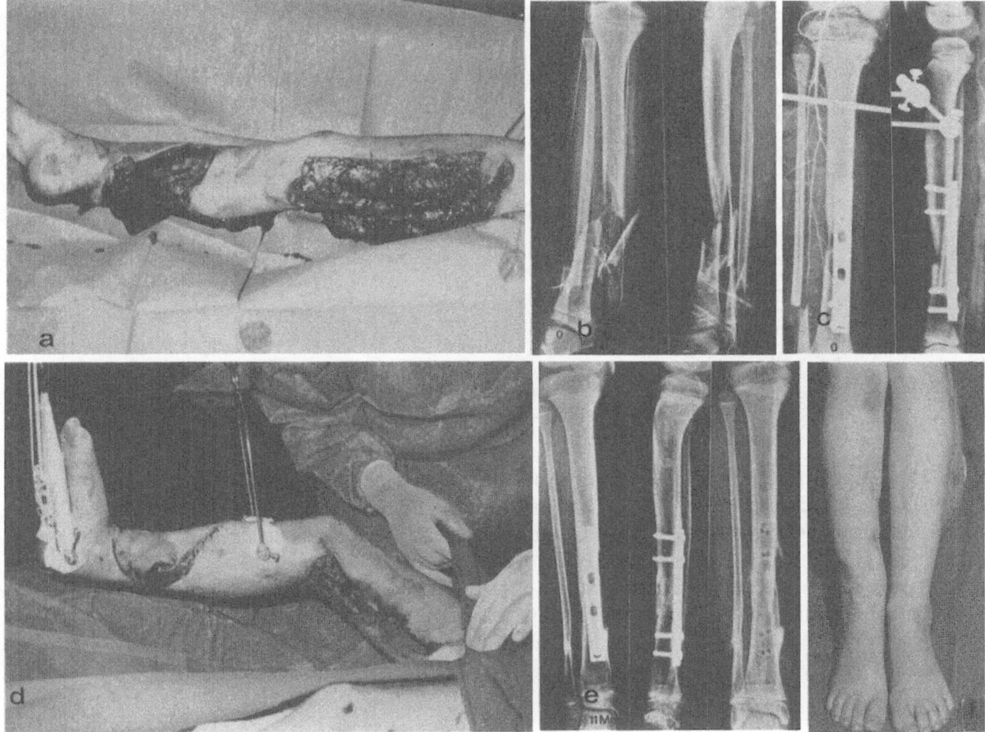

Abb. 15a–f. III.-gradig offener Unterschenkeldefektbruch mit Verletzung der A. und V. tibialis posterior, große Weichteilwunde an der Innenseite des Oberschenkels (**a**, **b**). Nach Wundausscheidung stabile dorsale Plattenosteosynthese an der Tibia. Keine primäre Knochentransplantation (**c**). Die Wunden werden nur teilweise geschlossen. Die traumatisch bedingten Hautlappen sind schwer durchblutungsgestört. Trotzdem keine gravierenden Weichteilnekrosen. Die Extremität ist an 2 Steinmann-Nägeln aufgehängt (**d**). Sekundäre Knochen- und Spalthauttransplantation, komplikationsloser Durchbau der Fraktur (**e**). Freie Funktion der Beingelenke bei gutem Zustand der Weichteile (**f**)

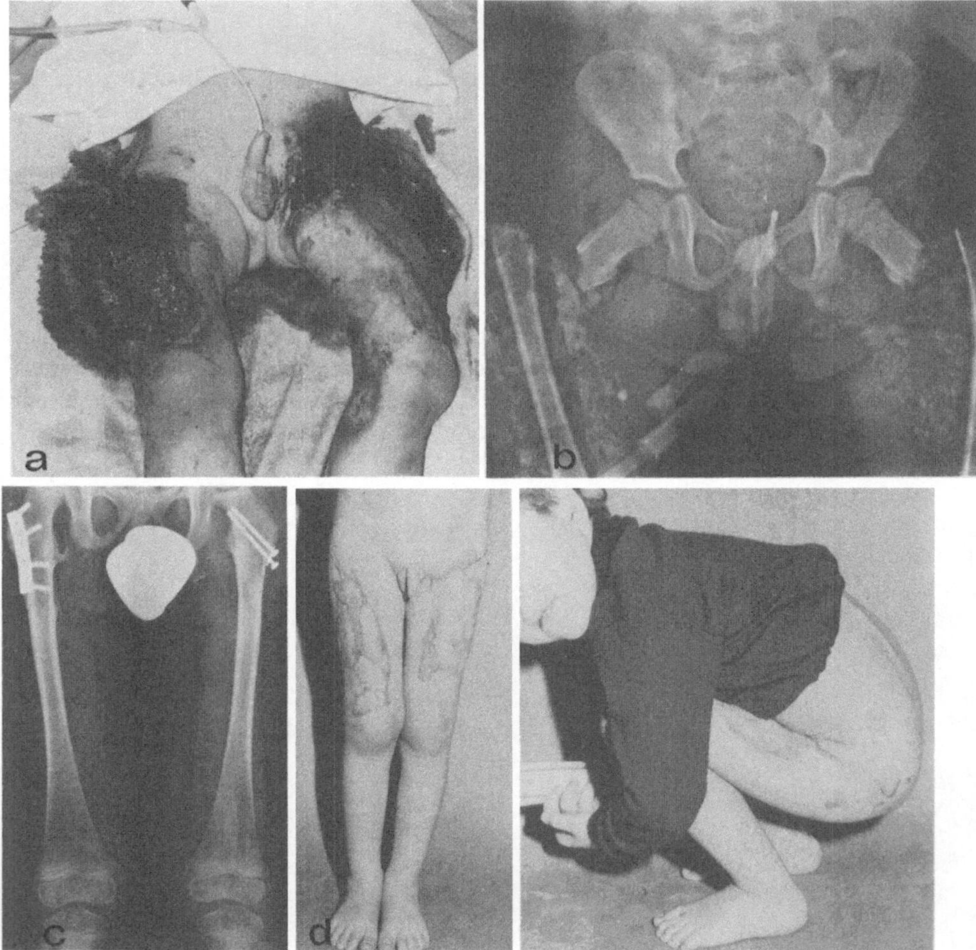

Abb. 16a–d. 6jähriger Junge, in einer Sandgrube von einer Baggerschaufel am Becken und beiden Oberschenkeln getroffen. Weit offene stark verschmutzte subtrochantäre Oberschenkelbrüche beiderseits (**a**). Im Röntgenbild sieht man massive Fremdkörpereinsprengungen in die Weichteile des Beckens und beider Oberschenkel. Die erhebliche Frakturdislokation weist auf eine schwerste Weichteilzerreißung hin (**b**). Standardvorgehen mit Wundausschneidung, stabiler Osteosynthese mit einem Minimum an Implantaten, Offenlassen der Wunde, sekundäre Wunddeckung durch Spalthaut. Röntgenkontrolle 4 Monate postoperativ (**c**). Zu dieser Zeit freie Funktion aller Beingelenke (**d**)

Die beschriebenen Verfahren der Weichteildeckung reichen nicht aus, wenn gleichzeitig ein Periostdefekt vorhanden ist und der Knochen frei liegt. In dieser Situation muß eines der nachfolgenden Verfahren gewählt werden. Da der Knochen rasch austrocknet und in seiner Blutversorgung zunehmend kompromittiert wird, sollten die aufwendigeren Verfahren der Weichteilrekonstruktion entweder schon primär oder frühsekundär nach 3 bis 8 Tagen zur Anwendung kommen.

von einem Second look Gebrauch gemacht werden. Bis zum Hautverschluß wird die Wunde mit Kochsalz- oder Polyvidon-Jod feucht gehalten.

c) Gestielte Hautlappen. Gestielte Hautlappen wie Rotationslappen oder Cross leg-Lappen eignen sich gut zur Deckung kompletter Weichteildefekte.

d) Gestielte Muskel- oder myocutane Lappen. Diese Art der Weichteilrekonstruktion hat sich besonders für die Weichteildefekte im Bereich des Unterschenkels bewährt (Abb. 17). Die Technik wird später beschrieben.

e) Freier Gewebetransfer mit mikrovasculärer Anastomose. Die Anwendung des freien Gewebetransfer mit mikrovasculärer Anastomose gewinnt mehr und mehr an Bedeutung, aber nicht als primäre Maßnahme.

5. Antibiotica und Nachbehandlung

Die Problematik einer antibiotischen Prophylaxe und Therapie sowie die Nachbehandlung werden gesondert beschrieben.

Schlußfolgerungen

Die Ergebnisse der Behandlung offener Frakturen basieren vorwiegend auf der korrekten Beurteilung und ausgewogenen Behandlung des Weichteilschadens. Die wichtigsten Prinzipien in der Behandlung offener Frakturen können folgendermaßen zusammengefaßt werden:

1. Steriler Verband, Reposition und Schienung der offenen Fraktur am Unfallort vermeiden Wundinfektion und posttraumatische Weichteilschädigung.
2. Operationsvorbereitung, Wundausschneidung und Wundspülung müssen in sorgfältigster Weise durchgeführt werden. Die Wundausschneidung schließt die Excision aller avasculären und verschmutzten Gewebe an Haut, Knochen und Muskeln ein.
3. Die primäre, stabile, interne oder externe Osteosynthese setzt optimale Voraussetzungen für eine ungestörte Heilung von Fraktur und Weichteilen.
4. Der Wundverschluß muß absolut spannungsfrei erfolgen. In den meisten Fällen bleibt die Wunde offen und wird mit synthetischer Haut gedeckt.
   Der verzögerte Wundverschluß erfolgt durch Sekundärnaht, Spalthauttransplantate, Muskeltransfer oder freien Gewebetransfer mit mikrovasculärer Anastomose.
5. Nur eine gewissenhafte postoperative Überwachung verhindert schwere Komplikationen. Bei den ersten Anzeichen von Komplikationen muß unverzüglich ein Second look mit einer neuerlichen Wundausschneidung durchgeführt werden.

Die Behandlung von offenen Frakturen erfordert vom Chirurgen ein hohes Maß an Wissen und Erfahrung über die Prinzipien der Wund- und Knochenbruchbehandlung.

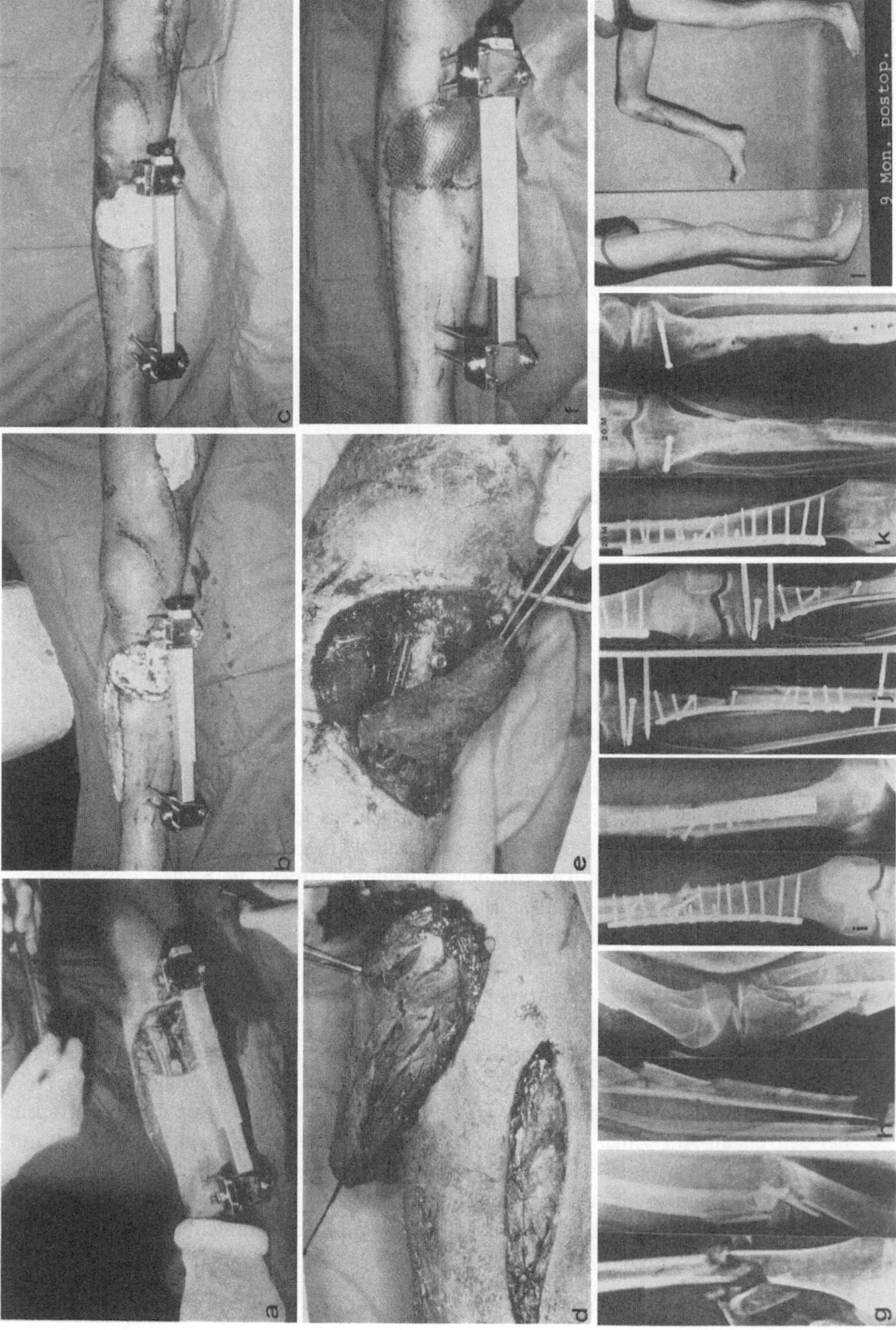
9 Mon. postop.

Abb. 17a–l. 19jähriger Motorradfahrer: Offene Schaftbrüche von Ober- und Unterschenkel (Fr. 0 III) (**g, h**); Plattenosteosynthese am Oberschenkel (**i**). An der Tibia wird die lateral angelegte Platte mit einem medial angebrachten Wagner-Apparat kombiniert; an der Tibia verbleibt medial ein erheblicher Knochendefekt (**j**). Über diesen Knochendefekt fehlen auch alle Weichteile (**a**). Die Wunden an Ober- und Unterschenkel wurden nur teilweise verschlossen; in die verbliebenen Hautdefekte wurde Epigard eingenäht (**b**). Nach Abklingen des posttraumatischen Ödems Sekundärnaht an Ober- und Unterschenkel; der Weichteil- und Knochendefekt an der Tibia medial weiter mit Epigard bedeckt (**c**). 8 Tage nach dem Unfall Muskellappenplastik aus dem medialen Gastrocnemius (**d**). Der Muskel wird mobilisiert und über den Knochen-Weichteildefekt geschwenkt (**e**). Auf den Muskel wird Meshgraft-Spalthaut aufgebracht (**f**). Komplikationslose Ausheilung der Weichteile, sekundäre Knochentransplantation, gute Frakturheilung, Röntgenkontrolle 20 Monate nach dem Unfall (**k**). Weichteilzustand und Kniefunktion 9 Monate postoperativ (**l**)

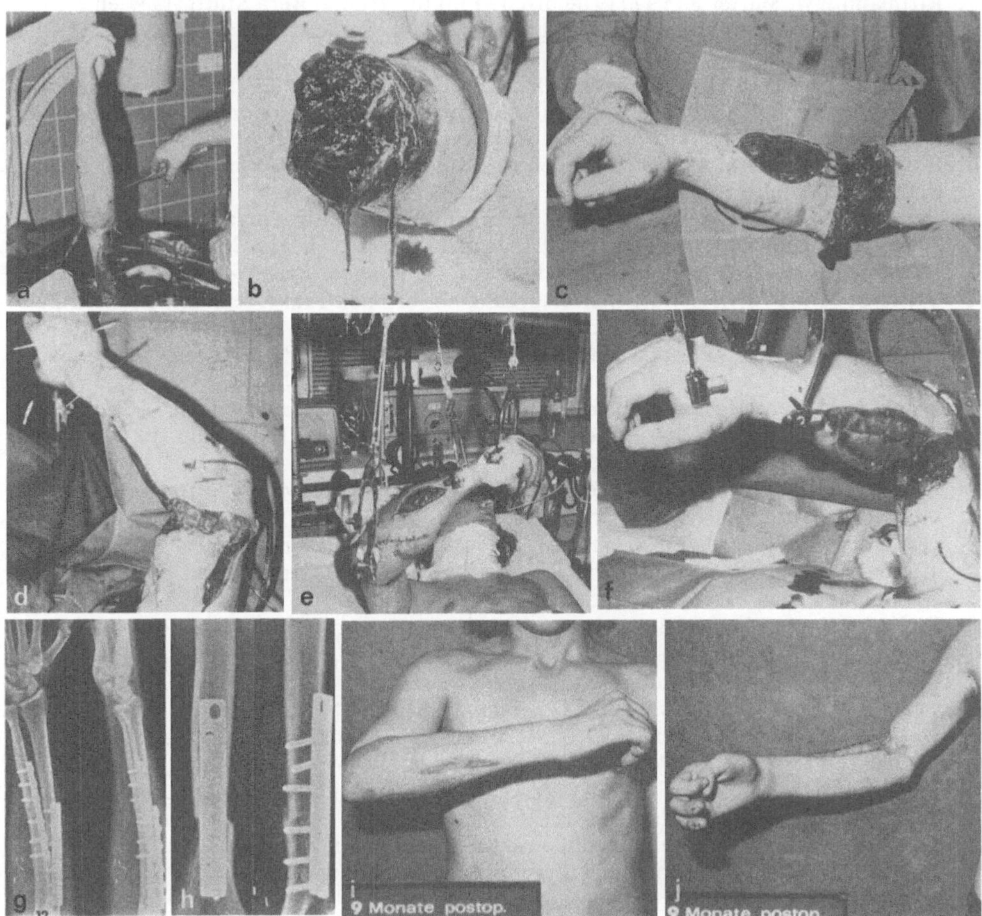

Abb. 18a–j. 22jähriger Patient: Autobahnunfall bei 220 km/h. Der rechte Arm ist an der Grenze vom mittleren zum distalen Oberarmdrittel ausgerissen; im abgerissenen Arm außerdem geschlossene Unterarmfraktur (**a**). Amputationsstumpf (**b**). Sofortige Replantation; nach Wundausschneidung Verkürzungsosteotomie am Humerus u. Stabilisierung mit Platte, Naht der Gefäße, Stabilisierung der Unterarmfraktur durch Plattenosteosynthese, Muskel- u. Nervennaht; nur minimaler Hautverschluß, vor allem am Unterarm Spalten aller Fascien (**c, d**). Lagerung der Extremität auf der Intensivstation (**e, f**). Komplikationslose Frakturheilung 12 Wochen postoperativ (**g, h**). Funktion des Armes 9 Monate postoperativ (**i, j**). Danach war der Aufenthalt des Patienten, der aus der Drogenszene stammt, nicht mehr eruierbar

Literatur

1. Allgöwer M (1971) Weichteilprobleme und Infektionsrisiko der Osteosynthese. Arch Chir 329:1128
2. Billroth T (1866) Die allgemeine und chirurgische Pathologie und Therapie in 50 Vorlesungen. Reimer, Berlin
3. Burri C (1974) Posttraumatische Osteitis. Huber, Bern Stuttgart Wien
4. Heppenstall RB (1980) Fracture Treatment and Healing. Saunders, Philadelphia London Toronto
5. Matter P (1970) Grundsätzliche Indikationsfehler bei offenen Frakturen. Arch Chir 327:858
6. Rittmann WW, Pusterla C, Matter P (1969) Früh- und Spätinfektionen bei offenen Frakturen. Helv Chir Acta 36:537
7. Rittmann WW, Matter P (1977) Die offene Fraktur. Huber, Bern Stuttgart Wien
8. Rojczyk M (1981) Keimbesiedlung und Keimverhalten bei offenen Frakturen. Unfallheilkunde 84:458
9. Rojczyk M (1981) Anwendungsmöglichkeiten von Epigard bei offenen Frakturen. In: Weller S, Weiss K, Hopf KH (Hrsg) Möglichkeiten der temporären Wunddeckung. Gödecke AG, Abt Meditechnika, Freiburg
10. Rojczyk M, Tscherne H (1982) Bedeutung der praeklinischen Versorgung bei offenen Frakturen. Unfallheilkunde 85:72
11. Tscherne H, Magerl F, Fleischl P (1967) Die Marknagelung frischer offener und geschlossener Unterschenkelfrakturen. Langenbecks Arch Chir 317:209
12. Tscherne H (1969) Operative Frakturbehandlung. Langenbecks Arch Chir 317:209
13. Tscherne H (1972) Die Weichteilversorgung bei offenen Frakturen. Schriftenr Unfallmed Tag Landesverb Gewerbl Berufsgen 14:17
14. Tscherne H (1982) Primäre Behandlung der Oberarmschaftfrakturen. Langenbecks Arch Chir 332:379
15. Tscherne H, Schmit-Neuerburg KP (1974) Therapeutische Indikationen bei Frakturen langer Röhrenknochen. In: Heberer G, Hegemann G (Hrsg) Indikation zur Operation. Springer, Berlin Heidelberg New York
16. Tscherne H, Oestern HJ (1974) Konservative oder operative Frakturbehandlung bei kompletter Unterarmfraktur. Akt Traumatol 4:85
17. Tscherne H, Brüggemann H (1974) Die sekundäre Versorgung der Weichteile bei offenen Frakturen. In: Naumann HH, Kartenbauer ER (Hrsg) Plastisch-chirurgische Maßnahmen nach frischen Verletzungen. Thieme, Stuttgart
18. Tscherne H (1975) Die Behandlung der offenen Frakturen. 10. Unfallseminar, Hannover
19. Tscherne H (1976) Oberarm. In: Baumgartl F, Kremer K, Schreiber HW (Hrsg) Spezielle Chirurgie für die Praxis, Bd III/1. Thieme, Stuttgart
20. Tscherne H, Brüggemann H (1976) Die Weichteilbehandlung bei Osteosynthesen, insbesondere bei offenen Frakturen. Unfallheilkunde 79:467
21. Tscherne H, Oestern HJ (1976) Unterarmschaftbrüche. Schriftenr Unfallmed Tag Landesverb Gewerbl Berufsgen 27:199
22. Tscherne H (1977) Offene kindliche Frakturen. Z Kinderchir 22:61
23. Tscherne H (1978) Technik und Ergebnisse der Plattenosteosynthese am Unterarmschaft. Unfallheilkunde 81:332

23\. Tscherne H (1981) Treatment of Fractures with Concomitant Soft Tissue Injuries. Instructional Course Lecture. XV World Congr of SICOT, Rio de Janeiro, Brasil

24\. Volkmann R (1878) Die Behandlung der complizierten Fracturen. Zentralbl Chir 5: 649

25\. Weller S, Weiss K, Hopf KH (1980) Möglichkeiten der temporären Wunddeckung. Gödecke AG, Abt Meditechnika, Freiburg

Behandlungsergebnisse bei offenen Frakturen, Aspekte der Antibioticatherapie

M. Rojczyk

1. Einleitung

Den Schrecken, eine tödliche Verletzung zu sein, haben die offenen Frakturen seit langem verloren. Bei einem Anteil von 52% Polytraumatisierter in unserem Krankengut mit offenen Frakturen besteht allerdings auch heute noch für diese Patienten ein relativ hohes Risiko für Leib und Leben. So ist die Letalität mit 8,3% immer noch beachtlich.

Tabelle 1 zeigt, mit welchen Todesursachen wir heute zu kämpfen haben. Diese sind nach Häufigkeit und Zeitpunkt des Eintretens geordnet. Keiner dieser Patienten ist jedoch an den Folgen seiner offenen Fraktur verstorben. Unter Schockfolgen sind die zusammengefaßt, die innerhalb der ersten 48 Std zum Tode führen. Die Folgen eines schweren SHT führen vorwiegend während der ersten Woche zum letalen Ausgang. Schocklunge bzw. Respiratory-Distress-Syndrom haben vor allem im älteren Krankengut während der zweiten Woche ihre Wirkung gezeigt. Diese Todesursache kommt heute durch verbessertes Management Polytraumatisierter kaum noch vor und wird mehr und mehr von der Sepsis während der 2. bis 4. Woche abgelöst, ebenfalls eine Schockfolge mit im Vordergrund stehendem Multiorganversagen. Die offene Fraktur spielt in keinem dieser Sepsisfälle eine Rolle. Pneumonie, Lungenembolie, gastrointestinale Blutungen usw. können auch nach mehreren Wochen das Leben vor allem älterer Patienten noch bedrohen.

Tabelle 1. Todesursachen bei 49 Verstorbenen mit 64 offenen Frakturen

Schockfolge	20mal
Schädelhirntrauma	15mal
Schock-/Beatmungslunge	9mal
Sepsis	4mal
Pneumonie	1mal

2. Krankengut und Ergebnisse

An der Medizinischen Hochschule Hannover wurden von 1972 bis 1980 678 offene Frakturen behandelt. Die Lokalisation der Frakturen geht aus Abb. 1 hervor. Diese zeigt, daß 50% aller Frakturen den Unterschenkel, 80% die untere Extremität betreffen. Offene Frakturen an Hand, Fuß, Thorax, Becken und Schädel wurden ausgeklammert.

Hefte zur Unfallheilkunde, Heft 162
Herausgegeben von H. Tscherne/L. Gotzen

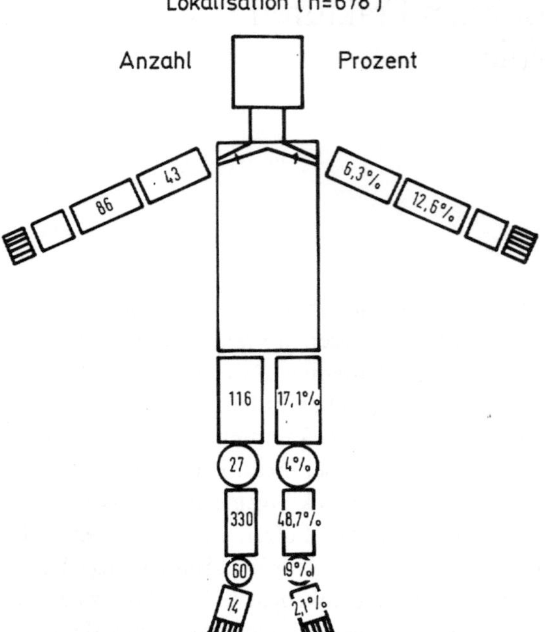

Abb. 1. Lokalisation von 678 offenen Frakturen aus dem Zeitraum von 1972–1980

Tabelle 2 zeigt den Schweregrad des Weichteilschadens. 57 Gefäßverletzungen wurden erfaßt.

Tabelle 2. Schweregrad des Weichteilschadens bei 678 offenen Frakturen

Fr. O. I	208	(30,7%)
Fr. O. II	276	(40,7%)
Fr. O. III	169	(25,0%)
Fr. O. IV	25	(3,7%)
Gefäßverletzungen	57	(8,4%)

Über 50% aller offenen Frakturen wurden mit einer Plattenosteosynthese stabilisiert (Tabelle 3). 9% Marknagelungen betreffen vorwiegend erstgradig offene Frakturen, ebenso der größte Teil von 15% primär konservativ behandelten Frakturen. Der äußere Spanner fand vor allem bei schwersten Weichteilschäden am Unterschenkel Anwendung. Unter „ sonstigen Osteosynthesen" sind Zuggurtungen, Schrauben- und Spickdrahtosteosynthesen zusammengefaßt. 29mal wurde primär amputiert, 15mal sekundär kurze Zeit nach dem Ersteingriff wegen vorwiegend ischämischer Komplikationen.

Von 57 diagnostizierten begleitenden Gefäßverletzungen wurden 25 durch Gefäßnaht oder Veneninterponat rekonstruiert, die übrigen ligiert oder die Extremität wurde primär amputiert (Tabelle 4).

Tabelle 3. Behandlung der Frakturen bei 678 offenen Frakturen

Primär konservativ	104	(15,3%)
Marknagel	60	(8,9%)
Platte	347	(51,2%)
Fixateur externe	37	(5,4%)
Sonstige Osteosynthesen	104	(15,3%)
Primäre Amputation	29	(4,3%)
Sekundäre Amputation	15	(2,2%)

Tabelle 4. Behandlung von 57 Gefäßverletzungen

Prim. Amp./Ligatur	32	(56,1%)
Gefäßrekonstruktion	25	(43,9%)

Die Rate ossärer Infekte im Gesamtkollektiv abzüglich Amputierter und Verstorbener beträgt 5,6% (Tabelle 5). Alle 32 Knocheninfekte konnten zur knöchernen Ausheilung gebracht werden. 80% der offenen Frakturen waren innerhalb von 4 Monaten ausgeheilt, 95% innerhalb von 8 Monaten. Auch die Infektpseudarthrosen waren bis auf 5 innerhalb eines Jahres ausgeheilt (Tabelle 6).

Tabelle 5. Ossäre Infekte bei 570 offenen Frakturen

Gesamtzahl	32	(5,6%)
Fr. O. I	7	(3,7%)
Fr. O. II	6	(2,4%)
Fr. O. III	19	(10,6%)

Tabelle 6. Frakturheilungszeiten bei 570 offenen Frakturen

4 Monate	493	(79,7%)
4–8 Monate	84	(14,6%)
8–12 Monate	28	(4,8%)
12 Monate	5	(0,9%)

Die Frakturheilungszeiten wurden aus den Röntgenbildern und den poliklinischen Akten entnommen. Von einem Kollektiv von 220 offenen Frakturen der Aufnahmejahre 1972 bis 1975 liegen bisher ausführliche Nachuntersuchungsergebnisse vor (Tabelle 7). Lokalisation und Schweregrad des Weichteilschadens entsprechen in der Größenordnung der des gesamten Kollektivs.

Tabelle 7. Funktionsergebnisse bei 220 nachuntersuchten offenen Frakturen (von 1972 bis 1975)

Gut	181	(82,3%)
Befriedigend	32	(14,5%)
Schlecht	7	(3,2%)

Bei der Beurteilung der Behandlungsergebnisse wurden folgende Kriterien zugrunde gelegt:

Gut: Freie Gelenkfunktion, Achsenfehler bis 5°, schmerzfreie Belastung, Gangbild frei von Hinken.

Befriedigend: Eine der beiden Gelenkfunktionen bis 25% eingeschränkt. Achsenfehlstellung bis 5°, Schmerzen bei längerer Belastung, ggf. leicht hinkender Gang.

Schlecht: Eine der benachbarten Gelenkfunktionen über 25% eingeschränkt, Achsenfehlstellung über 5°, Schmerzen bei Belastung. Gehhilfen notwendig, deutliches Hinken.

Nach diesen Bewertungskriterien wurden 82,3% der nachuntersuchten Patienten mit gut, 14,5% mit befriedigend und 3,2% mit schlecht beurteilt. Die Rate der schlechten Ergebnisse liegt deutlich unter der der ossären Infekte. Fälle mit primärer und sekundärer Amputation wurden – da von vornherein als schlechtes Ergebnis zu werten – bei der Nachuntersuchung nicht berücksichtigt.

3. Präventive Antibioticatherapie

Der Begriff Antibioticaprophylaxe sollte auf eine kurzzeitige, hoch dosierte Anwendung von Antibiotica bei aseptischen Operationen beschränkt werden. Im Zusammenhang mit offenen Frakturen, deren Wunden praktisch immer kontaminiert sind, muß daher von einer präventiven Therapie gesprochen werden.

Der Wert solche prophylatischer bzw. präventiver Antibioticagaben wird immer wieder kontrovers diskutiert. Zur Behandlung offener Frakturen wurde auch von uns früher der Einsatz von Antibiotica abgelehnt, außer als nicht resorbierbarer Zusatz zur Spülflüssigkeit. Ergebnisse aus der amerikanischen Literatur (Patzakis 1974), die über eine deutliche Senkung der Infektrate durch Antibiotica berichten, waren jedoch Anlaß für uns, unsere Einstellung anhand einer prospektiven Studie zu überprüfen.

An einer geschlossenen Serie von 199 offenen Frakturen, die in der Zeit von Juni 1977 bis Dezember 1979 zur Aufnahme kamen, wurde – alternierend an geraden und ungeraden Tagen – eine Antibioticatherapie eingeleitet bzw. unterlassen. Patienten mit offenen Frakturen, die an ungeraden Tagen zu Aufnahme kamen, erhielten prä- und intraoperativ beginnend Cephazolin in einer Dosierung von 4mal 1 g/die für die Dauer von mindestens 5 Tagen. Bei intensivpflichtigen und beatmeten Patienten wurde gelegentlich auf Azlocillin in einer Dosierung von 3mal 5 g umgesetzt.

Patienten, die an geraden Tagen mit offenen Frakturen zur Aufnahme kamen, erhielten kein Antibioticum.

Am gleichen Krankengut wurde die Keimbesiedlung der Wunden durch regelmäßige Abstriche prä-, intra- und postoperativ erfaßt (Rojczyk 1981).

In der Gruppe mit Antibiotica wurden 111, in der ohne Antibiotica 88 offene Frakturen behandelt (Tabellen 8 u. 9). Faßt man Weichteilinfekte und ossäre Infekte zusammen, so beträgt der Anteil infizierter Wunden in der Gruppe mit Antibiotica 7,2%, in der ohne Antibiotica 13,8%. Dieser Unterschied der Infektraten ist zwar in der Berechnung nach dem Mehrfelder-χ^2-Test nicht signifikant, uns erschien er jedoch bedeutsam genug, um Konsequenzen daraus zu ziehen.

Tabelle 8. Infektrate bei 111 mit Antibiotica behandelten offenen Frakturen

Weichteilinfekte	5	(4,5%)
Ossäre Infekte	3	(2,7%)
Gesamt	8	(7,2%)

Tabelle 9. Infektrate bei 88 ohne Antibiotica behandelten offenen Frakturen

Weichteilinfekte	7	(8,0%)
Ossäre Infekte	5	(5,8%)
Gesamt	12	(13,8%)

Seit 1980 erhalten daher alle Patienten mit offenen Frakturen grundsätzlich eine präventive Antibioticatherapie für 24 bis 48 Std. Tabelle 10 zeigt die Infektrate des Patientenkollektivs von 1980. Mit 7,9% infizierter Wunden ist diese praktisch identisch mit der des Antibioticakollektivs der vorangegangenen Studie. Anders als in vorangegangenen Untersuchungen (Patzakis 1974) ist es nach Beendigung der Studie nicht zu einem erneuten Anstieg der Infektrate gekommen, sondern diese ist auf dem niedrigen Niveau stehen geblieben.

Tabelle 10. Infektrate 1980 bei 88 offenen Frakturen

Weichteilinfekte	3	(3,4%)
Ossäre Infekte	4	(4,5%)
Gesamt	7	(7,9%)

Die primären Wundabstriche, die bei der Studie regelmäßig entnommen wurden, enthielten am weitaus häufigsten saprophytäre Keime wie Mikrokokken, Diphtheroide, saprophytäre Stäbchen usw. Dies entspricht durchaus den Erwartungen bei einer Kontamination mit Erdreich und Straßenschmutz. Nur in 20 Fällen wurden pathogene Keime in den primären Abstrichen nachgewiesen. Von diesen 20 Fällen entwickelten 8 (40%) einen Wundinfekt (Weichteil- und ossäre Infekte). Bei 179 Fällen mit vorwiegend saprophytären Keimen traten 12 (6,4%) infizierte Wunden auf (Tabelle 11). Dies bedeutet, daß offenen Frakturen, die primär mit pathogenen Keimen kontaminiert sind, in unserem Krankengut ein drastisch erhöhtes Infektrisiko haben. Selbstverständlich ist diese letztgenannte Unterschied der Infektrate auch bei der statischen Berechnung hoch signifikant.

Tabelle 11. Nachweis pathogener Keime im primären Wundabstrich

Pos.: 20mal		Neg.: 179mal
	Infektrate:	
8 (40,0%)		12 (6,7%)

Aus diesen Ergebnissen haben wir folgende weitere therapeutischen Konsequenzen gezogen: Alle Patienten mit offenen Frakturen erhalten prä- und intraoperativ beginnend eine kurzzeitige Antibioticatherapie mit Cephazolin 3mal 2g/die für 24 bis 48 Std. Nach dieser Zeit läßt sich in aller Regel das Ergebnis des primären Wundabstriches telefonisch erfragen. Wurden pathogene Keime nachgewiesen, wird die Antibioticatherapie gezielt nach dem Antibiogramm für mindestens 5 Tage weitergeführt. Eine breite ungezielte Antibioticatherapie mit ihren bekannten nachteiligen Auswirkungen kann so weitgehend vermieden werden. Auch bei offener Wundbehandlung wird grundsätzlich längerfristig – das heißt bis zur definitiven Wunddeckung – antibiotisch behandelt.

Trotz günstiger Aspekte einer Antibioticatherapie darf der Hinweis nicht fehlen, daß es sich um eine adjuvante Therapie handelt, die nur im Zusammenhang mit einer exakten chirurgischen Therapie ihre Wirkung haben kann.

Literatur

1. Gustilo RB (1979) Use of antimicrobials in the management of open fractures. Arch Surg 114:805
2. Hierholzer G, Lob G (1978) Antibioticatherapie in der Unfallchirurgie. Unfallheilkd 81:64
3. Patzakis HJ, Harvey JP, Yvler D (1974) The role of antibiotics in the management of open fractures. J Bone Joint Surg 56:532
4. Rojczyk M (1981) Keimbesiedlung und Keimverhalten bei offenen Frakturen. Unfallheilkd 84:458
5. Stolle D, Nauman P, Kremer K, Loose DA (1980) Antibiotica-Prophylaxe in der Traumatologie. Hefte Unfallheilkd 143

Behandlung geschlossener Frakturen mit Weichteilschaden

H. Tscherne und M. Rojczyk

1. Einleitung

Geschlossene Frakturen mit Weichteilschaden stellen den behandelnden Arzt in zunehmendem Maße vor schwierige Probleme (Tscherne, Brüggemann 1976; Weiß et al. 1978). Diese betreffen Diagnostik, Verfahrenswahl und Therapie. Die Weichteilverletzung ist meist schwieriger zu beurteilen als bei offenen Frakturen. Der Chirurg unterschätzt dadurch sehr oft das wahre Ausmaß der Verletzung. Eine Vollhautkontusion ist eine schwerwiegendere Verletzung als die einfache Durchspießung der Haut bei offener Fraktur. Eine typische Komplikation ist dabei die sekundäre Infektion durch die Hautnekrose. Aber auch ohne Vollhautnekrose können sich die Keime ihren Weg durch die gequetschte Haut bahnen, da die natürliche Barriere gegen Bakterien, die gesunde Haut, durch die Verletzung Leck geschlagen ist.

Eine Besonderheit dieser Verletzungen besteht darin, daß der primäre Schaden durch Schwellung und dadurch bedingten Druckanstieg eine erhebliche Verschlimmerung erfahren kann. Der Zeitfaktor hat große Bedeutung, und *jede geschlossene Fraktur mit Weichteilverletzung ist immer ein dringlicher chirurgischer Notfall.*

2. Präoperative Maßnahmen

Noch am Unfallort sollen die Frakturen reponiert und in einer pneumatischen Schiene ruhiggestellt werden. So werden die Weichteile vom Fragmentdruck entlastet und ein Sekundärschaden, der durch permanenten oder intermittierenden Fragmentdruck bis zur definitiven Versorgung zur Ischämie der Gewebe oder gar zu einer Durchspießung der Weichteile führt, wird so vermieden. Nach Überprüfung von Durchblutung, Motorik und Sensibilität, nach genauer Inspektion und Palpation der Weichteile – vor allem suspekter Muskellogen – und nach Vorliegen von Röntgenaufnahmen kann die Indikation zur weiteren Behandlung gestellt werden.

3. Behandlung von Frakturen mit erst- oder zweitgradigem Weichteilschaden

Bei Frakturen mit erst- oder zweitgradigem Weichteilschaden ist chirurgisches Vorgehen nicht unbedingt erforderlich. In jedem Fall ist eine regelmäßige Kontrolle von Durchblutung, Sensibilität und Motorik unbedingt erforderlich, um einen zunehmenden Gewebedruck rechtzeitig zu erkennen. Schmerzmittel müssen überlegt eingesetzt werden. *Zunehmende Schmerzen nach erfolgter Reposition, Muskeldehnungsschmerz, Zunahme der Schwellung, Spannungsblasen und neurovasculäre Symptome sind dabei höchste Alarmzeichen.*

Hefte zur Unfallheilkunde, Heft 162
Herausgegeben von H. Tscherne/L. Gotzen

Bei Bewußtlosen empfiehlt sich die fortlaufende Gewebedruckmessung von suspekten Muskellogen.

Besteht vom Frakturtyp her eine Indikation zum operativen Vorgehen, sollte man *so früh wie möglich operieren,* nämlich innerhalb von 6–8 Std. Auch tiefe Schürfwunden stellen keine Gegenindikation gegen eine primäre Osteosynthese dar. Im Gegenteil, niemals ist der Zeitpunkt bei Vorliegen von Schürfungen oder umschriebenen Kontusionen günstiger als unmittelbar nach der Verletzung. Unabhängig von der Verfahrenswahl werden alle Schürfwunden präoperativ oder vor einer geschlossenen Reposition wie bei offenen Frakturen mittels Bürste und Polyvidon-Jod-Waschlösung gereinigt. Anderenfalls ist der Weg für eine Sekundärinfektion gebahnt, da ja die Keimbarriere bei tiefen Schürfungen oder Quetschungen durchbrochen wird.

Eine *drohende Perforation der Haut* über einer Fraktur, die konservativ nicht reponiert werden kann, verlangt ein *sofortiges chirurgisches Vorgehen.* Das typische Beispiel dafür ist die irreponible Luxationsfraktur des Sprunggelenkes mit Valgusposition und Druck auf die Haut durch die scharfe Kante der Innenknöchelfraktur (Abb. 1).

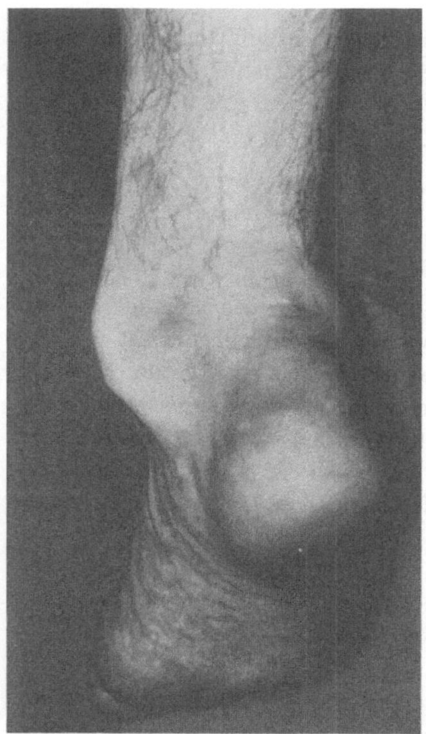

Abb. 1. Typischer I.-gradiger Weichteilschaden bei Luxationsfraktur am Sprunggelenk. Eine sofortige Reposition und Dekompression der Weichteile ist dringend notwendig. Eine evtl. notwendige Osteosynthese sollte sofort durchgeführt werden

Die Hautschnitte werden entsprechend den Standardzugängen für geschlossene Frakturen gewählt (Abb. 2). Von Fall zu Fall is zu entscheiden, ob Hautkontusionen oder tiefe Schürfungen dabei vermieden werden oder ob die Incision durch die geschädigten Areale gelegt wird. In keinem Fall sollten Implantate unter kontusionierter oder gefährdeter Haut zu liegen kommen. Auch hier gilt der Grundsatz, daß *Implantate immer von gutdurchblutetem Gewebe bedeckt sein müssen.* Lange Hautschnitte verbessern die Übersicht beim Operieren und vermindern Zug an der Haut und Hakendruck auf die Weichteile.

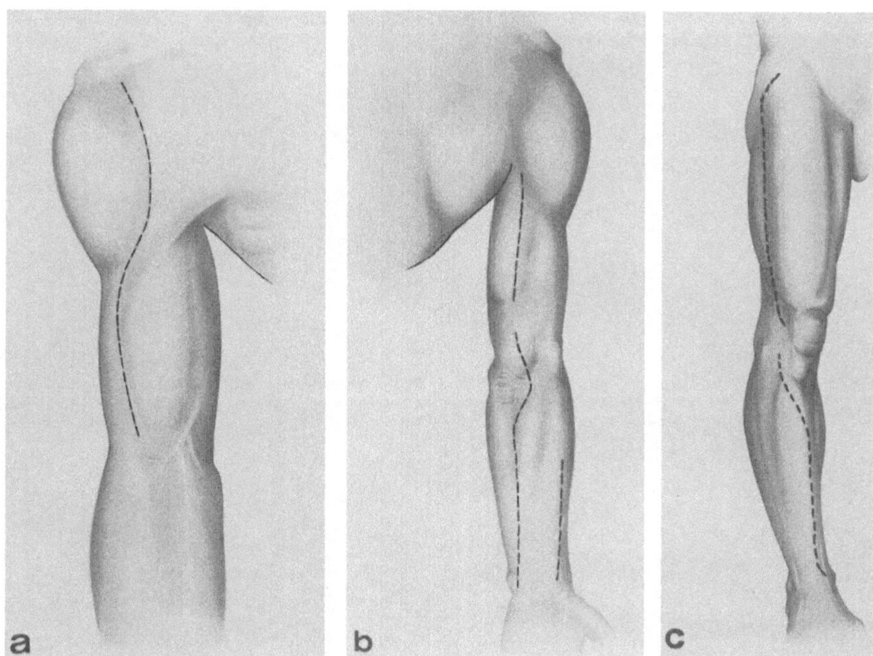

Abb. 2. Standardzugänge für die operative Versorgung geschlossener Frakturen an der oberen und unteren Extremität

4. Behandlung von Frakturen mit drittgradigem Weichteilschaden

Eine nichtoperativ behandelte Fraktur mit drittgradigem Weichteilschaden führt nahezu immer zu einem ausgeprägten Kompartmentsyndrom (Abb. 3). Um die Funktion der Extremität zu erhalten, ist daher *chirurgisches Vorgehen mit Dekompression der Weichteile unumgänglich.*

Bei Durchblutungsstörungen der verletzten Extremität kann die Differentialdiagnose zwischen *Gefäßverletzung* und *Kompartmentsyndrom* Schwierigkeiten bereiten. Wenn mit klinischen Mitteln und mit Hilfe der Doppler-Sonde eine Diagnose nicht gestellt werden kann, muß angiographiert werden.

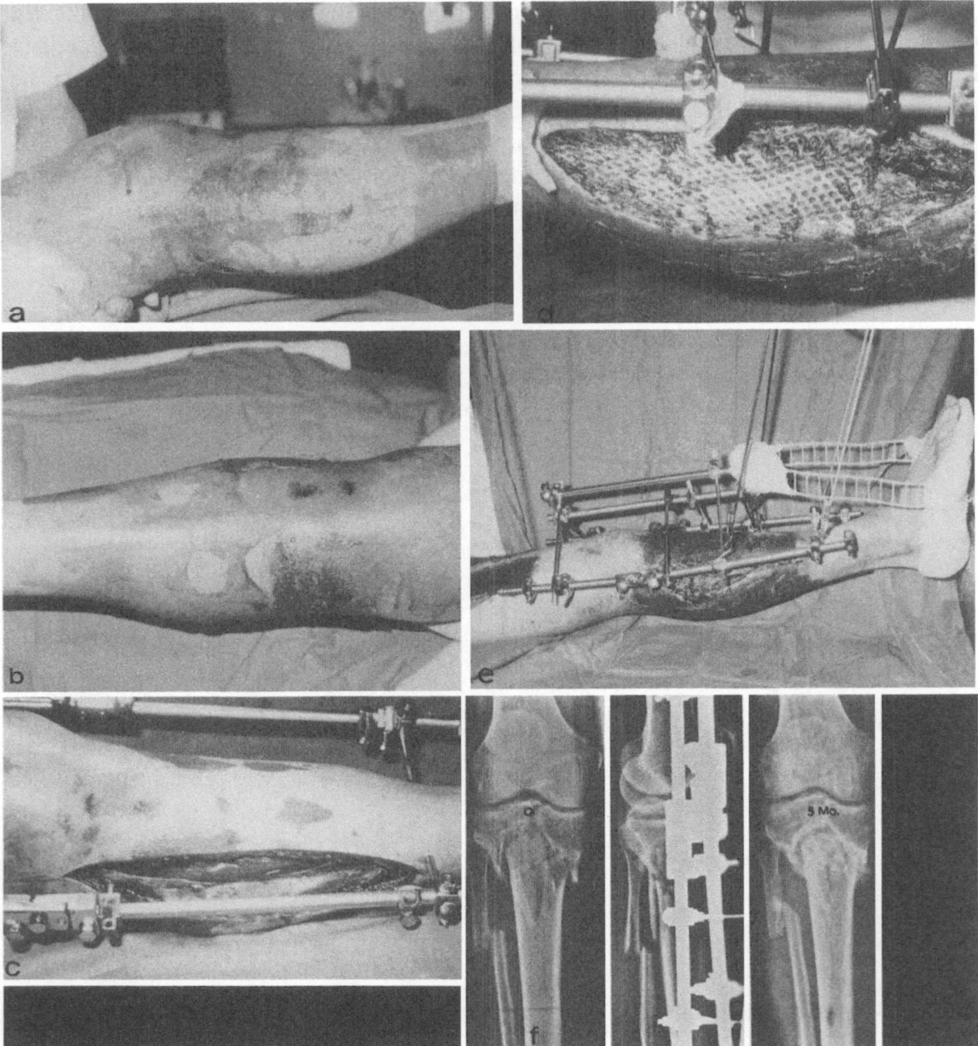

Abb. 3a–f. 42jähriger Radfahrer, von Auto angefahren. Geschlossene Tibiakopffraktur. Einen Tag nach dem Unfall wegen eines zunehmenden Kompartment-Syndroms verlegt. Bei der Aufnahme sind die Weichteile maximal geschwollen, die Haut ist gespannt, vereinzelt Spannungsblasen, Haematom- und Kontusionsmarken dorsal und ventral. Alle Muskellogen sind hart und druckdolent. Klassifikation als III.-gradiger Weichteilschaden (**a, b**). Geschlossene Reposition, Stabilisierung mit äußerem Spanner unter Transfixation des Kniegelenkes, Spaltung aller 4 Fascienlogen. Die Wunden bleiben offen (**c**). Sekundäre Meshgraft-Deckung (**d, e**). Die äußeren Spanner verbleiben für 4 Wochen, danach kurzfristige funktionelle Frakturbehandlung auf der Bewegungsschiene, ausbehandelt im Gipsverband (**f**)

Die Operationstechnik entspricht der bei offenen Frakturen. Besonders wichtig ist es, nach der Hautincision sofort die Fascien zu spalten, um rasch eine Dekompression zu erreichen. Ein exaktes Debridement ist genauso bedeutend wie eine stabile Versorgung des Knochenbruches. Beide Behandlungsschritte sind wesentlich zur Vermeidung weiterer Weichteilnekrosen und einer daraus sehr oft resultierenden Sekundärinfektion. Am Unterschenkel stellt der äußere Spanner zur Frakturstabilisierung in diesen Fällen die Methode der Wahl dar. Geht der Weichteilschaden über Gelenke hinweg, können diese mit Hilfe äußerer Spanner mit wenig zusätzlichem Aufwand transfixiert werden (Abb. 4).

Für den Wundverschluß gelten die bei den offenen Frakturen angeführten Kriterien. Das bedeutet, daß in den meisten Fällen die *Hautincision nicht oder nur teilweise verschlossen* wird. Die temporäre Hautdeckung mit synthetischer Haut und die nachfolgende Sekundärnaht sind für die meisten Fälle die Methode der Wahl.

Eine *Antibioticaprophylaxe* wird wie bei offenen Frakturen durchgeführt. Gerade bei schwersten Weichteilzerstörungen ist das Ausmaß der Wundausschneidung im Rahmen der Notfallversorgung oft zweifelhaft. Ist eine Beurteilung der Gewebsvitalität unsicher, so sollten die Gewebe – vor allem Muskulatur – soweit wie möglich erhalten bleiben. Eine *Second look-Operation* mit nochmaligem Debridement muß dann allerdings eingeplant werden. In Fällen massiver Weichteilschädigung ist ein Offenbleiben von Haut und Fascienincisionen unumgänglich, wenn eine gestörte Durchblutung sich noch erholen soll.

Das Epigard wird in kurzen Abständen, meist täglich, zur Inspektion der Weichteile und zur Entlastung von möglichen unter dem Epigard gelegenen Hämatomen gewechselt. Manchmal kann sich eine epigardfreie offene Wundbehandlung in der Folge als günstiger erweisen.

5. Schlußfolgerung

Hinter geschlossenen Frakturen mit Weichteilschaden verbergen sich oft schwere Verletzungen. Sie sind problematisch in Diagnostik, Verfahrenswahl und chirurgischer Therapie. Ischämie und Sekundärinfektion mit bleibendem funktionellen Defizit sind typische Komplikationen. Die Chirurgen sollen daher in Zukunft diesen Verletzungen besonderes Augenmerk schenken. Gerade sie benötigen ein dringliches und sorgfältiges chirurgisches Vorgehen.

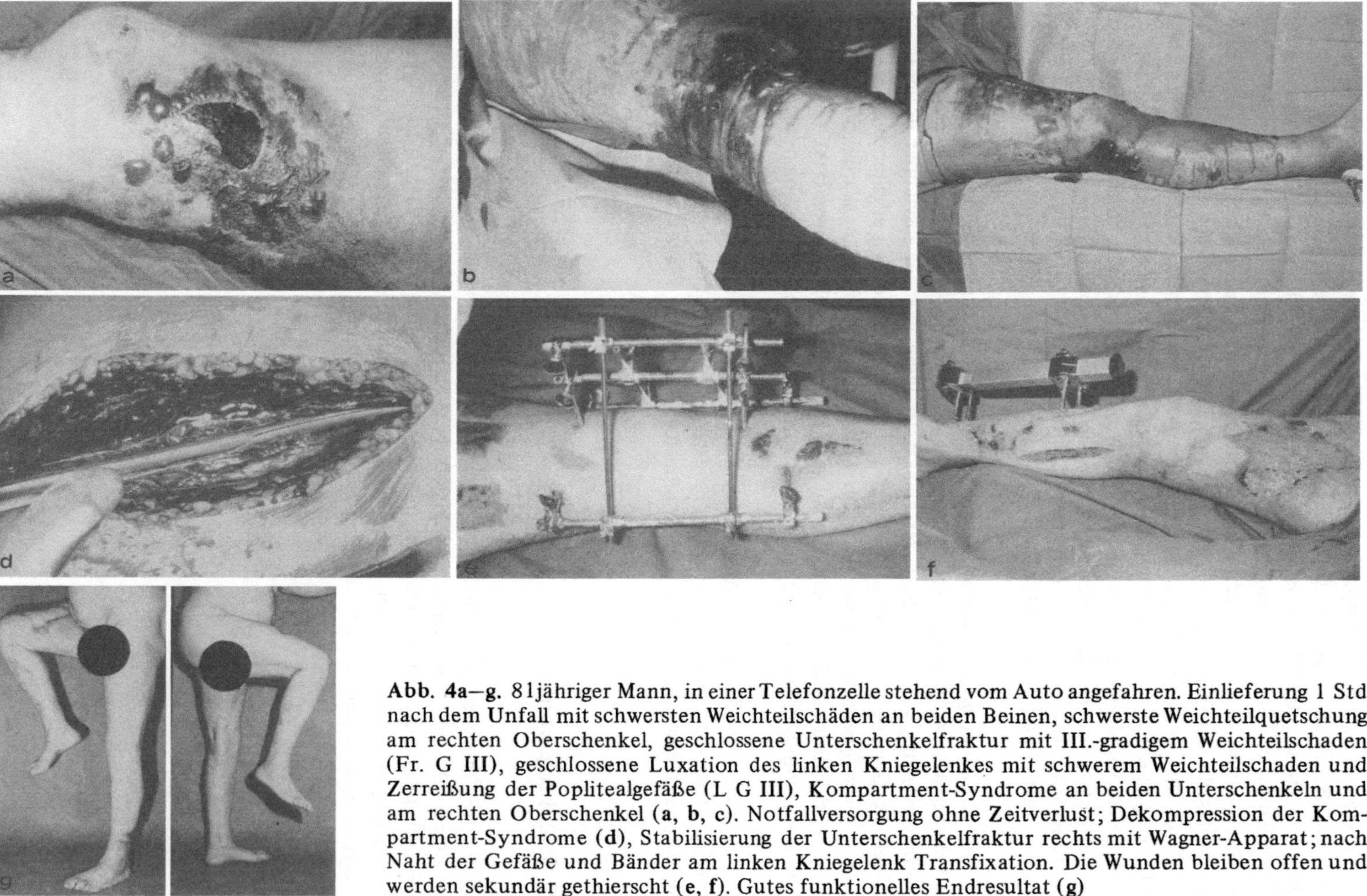

Abb. 4a–g. 81jähriger Mann, in einer Telefonzelle stehend vom Auto angefahren. Einlieferung 1 Std nach dem Unfall mit schwersten Weichteilschäden an beiden Beinen, schwerste Weichteilquetschung am rechten Oberschenkel, geschlossene Unterschenkelfraktur mit III.-gradigem Weichteilschaden (Fr. G III), geschlossene Luxation des linken Kniegelenkes mit schwerem Weichteilschaden und Zerreißung der Poplitealgefäße (L G III), Kompartment-Syndrome an beiden Unterschenkeln und am rechten Oberschenkel (**a, b, c**). Notfallversorgung ohne Zeitverlust; Dekompression der Kompartment-Syndrome (**d**), Stabilisierung der Unterschenkelfraktur rechts mit Wagner-Apparat; nach Naht der Gefäße und Bänder am linken Kniegelenk Transfixation. Die Wunden bleiben offen und werden sekundär gethierscht (**e, f**). Gutes funktionelles Endresultat (**g**)

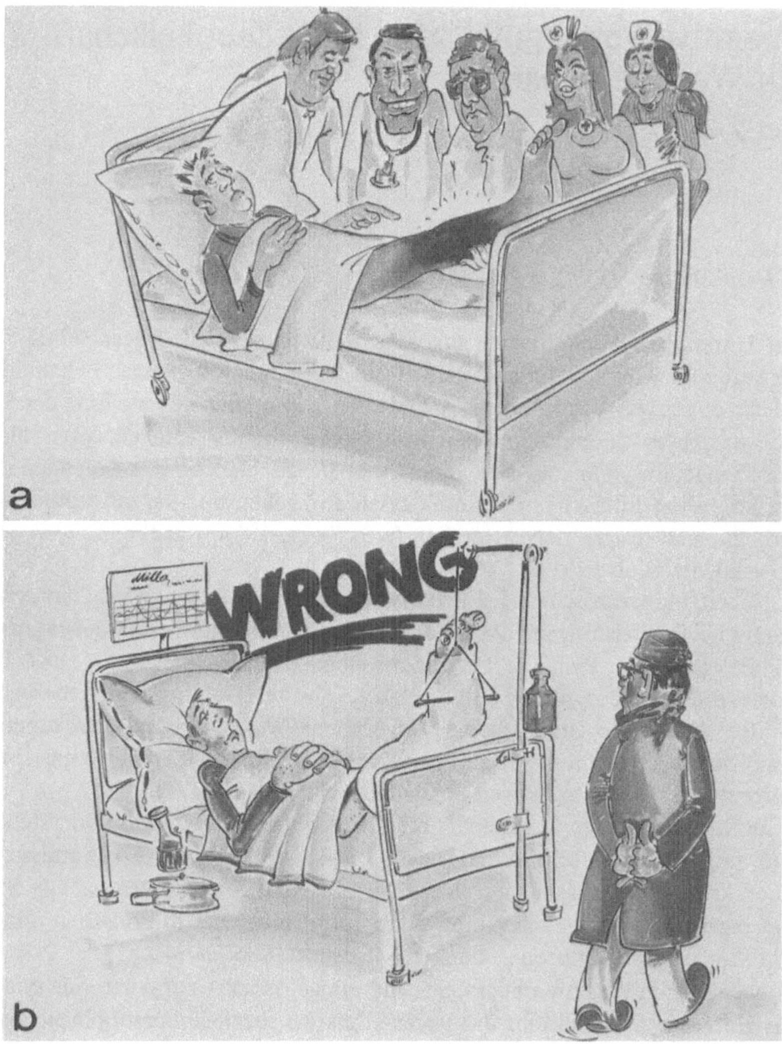

Abb. 5. Geschlossene Frakturen mit Weichteilschaden bereiten dem Chirurgen erhebliche Probleme in Diagnostik, Verfahrenswahl und chirurgischer Therapie. Beim schweren Weichteilschaden ist konservatives Vorgehen nicht angebracht (**a**, **b**). Diese Verletzungen verlangen ein unmittelbares chirurgisches Vorgehen

Literatur

Tscherne H, Brüggemann H (1976) Die Weichteilbehandlung bei Osteosynthesen, insbesondere bei offenen Frakturen. Unfallheilkd 79:467

Weiss H, Wissing H, Schmit-Neuerburg KP (1978) Komplikationsrate und Infektrisiko offener und geschlossener Unterschenkelbrüche mit Weichteilschaden. Akt Traumatol 8:329

Operative Versorgung von Unterschenkelschaftfrakturen mit Weichteilschaden

L. Gotzen und N. Haas

1. Einleitung

Der Unterschenkelschaftbruch mit Weichteilschaden stellt wegen seiner Traumatisierungsschwere und Komplikationshäufigkeit ein besonders schwieriges Behandlungsproblem dar. Primär operatives Vorgehen mit Wundtoilette und Wiederherstellung der Stabilität erbringt die günstigsten biomechanischen und biologischen Voraussetzungen für Weichteil- und Knochenheilung. Obwohl sich dieses therapeutische Konzept allgemein durchgesetzt hat, werden in der Literatur hohe Infektraten angegeben und die zahlreichen aseptischen Frakturheilungsstörungen hervorgehoben (z.B. Smith 1974; Rüedi et al. 1976; Weiß et al. 1978; Szyszkowitz et al. 1981).

Neben indikatorischen Fehlentscheidungen sind es vor allem biologische und biomechanische Fehlleistungen, die zu der hohen Komplikationsrate beitragen (Allgöwer 1971; Willenegger 1972; Tscherne 1976; Schweiberer 1975; Rehn 1980, 1981; Weller 1981). Die Vorteile der Osteosynthese können nur dann zur Geltung kommen, wenn das für die jeweilige durch das Unfalltrauma vorgegebene Weichteil- und Fraktursituation geeignete Stabilisierungsverfahren gewählt und in operationstechnischer Hinsicht optimal vorgegangen wird (Müller, Allgöwer, Schneider, Willenegger 1977).

In den folgenden Kapiteln sind Empfehlungen zur Indikationsstellung, Operations- und Osteosynthesetechnik dargelegt. Diese beruhen auf Erkenntnisse, die erstens aus einer kritischen Analyse des eigenen Krankengutes und zweitens aus Schlußfolgerungen von eigenen sowie im relevanten Schrifttum publizierten klinischen und experimentellen Untersuchungsergebnissen gewonnen wurden.

Den Ausführungen vorangestellt sind einige Aspekte zur Anatomie und Traumatisierung des Unterschenkels, die für das Verständnis der speziellen pathophysiologischen Konstellation und therapeutischen Maßnahmen von Bedeutung sind.

2. Anmerkungen zur Anatomie und Traumatisierung des Unterschenkels

Anatomie

Der Unterschenkel weist eine asymmetrische Weichteilanordnung um die Tibia auf. Margo anterior und Fascies medialis der Tibia liegen in ganzer Ausdehnung unmittelbar unter straffgespannter, festhaftender Haut. Kein anderer Knochen hat eine derartig große Anlagerungsfläche an die Haut (Lanz-Wachsmuth 1972). Lateral ist die Tibia von den Dorsalextensoren bedeckt, wobei ventrolateral die Muskelabpolsterung dünn ist. Dorsalseitig findet sich die mächtig entwickelte Wadenmuskulatur, deren Leistung die der Dorsalexten-

Hefte zur Unfallheilkunde, Heft 162
Herausgegeben von H. Tscherne/L. Gotzen

soren um das Vierfache übertrifft (Lanz-Wachsmuth 1972). Nach distal zur Regio malleolaris hin gehen die Muskeln in ihre Sehnen über, so daß auch lateral und dorsal die Weichteilbedeckung der Tibia geringer wird und die Fibula an die Oberfläche tritt.

Die Tibia hat eine wechselnde Form und Festigkeit entsprechend der unterschiedlichen mechanischen Beanspruchung in den einzelnen Abschnitten. Eine dominierende Zugseite liegt nicht vor, aber aufgrund der Muskelanordnung ist ein dorsal gerichtetes Biegemoment vorherrschend (Kimura 1974).

Die Blutversorgung der Tibia erfolgt aus der A. nutritia, den Aa. metaphysariae und den periostalen Gefäßen (Abb. 1).

Die A. nutritia, welche aus der A. tibialis posterior entspringt, tritt am Übergang vom proximalen zum mittleren Drittel von dorsolateral über einen langen, schräg nach caudal verlaufenden Kanal, indem sie leicht verletzt werden kann, in den Markraum ein. Sie teilt sich in mehrere aufsteigende Äste und ein größeres zentralgelegenes absteigendes Gefäß auf, aus denen das vasculäre Netz zur endostalen, zentrifugalen Versorgung der Tibiadiaphyse hervorgeht. Es bestehen reichlich Anastomosen mit den Aa. metaphysariae, was bei traumatischer oder operativer Verletzung des Hauptgefäßes für die Ernährung der Tibia von Bedeutung ist (Nelson et al. 1960; Crock 1967; Brooker 1971; Schweiberer et al. 1974; Eitel 1981).

Die periostalen Gefäße, die vorwiegend aus der A. tibialis anterior gespeist werden und die Tibia von dorsal und lateral nahezu segmental umfassen, versorgen unter physiologischen Bedingungen nur die äußeren 10%–30% der Corticalis (Nelson et al. 1960; Rhinelander 1974; Macnab, de Haas 1974; Schweiberer et al. 1974). Bei Ausfall der A. nutritia, z.B. nach Marknagelung, können sie zusammen mit extraossären Gefäßen aus den um-

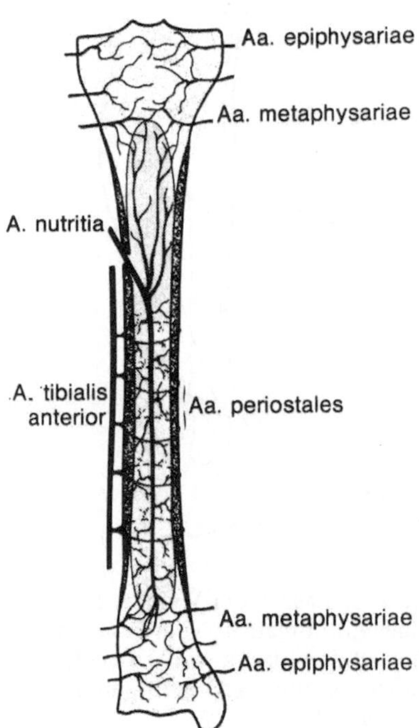

Abb. 1. Arterielle Versorgung der Tibia

gebenden Weichteilen wesentlich zur Knochenheilung und zentripetalen Corticalisernährung beitragen (Göthmann 1961; Danckwardt-Lilieström et al. 1970; Macnab, de Haas 1974; Hildebrandt 1979; Stürmer, Schuchardt 1980).

Die Rückführung des venösen Blutes erfolgt teils über die Begleitvenen der medullären Arterien, teils über periostale Venen (Nelson et al. 1960; Trueta 1974).

Traumatisierung

Als Ursache für den Tibiaschaftbruch mit Weichteilschaden überwiegt bei weitem der Verkehrsunfall. Im eigenen Krankengut beläuft sich der Anteil auf 90,5%. Hierbei wirken große Deformationskräfte direkt auf den Unterschenkel ein. Begünstigt durch die unterschenkelspezifische Weichteilanordnung resultiert daraus eine erhebliche Traumatisierung der Weichteilstrukturen und des Knochens. Die Weichteilschädigung beruht auf einer Kombination von äußerem und inneren Trauma (Abb. 2).

Die Läsionen am Hautmantel sind meist ventromedial lokalisiert (Abb. 3). Häufig sind die typischen Folgen direkter Gewalteinwirkung auf Cutis und Subcutis wie Kontusion, Quetschung, Durchspießung, Zerreißung und Ablederung kombiniert anzutreffen. Durch

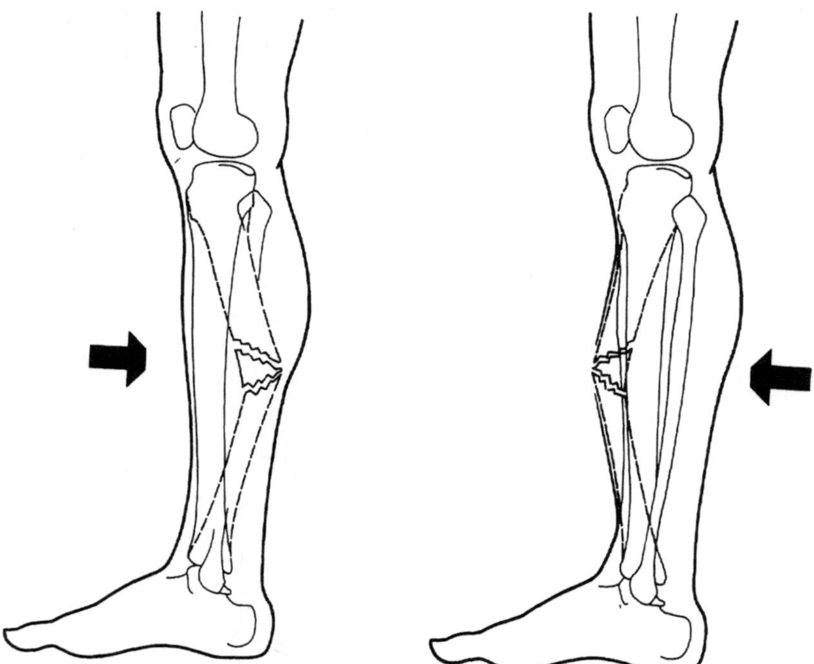

Abb. 2. Läsion der Weichteile bei direkter Gewalteinwirkung auf den Unterschenkel durch eine Kombination von äußerem und innerem Trauma. Je nach Ort und Richtung der Gewalteinwirkung wird die Hauptschädigung der Weichteilstrukturen primär durch das äußere Trauma (Anprall) oder sekundär durch das innere Trauma (Fragmentdislokation) verursacht

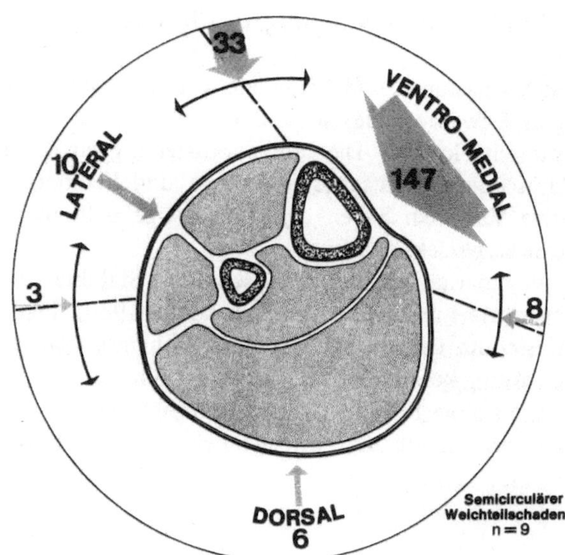

Abb. 3. Lokalisation und Häufigkeitsverteilung der Läsionen am Weichteilmantel bei 216 offenen, operativ versorgten Unterschenkelfrakturen aus den Jahren 1976–1981

das äußere Trauma selbst oder sekundär durch das innere Trauma ist auch immer mehr oder weniger die Muskulatur geschädigt.

Als Reaktion auf das Trauma tritt eine erhebliche Weichteilschwellung ein. Diese führt zusammen mit der inneren Einblutung zu einem starken Anstieg des Gewebsdruckes, wodurch es zur Beeinträchtigung der Gewebsperfusion kommt (Holden 1974; 1979).

Die Tibiafrakturierung geht meist mit erheblicher Dislokalisation, ausgedehnter Denudierung der Bruchenden, Heraussprengung von isolierten Fragmenten aus dem Weichteilverbund und weitstreckiger Zerstörung der Markgefäße einher. Es überwiegen Frakturen mit Biegungskeil und Mehrfragment-Trümmerbrüche. Etagenbrüche und Defektfrakturen sind in einem relativ hohen Prozentsatz anzutreffen (Abb. 4).

3-Etagen-Fraktur	2-Etagen Fraktur		Quer-Fraktur	Schräg-Fraktur	Torsions-Fraktur	Fraktur mit Dreh-Biegungskeil	Quer-Schräg-Fraktur mit kurzer Trümmerzone	Mehrfragment-Trümmer-Fraktur	Defekt-Fraktur
	5		2	6	2	2	4	16	–
2	7		20	21	6	46	19	30	6
	4		5	8	6	6	6	22	3
2	16		27	35	14	54	29	68	9

Abb. 4. Frakturform und -lokalisation bei 216 offenen Unterschenkelschaftbrüchen

3. Indikationsstellung nach pathophysiologischen Aspekten

Weichteilläsionen und komplizierte Frakturformen in Kombination mit stark beeinträchtigter Gewebsvascularität und Vitalität stellen die schwierigen Behandlungsprobleme am Unterschenkel dar. Die Indikationsstellung für die einzelnen Osteosyntheseverfahren wie Marknagelung, Plattenosteosynthese und Fixateur externe-Osteosynthese sowie das operative Vorgehen haben diese ungünstige pathomorphologische Situation in besonderem Maße zu berücksichtigen.

Vascularität ist die biologische und Stabilität die biomechanische Grundlage für eine ungestörte Frakturheilung (Rhinelander 1980). Beide stellen gleichzeitig den besten Infektionsschutz dar. Je stärker die Knochenvascularisation beeinträchtigt ist, desto größere Bedeutung kommt der Stabilität zu (Abb. 5).

Die stabile Fragmentfixation erbringt die Voraussetzung, daß die biologischen Prozesse, Revascularisation und Knochenheilung, ohne Einwirkungen von mechanischen Störmo-

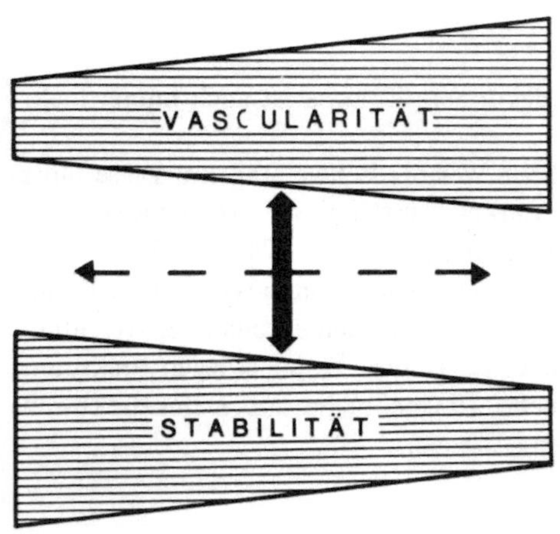

Abb. 5. Abhängigkeit der Frakturheilung von Vascularität und Stabilität

menten ablaufen können. Die Vitalität des frakturierten Knochens ist durch das Unfalltrauma vorgegeben. Es ist besonders wichtig, daß durch die Stabilisierungsmaßnahmen die Durchblutung des Knochens nicht noch weiter verschlechtert und die Revascularisation gefördert wird.

Der biologischen Situation am Ort der Knochenläsion kommt daher für die Wahl der Fixationsmethode übergeordnete Bedeutung zu. Es soll zwar das für eine bestimmte Frakturform biomechanisch geeignete Verfahren angewendet werden, aber nur, wenn dies von biologischer Seite aus vertretbar ist. Hierbei ist vor allem auch die biologische Störwirkung der einzelnen Osteosyntheseverfahren zu berücksichtigen. Die biomechanischen Belange sind den biologischen Erfordernissen unterzuordnen. Die Wahl der Stabilisierungsmethode ist daher von einer kritischen Bewertung der Verletzungssituation und der einzelnen Osteosyntheseverfahren abhängig zu machen, wobei folgende Faktoren besonders zu berücksichtigen sind:

Fraktursituation	**Osteosyntheseverfahren**
↓	↓
Lokalisation und Art der Weichteilschädigung	**Biomechanische Leistungsfähigkeit**
Frakturlokalisation und Frakturform	**Biologische Störungsmöglichkeit**
Fragmentvitalität	
Knochenqualität	

Zwischen den einzelnen Verfahren gibt es indikatorische Überschneidungen, insbesondere zwischen der Plattenosteosynthese und der Fixateur externe-Osteosynthese. Hierbei sollte der Grundsatz gelten, das Verfahren zu wählen, dessen Technik am besten beherrscht wird und das bei ungünstigen Begleitumständen risikoärmer ist.

4. Wundbehandlung und Operationszugang

Das der Osteosynthese vorangehende Wunddebridement umfaßt eine sparsame Hautrandexcision, sorgfältige Wundreinigung und Entfernung sämtlicher, nekrosegefährdeter, ohne Vascularisation im Frakturgebiet befindlicher Gewebsanteile.

Kleine Corticalisfragment ohne Weichteilverbund sind zu verwerfen, größere Ausbruchteile lassen sich unter bestimmten Bedingungen wieder einsetzen. Die Freilegung der Fraktur hat atraumatisch, sich auf das notwendige Maß beschränkend, die Weichteile schonend und die Knochenvitalität nicht weiter gefährdend zu erfolgen.

Ausgedehntere Zugänge sind bei der Plattenosteosynthese erforderlich. Die Lage und Größe der Komplikationswunde sind bei der Schnittführung zu berücksichtigen (Schweiberer 1974; Tscherne, Brüggemann 1976; Rittmann, Matter 1977).

Verläuft diese längs oder schräg über der Unterschenkelvorderseite (Abb. 6a, b), wird sie in die leicht S-förmig Standardincision eingezogen. Liegt die Wunde quer über der Tibiavorderseite, kann der Längsschnitt unter Bildung stumpfwinkliger Hautlappen lateral angeschlossen werden (Abb. 6c). Bei größeren querplazierten Wunden empfiehlt es sich, eine oder falls erforderlich zwei zusätzliche Längsincisionen vorzunehmen, wobei ein Abstand von 4 cm zur Läsionsstelle eingehalten werden sollte (Abb. 6a, e). Die Standardincision kann unter Aussparung der Komplikationswunde erfolgen, wenn diese mehr als 5 cm entfernt lokalisiert ist (Abb. 6f).

5. Stabilisierung

Hinsichtlich der Anwendung der einzelnen Osteosyntheseverfahren hat sich in den letzten Jahren ein deutlicher Wandel vollzogen. Unter dem Eindruck der hohen Infektionsraten mit der Plattenosteosynthese hat die äußere Stabilisierung mit dem Fixateur externe bei

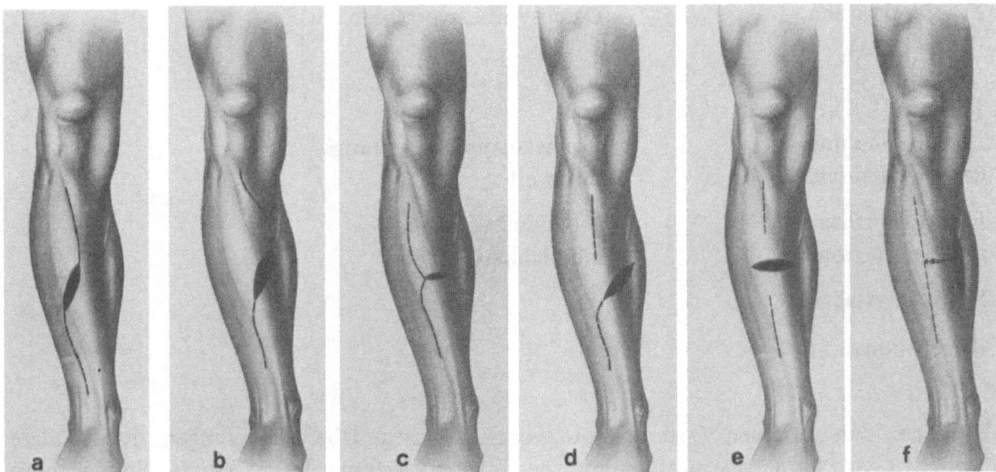

Abb. 6a–f. Zugangsvariationen am Unterschenkel in Abhängigkeit von Lage und Größe der Komplikationswunde bei der Plattenosteosynthese

Frakturen mit schwerem Weichteilschaden zunehmende Verbreitung gefunden (z.B. Karlström, Olerud 1977; Rittmann, Matter 1977; Knapp, Weller 1979; Lawyer 1979; Widenfalk et al. 1979; Burri et al. 1980; Szyskowitz et al. 1981; Klasen, Binnendyk 1982; Weller 1982). Diese Entwicklung zeigt sich auch im eigenen Krankengut. Während insgesamt die Plattenosteosynthese bei weitem überwiegt und vorwiegend bei mittelschwerem Weichteilschaden Anwendung findet, kommt bei III-gradigem Weichteilschaden fast nur noch der Fixateur externe zum Einsatz (Tabelle 1). 1978 wurde er nur zweimal verwendet, 1981 13mal und bis zum 31. 7. 1982 bereits 17mal.

Tabelle 1. Schweregrad des Weichteilschadens und Osteosyntheseverfahren bei 245 offenen Unterschenkelschaftfrakturen aus dem Zeitraum 1.1.1976–31.7.1982

Weichteilschaden / Osteosyntheseverfahren	I°	II°	III°	
Marknagelung	24	8	–	32
Verschraubung	–	1	1	2
Plattenosteosynthese	16	91	50	157
Fixateur externe	–	12	42	54
	40	112	93	245

Marknagelung

Der Marknagel ist ein schienendes Implantat und hat aufgrund seiner Rohrform hohe mechanische Festigkeit. Unter Belastung treten keine Verbiegungen auf, während die Fragmente zusammenrücken können und dynamische, die periostale Callusbildung fördernde, interfragmentäre Kompression entsteht.

Auf der anderen Seite verursacht die Marknagelung von den 3 Osteosyntheseverfahren die stärkste biologische Schädigung des Knochens (Rhinelander 1974; Stürmer, Schuchardt 1980; Eitel 1981). Das medulläre Gefäßsystem wird beim Aufbohren der Markhöhle und Einschlagen des Nagels zerstört. Die Corticalis fällt auf weite Strecken bis in die äußeren Schichten der Nekrose anheim. Die medulläre Revascularisation ist bei direktem Nagelkontakt mit der Corticalisinnenwand sehr erschwert und zieht sich über Monate hin.

Sind zusätzlich die Frakturenden durch periostal-paraossale Schädigung über längere Strecken von Weichteilen entblößt, ergibt sich eine Totalnekrose der Corticalis. Die Knochenheilung ist schwerst gestört und eine eigene Knocheninfektabwehr ist nicht vorhanden.

Nur wenn der Weichteilverbund der Frakturenden weitgehend erhalten ist und damit eine periostal-extraossäre Callusbildung und zentripetale Corticalisrevascularisation stattfinden kann, auf deren Bedeutung Küntscher (1962) immer wieder hingewiesen hat, läßt sich die schwerwiegende biologische Störwirkung der Marknagelung in Kauf nehmen. Die Anwendung der Marknagelung sollte sich daher bei geeigneter Frakturlokalisation und Form auf Brüche mit geschlossenem Weichteilschaden Grad I bis II, I-gradig offenen und solchen II-gradig offenen Brüchen beschränken, bei denen keine ausgedehnte Weichteilentblößung der Fragmente vorliegt (Abb. 7).

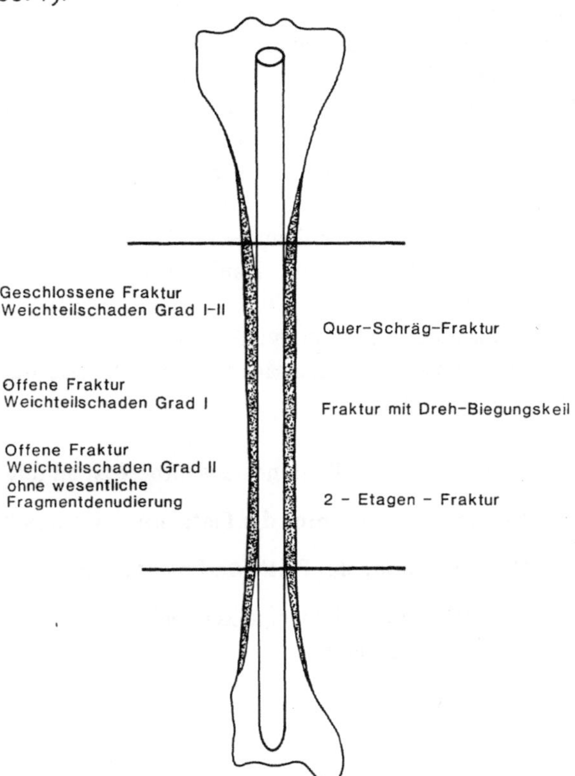

Abb. 7. Indikation zur Marknagelung bei Unterschenkelschaftbrüchen mit Weichteilschaden

Zur Technik ist zu vermerken, daß möglichst gar nicht oder nur sparsam aufgebohrt werden sollte, um die Traumatisierung des Markraumes gering zu halten und eine rasche Regeneration des medullären Gefäßsystems zu ermöglichen. Bei geschlossener Nagelung sollten Frakturhämatom und Bohrmehl über eine separate Incision ausgespült werden, um avitale Gewebsanteile zu beseitigen und den inneren Druck zu vermindern. Ist ein Kompartmentsyndrom zu erwarten oder bereits vorhanden, müssen die Muskellogen eröffnet und der Hautmantel entlastet werden (s. Echtermeyer, Oestern).

Plattenosteosynthese

Die Ursachen für die hohe Komplikationsrate bei der Plattenosteosynthese beruhen im wesentlichen auf falsche Indikationsstellung, intraoperativer Gewebsschädigung, insuffizienter Weichteilbehandlung und insbesondere mangelhafter Osteosynthesetechnik. Sie sind also vorwiegend iatrogener Natur.

Im eigenen Krankengut ergab sich bei 126 nachkontrollierten Fällen mit Plattenosteosynthese insgesamt eine Infektionsrate von 12,6%. Bei 92 Osteosynthesen mit einwandfreier Biomechanik fanden sich nur vier Infektionen (4,3%), während bei 34 Osteosynthesen mit biomechanischen Mängeln zwölf Infektionen (35,2%) zu verzeichnen waren. Aseptische Heilungsstörungen mit erforderlichen Reoperationen (14 Fälle) und Konsolidierung in Fehlstellung (8 Fälle) stellten sich nur bei den mangelhaft durchgeführten Osteosynthesen ein. Die Konsolidierungszeit betrug bei den stabilen Osteosynthesen durchschnittlich 14,3 Wochen. Sie stieg bei den Osteosynthesen mit stabilitätsbedingten Komplikationen auf 28,2 Wochen an. Diese Zahlen weisen nochmals nachdrücklich auf die große Bedeutung der biomechanisch korrekten Osteosynthese für den Behandlungserfolg hin.

In biomechanischer und biologischer Hinsicht bietet die Plattenosteosynthese bei der Versorgung des Unterschenkelschaftbruches mit Weichteilschäden bedeutende Vorteile (Schweiberer et al. 1975). Durch exakte Reposition und Anwendung interfragmentärer Kompression lassen sich ein direkter Fragmentkontakt und eine absolut stabile Fragmentfixation erzielen. Dadurch wird eine rasche Revascularisation avitaler Corticalisbereiche sowie auch eingebauter denudierter Fragmente ermöglicht und die Knochenheilung kann ungestört ablaufen (Olerud, Dankwarth-Lilieström 1971; Rhinelander 1974; Schweiberer et al. 1974).

Die Lage der Platte an der Knochenoberfläche und ihre Schraubenfixation verursachen nur geringe Vascularitätsschäden. Es besteht also nur eine geringe biologische Störwirkung (Rhinelander 1980).

Die Indikation zur Plattenosteosynthese ist an folgende Bedingungen zu knüpfen:

I. **Es muß eine Plazierung der Platte unter vitalem Weichteilgewebe möglich sein.**

II. **Die Applikation der Platte darf nicht zu gravierender Weichteilablösung führen.**

III. **Es muß durch biomechanisch optimalen Einsatz der Implantate eine stabile Osteosynthese resultieren.**

Zu I: Plattenlage. Freiliegende oder von nekrosegefährdetem Weichteilgewebe gedeckte Platten sind oft der Ausgangspunkt von Infektionen. Eine wesentliche Bedingung für die Anwendung der Platte ist daher ihre Plazierbarkeit unter vitalem Gewebe. Die Standardplattenlage ist wegen der meist ventromedial lokalisierten Läsionen am Hautmantel die laterale Tibiafläche (Abb. 8). Die locker am Knochen haftende Muskulatur der Tibialis anterior-Loge ist vorsichtig abzulösen. Das Periost sollte belassen werden, da es seine Gefäße vorwiegend aus der A. tibialis anterior erhält und zur Corticalisernährung beiträgt.

Die laterale Plattenlage ist nicht nur wegen der musculären Deckung von Vorteil, sondern das Implantat wird in dieser Position wegen des dorsal gerichteten Biegemoments in der stabilen Hochkantebene belastet (Abb. 9a).

Die dorsale Plattenlage sollte aus biologischen und biomechanischen Erwägungen heraus die Ausnahme sein. Die dorsale Montage geht mit erheblicher Weichteiltraumatisierung und Knochendenudierung einher. Nur wenn aufgrund eines vorwiegend auf die Unterschenkelrückseite beschränkten Weichteilschadens der medio-dorsale Zugang vorgegeben und dazu keine wesentliche zusätzliche Weichteilablösung vom Knochen erforderlich ist, sollte man sich zu dieser Lokalisation entschließen (s. Beitrag Tscherne, Abb. 12). Aus biomechanischer Sicht ist diese Lage ungünstig, weil das Implantat hohen Biegebelastungen unterliegt, und es dadurch gehäuft zu Komplikationen wie Instabilität (Abb. 9b), Plattenverbiegung und Plattenbruch kommt. Bei den 157 eigenen Fällen war die Platte 121mal lateral, 19mal medial und 17mal dorsal plaziert worden. Aus den negativen Erfahrungen mit der dorsalen Plattenplate, die andere Untersucher bestätigen (Rüter et al. 1978) wurden die Konsequenzen dahingehend gezogen, daß sie die absolute Ausnahme darstellt und nur bei den selten vorhandenen oben aufgeführten Bedingungen vorgenommen wird.

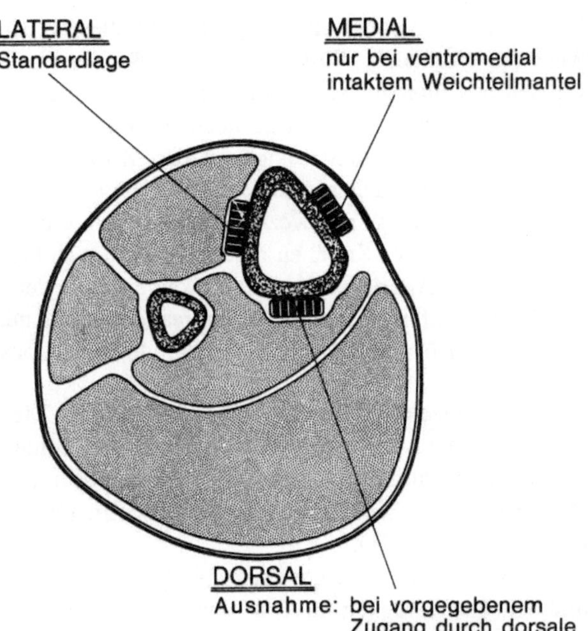

Abb. 8. Plattenlage bei Unterschenkelschaftbrüchen mit Weichteilschaden

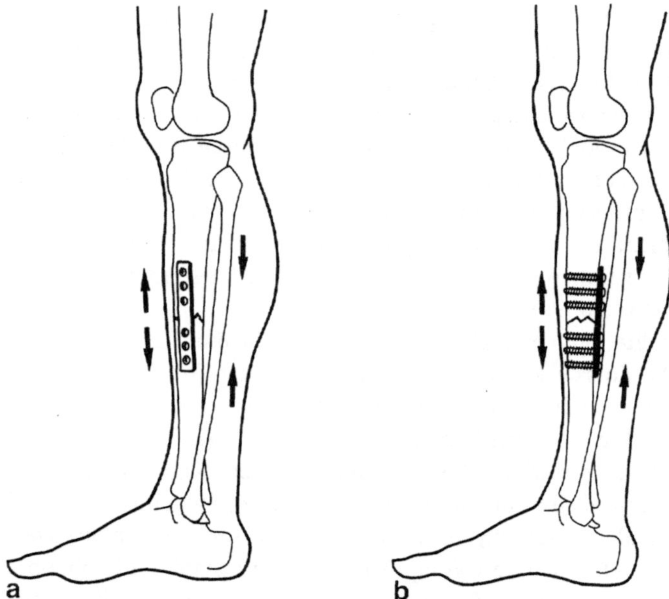

Abb. 9a, b. Biomechanisch günstige laterale (**a**) und ungünstige dorsale (**b**) Plattenlage am Tibiaschaft

Zu II: Knochenvitalität. Jede stärkere über das Maß der vorgegebenen Schädigung hinausgehende Weichteilablösung beeinträchtigt die Knochenvascularisation und Heilungspotenz. Das Infektrisiko steigt an. Besonders gilt dies für freie Fragmente mit primär erhaltener Weichteilverbindung. Einschränkungen für die Plattenosteosynthese ergeben sich daher vielfach aus biologischen Erwägungen. Die Plattenosteosynthese sollte keine Anwendung finden, wenn dazu die einzige noch im Weichteilverbund stehende Tibiafläche freigelegt werden müßte und langstreckige zirkuläre Knochendenudierung resultieren würde.

Bei Trümmerbrüchen kann es besser sein zur Erhaltung der Fragmentvitalität überbrückend zu stabilisieren, wozu die Platte allein ungeeignet ist.

Ist hingegen der Knochen bereits durch das Unfalltrauma von Weichteilen entblößt und erfordert das Anbringen der Platte keine wesentliche zusätzliche Freilegung, erbringt die stabile, auf interfragmentäre Kompression beruhende Osteosynthese die besten Voraussetzungen für Fragmentrevitalisierung und Frakturkonsolidierung.

Zu III: Biomechanik und Osteosynthesetechnik. Die Plattenosteosynthese ist das schwierigere Verfahren und erfordert in hohem Maße biomechanische Kenntnisse und operationstechnische Erfahrung. Die Knochenheilung ist mechanisch außerordentlich störanfällig. Mikroinstabilität führt bereits zur Beeinträchtigung der Ossifikationsvorgänge (Willenegger, Perren, Schenk 1971).

In Kombination mit der speziellen Situation an der Tibia, die durch wechselnde Form und Knochenfestigkeit in den einzelnen Abschnitten, fehlende konstante Zugseite und schwierige Bruchformen gekennzeichnet ist, ergibt sich zur Erlangung einer stabilen Fragmentfixation die Notwendigkeit eines biomechanisch optimalen Einsatzes der Implantate.

Als Platte hat sich die schmale DC-Platte bewährt (Allgöwer, Perren 1980). Die Vorteile dieses Implantates bestehen darin, daß sie sowohl mit Schrauben als auch separatem Gerät gespannt werden kann, daß es beim Einsetzen der Schrauben nicht zu unkontrollierten Kompressionsverlusten kommt und daß die Lochbohrung eine variable Schraubenlage ermöglicht (Allgöwer et al. 1973).

Zu den charakteristischen mechanischen Eigenschaften jeder Platte zählt ihre geringe Biegesteifigkeit und Biegewechselfestigkeit. Ort des Plattenversagens ist stets der Bereich der Lochbohrung. Für eine realistische Beurteilung der mechanischen Leistungsfähigkeit der schmalen DC-Platte ist zu berücksichtigen, daß durch die Lochbohrung die Querschnittsfläche um 42% reduziert wird und das Widerstandsmoment, die maßgebliche Größe für die Biegefestigkeit, neben der Lochbohrung nur 37% von dem im mittleren Plattensegment beträgt (Gotzen 1978) (Abb. 10). Daraus leitet sich ab, daß die Platte nicht als alleiniger Kraftträger fungieren kann und sich Stabilität nur im Verbund mit dem abstützenden Knochen oder mittels weiterer Fixationsmaßnahmen erzielen läßt.

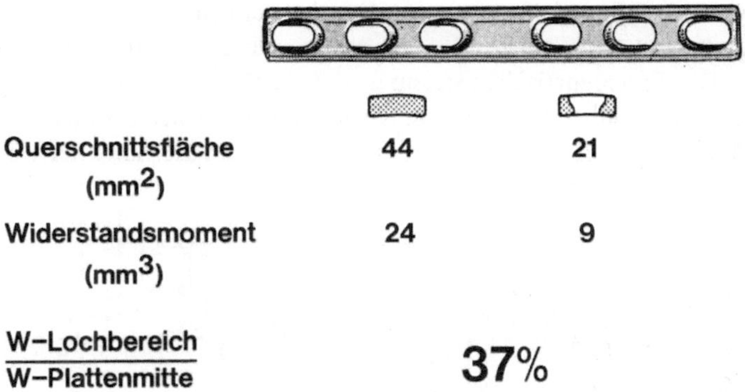

Querschnittsfläche (mm^2)	44	21
Widerstandsmoment (mm^3)	24	9

$\frac{\text{W-Lochbereich}}{\text{W-Plattenmitte}}$ **37%**

Abb. 10. Querschnittsgeometrie der schmalen DC-Platte im Lochbereich und zwischen den Lochbohrungen mit den entsprechenden Widerstandsmomenten

Die Fragmentfixation unter Anwendung interfragmentärer Kompression ist die effektivste Art der Stabilisierung (Danis 1949; Müller, Allgöwer, Schneider, Willenegger 1977). Bei Torsions- und langen Schrägbrüchen bietet die Osteosynthese mit Zugschrauben und Neutralisationsplatte keine Probleme. Zur Instabilität kommt es häufig bei Frakturen mit mehr querem Verlauf (Karlström, Olerud 1974; Thunold et al. 1976). Hierzu gehören auch solche Frakturen, bei denen nach Zugschraubenfixation freier Fragmente quer oder schrägstehende Bruchflächen verbleiben.

Die Stabilitätswirkung der interfragmentären Kompression gegenüber Biegebelastung beruht auf der Vorspannung, gegenüber Torsionsbelastung auf der Haftreibung an den Fragmentflächen (Perren, Hayes 1974). Sie ist nur dann gegeben, wenn die ganzen Frakturflächen unter Druck gesetzt werden.

Alleiniges Spannen der Platte bringt keine stabilitätsgünstige axiale Kompression (Aeberhard 1973; Perren, Hayes 1974; Claudi 1979; Gotzen et al. 1980). Das aus dem exzentrischen Kraftangriff resultierende Drehmoment wird durch Überbiegen der Platten kompensiert und dadurch kommt es zu einer asymmetrischen Längskompression des Knochenrohres. Die Druckspannungen konzentrieren sich auf eine kleine Abstützfläche unter der Platte. Die Belastungen, die eine solche Osteosynthese toleriert, ohne daß interfragmentäre Bewegungen auftreten, sind gering. Um Kompression über der ganzen Fraktur und damit effektive Vorspannung und Hafttreibung an den Fragmentflächen zu erzeugen, muß die Platte winklig vorgebogen werden (Bagby 1958; Perren, Hayes 1974; Müller et al. 1977; Gotzen et al. 1981).

Die Bedeutung des Vorbiegens für die klinische Praxis zeigt eindrücklich die Analyse der eigenen Fälle. Bei den 34 Osteosynthesen mit biomechanischen Mängeln war die fehlende Vorbiegung 24mal Haupt- oder wesentliche Teilursache für die instabilitätsbedingten Komplikationen.

Der Spannvorgang einer vorgebogenen Platte läßt sich in 3 Phasen einteilten (Gotzen et al. 1980, 1981) (Abb. 11). In Phase I sind Fragmentkontakt und Kompressionsschwerpunkt plattenfern lokalisiert. Das Plattenrückbiegemoment steigt proportional zur Vorspannkraft an. Sobald die Vorbiegung ausgeglichen ist und vollständiger Fragmentkontakt besteht, beginnt die Phase II. Der Kompressionsschwerpunkt verlagert sich zur Platte hin, das Plattenrückbiegement bleibt konstant. Erst bei sehr hohen, in der Praxis meist nicht erreichbaren Vorspannkräften erfolgt der Übergang in Phase III mit plattenfernem Fragmentklaffen.

Die Fragmentflächenpressung und damit die für die Stabilität entscheidende Vorspannung und Haftreibung sind abhängig vom Rückbiegemoment der Platte in Phase II. Dieses nimmt mit steigender Vorbiegung zu, während die Höhe der Vorspannkraft nach Erreichen

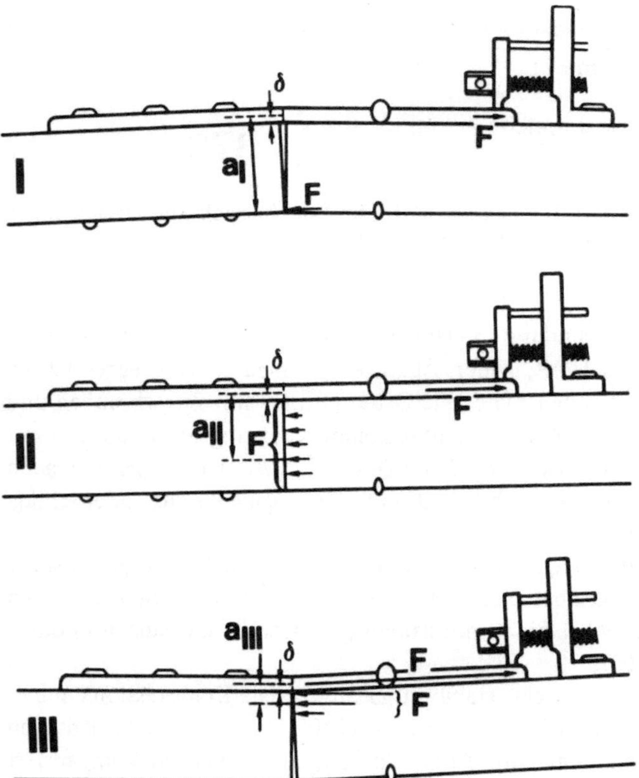

Abb. 11. Die drei Phasen des Spannvorgangs einer vorgebogenen Platte

der Phase II von untergeordneter Bedeutung für die Stabilität ist. Aus dem Phasendiagramm in Abb. 12 sind die Zusammenhänge zwischen Vorbiegung und Vorspannung sowie Kompressionsverteilung ersichtlich.

Vorbiegewinkel von 4^0 bis 8^0 sind je nach Qualität der knöchernen Abstützung angezeigt für eine effektive Stabilisierung. Bei Anwendung der Vorbiegetechnik sollte die Platte mit dem Spanngerät gespannt werden. Das Spanngerät mit Kraftmeßvorrichtung gestattet eine Dosierung der Vorspannkraft. Auch ist immer ein genügend langer Spannweg gegeben, um von der Phase I in Phase II zu gelangen. Darüberhinaus gewährt das Spanngerät mehr Flexibilität und Korrekturmöglichkeiten bei der Erstellung der Osteosynthese, so daß es auch in dieser Hinsicht dem DC-Prinzip vorzuziehen ist.

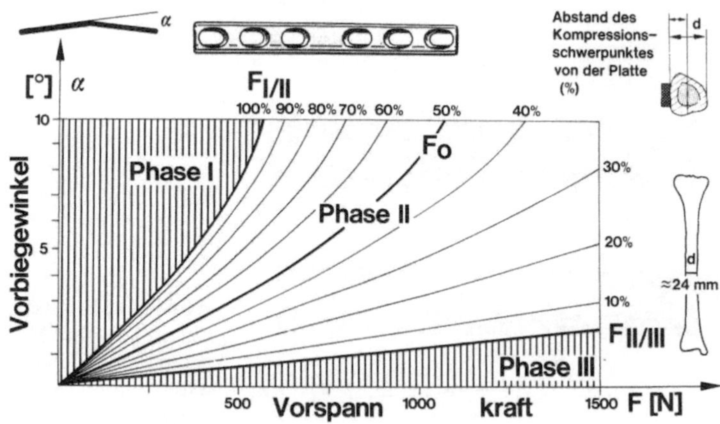

Abb. 12. Phasendiagramm für die Kompressionsosteosynthese mit der schmalen DC-Platte am Tibiaschaft

Eine weitere wesentliche Stabilisierungsmaßnahme stellt die Applikation einer schrägen Zugschraube durch die Platte dar (Müller et al. 1977; Claudi 1979; Gotzen et al. 1981). Der Stabilitätsbeitrag der schrägen Plattenzugschraube hängt entscheidend davon ab, wie sie plaziert wird. Sie muß die Fragmentebene weitgehend zentral kreuzen und in der plattengegenseitigen Corticalis feste Verankerung finden. Dies ist bei der Anlagerung der Platte unbedingt zu berücksichtigen. In der Kombination von Plattenvorbiegung und schräger Plattenzuschraube lassen sich optimale Stabilitätsverhältnisse erzielen. Die durch die Vorbiegung herbeigeführte Fragmentflächenpressung erhöht sich um den Betrag der senkrecht auf die Frakturflächen wirkenden Zugschraubenkraft (Abb. 13).

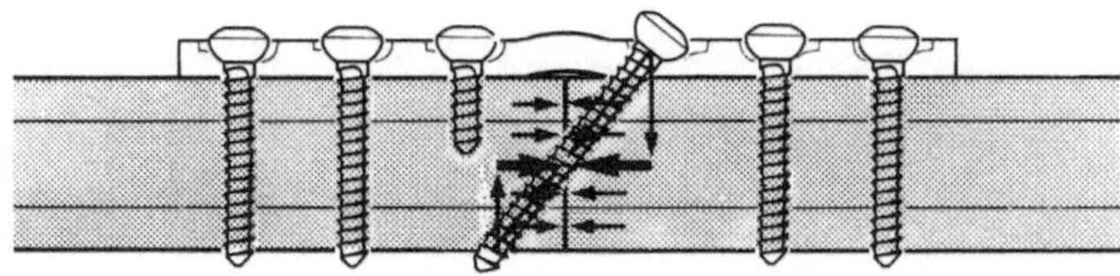

Abb. 13. Osteosynthesemechanik bei kombinierter Anwendung von Plattenvorbiegung und schräger Plattenzugschraube

Aus den in Abb. 14 dargestellten biomechanischen Untersuchungen ist zu sehen, welche Bedeutung Plattenvorbiegung und schräge Plattenzugschraube für die Biegestabilität haben. Die klinische Anwendung zeigen die Abb. 15 und 16.

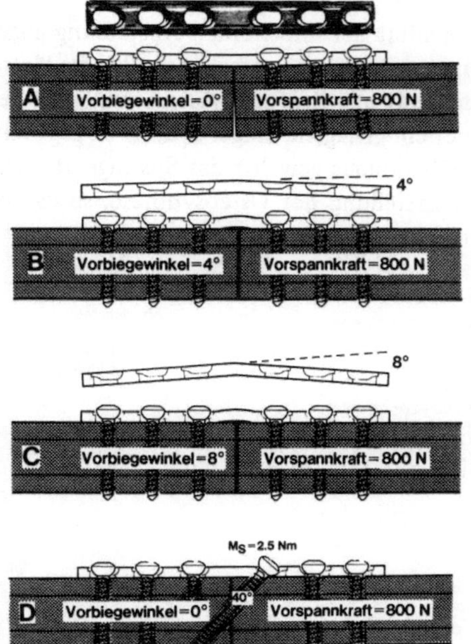

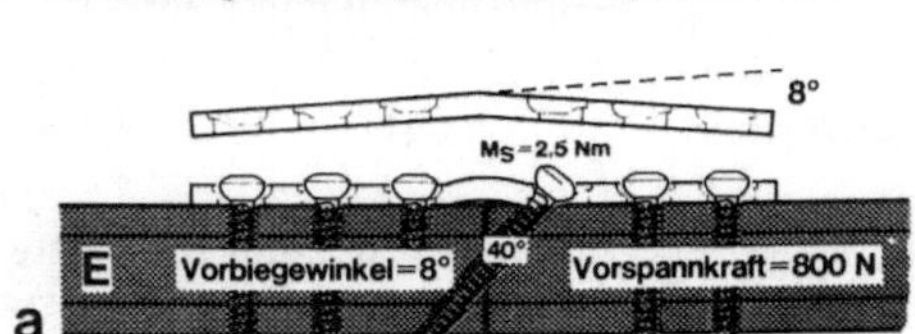

Abb. 14a, b. Zusammenfassende Darstellung exemplarischer Montageformen mit der schmalen DC-Platte an queren Tibiaschaftosteotomien (a) und zugehöriges Belastungsdiagramm, aus dem die Bedeutung von Plattenvorbiegung und schräger Plattenzuschraube für die Osteosynthesestabilität nachdrücklich ersichtlich ist (b)

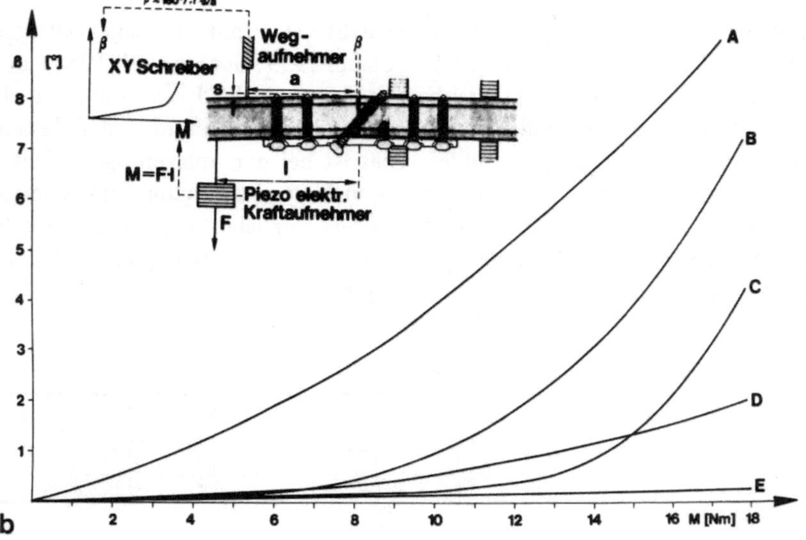

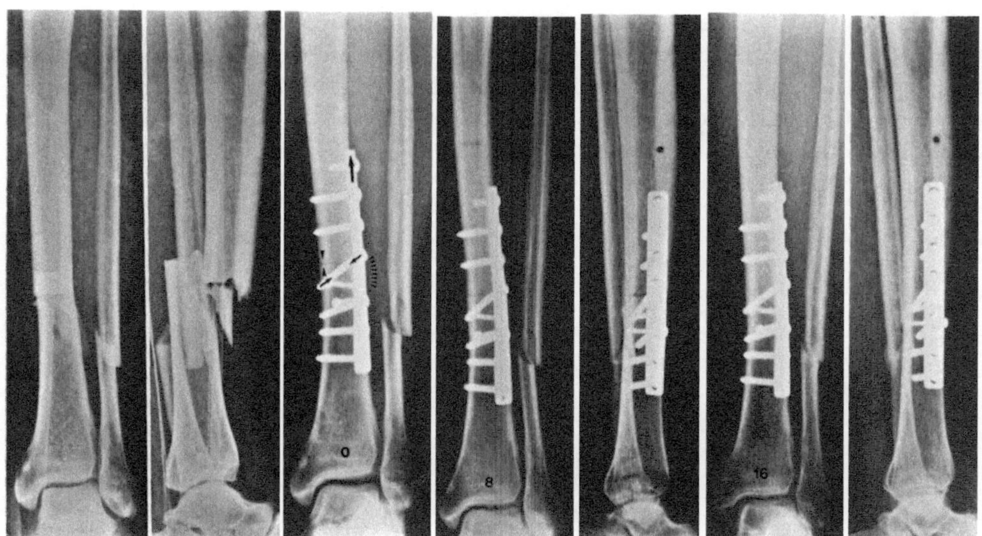

Abb. 15. Plattenosteosynthese einer III.-gradig offenen Tibiaschaftmehrfragmentfraktur mit großem eingebautem avitalen Fragment. Optimale Stabilitätssituation mit komplikationsloser Heilung durch Vorbiegen der Platte, Einsatz des Plattenspanners und Applikation einer schrägen Plattenzuschraube

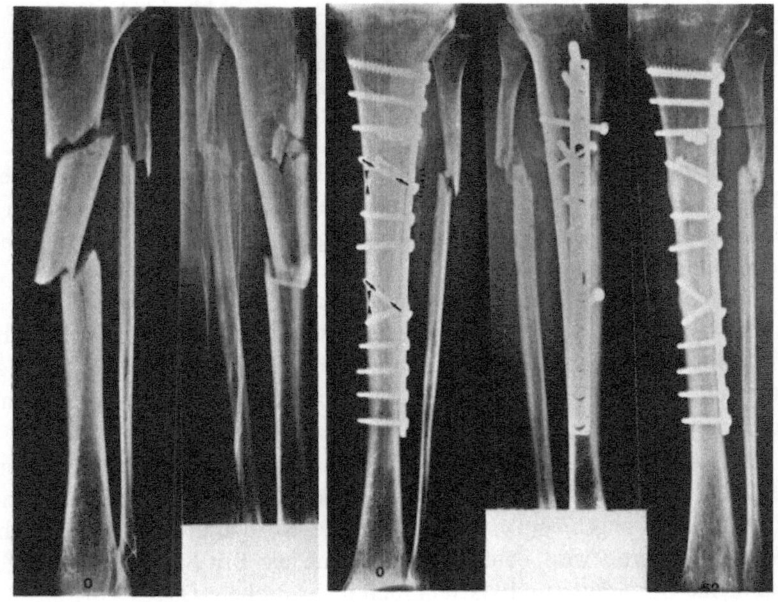

Abb. 16. Plattenosteosynthese bei II.-gradig offener Zweietagenfraktur des Tibiaschaftes. Sicherstellung von Stabilität und Heilung durch Vorbiegen über beide Frakturen und Einsetzen von schrägen Plattenzugschrauben

Verbleiben nach der Reposition Defekte in der knöchernen Abstützung oder fehlen aufgrund von Trümmerzonen feste Druckaufnahmeflächen, ergeben sich besondere Stabilisierungsprobleme mit der Platte. Ist der Defekt unter der Platte lokalisiert und bietet die gegenseitige Corticalis eine tragfähige Abstützzone, läßt sich durch Anwendung der Vorbiegetechnik die Stabilität sicherstellen (Abb. 17).

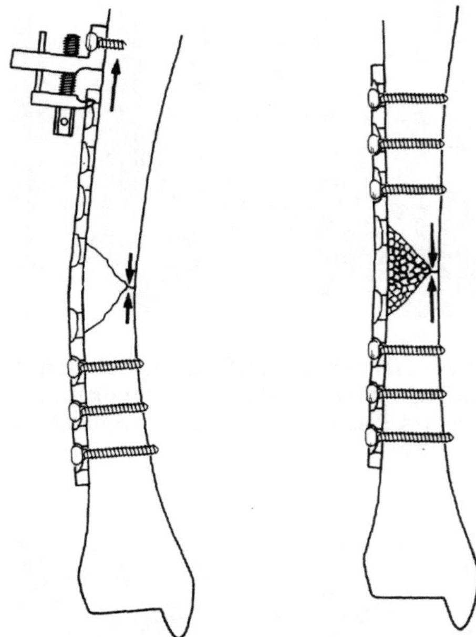

Abb. 17. Anwendung der Vorbiegungstechnik zur Stabilitätssicherstellung bei erhaltener knöcherner Abstützung auf der Plattengegenseite

Stehen die Frakturenden nur unter der Platte in Kontakt, oder liegt ein durchgehender Defekt vor wegen fehlender oder nicht einbaubarer Fragmente, dann ist die Platte als alleiniger Kraftträger hohen Biegebelastungen ausgesetzt und erbringt nicht die erforderliche Stabilität.

Wenn die Weichteilsituation eine mediale Plattenlage zuläßt, kann oft bei Frakturen im mittleren und distalen Unterschenkeldrittel durch zusätzliche Verplattung der Fibula ein erheblicher Stabilitätsgewinn und eine wirksame Entlastung der Platte herbeigeführt (Gotzen et al. 1978) sowie die für die knöcherne Heilung notwendige mechanische Ruhe im Frakturgebiet erzielt werden (Abb. 18a, Abb. 19).

Bei lateraler Plattenlage sowie hohen Tibiafrakturen mit medial applizierter Platte gewährleistet ein plattengegenseitiger Klammerfixateur, der unter einem Winkel von 45° zur Frontalebene angebracht wird, die für die Konsolidierung erforderliche Stabilität. Der Fixateur externe wird dann entfernt, wenn die Bruchheilung soweit fortgeschritten ist, daß keine Instabilität und Plattenbruch mehr drohen. Dieses Vorgehen bietet sich auch an bei langstreckigen Trümmerbrüchen, wenn die Weichteilsituation dies zuläßt. Es wird zur Schonung der Fragmentvitalität eine Überbrückungsosteosynthese durchgeführt, wobei die Platte unter Herstellung korrekter Achsen- und Längenverhältnisse an die Hauptfragmente angeschraubt wird. Einzelne Fragmente im Bereich der Trümmerzone können mit Zugschrauben an die Platte fixiert werden (Abb. 18b).

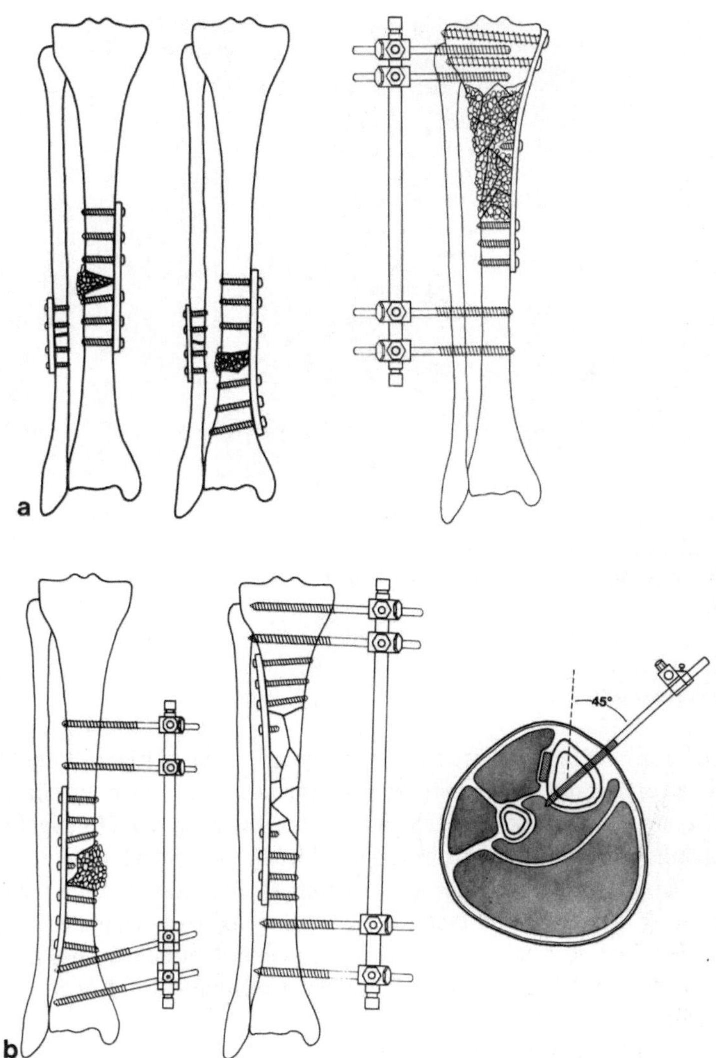

Abb. 18a, b. Plattenosteosynthese von Tibiaschaftfrakturen, bei denen sich eine ergänzende Stabilisierung empfiehlt. **a** Bei medialer Plattenlage durch zusätzliche Verplattung der Fibula (Frakturen der mittleren und distalen Tibia) oder durch ventro-lateralen Klammerfixateur (Frakturen der proximalen Tibia). **b** Bei lateraler Plattenlage durch ventro-medialen Klammerfixateur

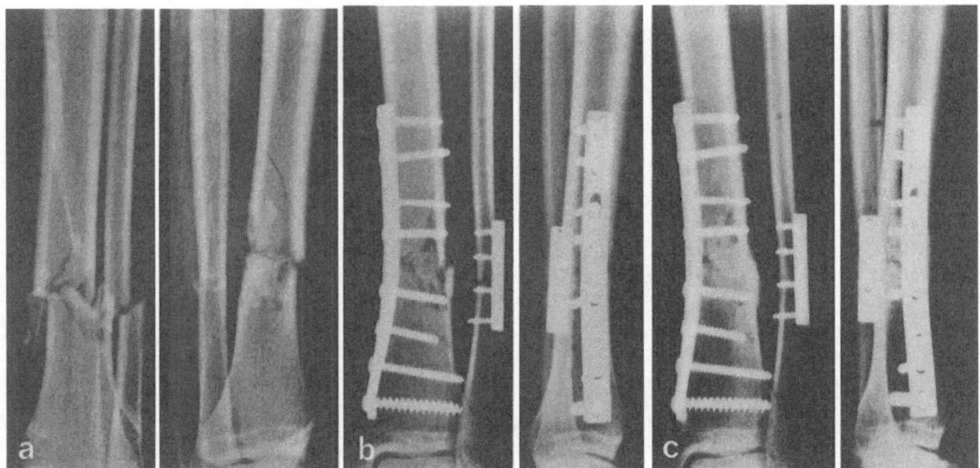

Abb. 19. a I.-gradig offene distale Tibiaschafttrümmerfraktur. b Mediale Plattenlage, wegen fehlender knöcherner Abstützung zusätzliche Stabilisierung der Fibula. Primäre autologe Spongiosaplastik. c Volle Belastung nach 16 Wochen

Fixateur externe-Osteosynthese

Der Fixateur externe ist zur Bewältigung der vielfältigen Probleme beim Unterschenkelschaftbruch mit schwerem Weichteilschaden zu einem unverzichtbaren Osteosyntheseelement geworden. Biomechanische Verbesserung der Montageformen haben die äußere Stabilisierung zu einem zuverlässigen Verfahren werden lassen.

Die wesentlichen Vorteile der externen Fixation sind die technisch einfachere Durchführung der Osteosynthesen und die geringe operativbedingte biologische Störwirkung auf die Verletzungszone. Die Implantate lassen sich außerhalb des Frakturbereiches plazieren, und die Freilegung kann auf das für Weichteil- und Knochendebridement notwendige Maß limitiert werden.

Als Nachteile in biologischer Hinsicht sind der oft fehlende Fragmentkontakt und die nicht absolut stabile Fragmentfixation anzusehen, wodurch Revascularisationsstörungen bedingt und die häufig zu beobachtenden Heilungsverzögerungen zu erklären sind.

Die Indikation für den Einsatz des Fixateur externe ist vor allem dann gegeben, wenn die Bedingungen für eine Plattenosteosynthese nicht erfüllt sind.

Folgende Verletzungssituationen sind als zwingende Indikationen für die äußere Stabilisierung anzusehen:

I. Frakturen mit schwerstem Weichteilschaden, bei denen der Erhalt der Extremität vorrangig ist.

II. Frakturen, bei denen eine Plazierung der Platte unter vitalen Weichteilen nicht möglich ist.

III. Frakturen, bei denen die Applikation der Platte eine ausgedehnte Knochendevascularisation erfordert.

IV. Frakturen, bei denen eine effektive Stabilisierung mit der Platte nicht gegeben ist.

Bei schwerer Traumatisierung liegen die angegebenen Fraktursituationen meist kombiniert vor; aber auch wenn sie mehr oder weniger isoliert vorhanden sind, stellen sie Kontraindikationen für die Plattenosteosynthese dar.

Zu I: Bei vielen Frakturen mit III.-gradig offenem und insbesondere geschlossenem Weichteilschaden geht es vorrangig um den Erhalt der Extremität. Die Frakturstabilisierung dient in erster Linie der Weichteilheilung und Vermeidung einer Infektion (Kull, Rittmann 1981). Hierzu sind auch Schußbrüche und Frakturen mit schwerer primärer Kontamination zu zählen. Die Frakturkonsolidierung ist dabei zunächst zweitrangig und meist erst mit Folgeeingriffen evtl. mit einem Wechsel zu interner Stabilisierung zu erzielen. In diesen Extremsituationen ist die äußere Stabilisierung wegen ihrer geringen biologischen Störwirkung, biomechanischen Zuverlässigkeit sowie rascheren und einfacheren Durchführbarkeit das Verfahren der Wahl.

Zu II und III: Die Begründungen für den Einsatz des Fixateur externe in diesen Situationen wurden bereits im Kapitel „Plattenosteosynthese" dargelegt.

Zu IV: Wenn die Weichteilsituation zwar die Plattenosteosynthese zuläßt, aber die Fraktur nicht stabil versorgt werden kann, ist ihr Einsatz nicht gerechtfertigt.

So verbieten sich die Plattenosteosynthese bei langstreckigen Defektbrüchen, Mehretagenbrüchen mit schwierigen Bruchformen (kurze Trümmerzone, Defekte) und meist auch bei ausgedehnten Trümmerbrüchen. Weiterhin gehören dazu gelenknahe Trümmerbrüche, bei denen eine stabile Fragmentfixation häufig nicht möglich ist. Die äußere, evtl. gelenkübergreifende Fixation erbringt bessere Stabilität und stellt ein wesentlich geringeres Operationstrauma dar. Bei stark verminderter Knochenfestigkeit (z.B. ausgeprägte Osteoporose) ist ebenfalls eine Plattenosteosynthese wegen des schlechten Schraubenhaltes nicht indiziert. Daneben gibt es unabhängig von der lokalen Verletzungssituation Begleitumstände, bei denen die Anwendung des Fixateur externe das risikoärmere Verfahren darstellt und deswegen vorzuziehen ist.

Bei geringerer Erfahrung des Operateurs mit der Plattenosteosynthese ist es zweckmäßig, extern zu stabilisieren. Stellen sich Komplikationen ein, sind diese meist leichter zu beherrschen als nach einer Plattenosteosynthese. Bei unzuverlässigen Patienten wie Alkoholiker oder Drogensüchtigen, aber auch Polytraumatisierten mit Schädelhirntrauma, in deren Nachbehandlung unkontrolliert hohe Belastungen der operierten Extremität zu erwarten sind, sind die Vorteile des Fixateur externe ebenfalls offensichtlich. Beim Polytraumatisierten kann auch aus zeitlichen Gründen die externe Fixation indiziert sein.

Nach Anlage des Fixateurs bietet sich die Möglichkeit auf andere Behandlungsverfahren umzusteigen, wenn die Weichteilsituation beherrscht und falls dies aus sozialer oder pathophysiologischer Indikation erforderlich ist.

Biomechanik und Osteosynthesetechnik

Allgemein hat sich die von Hierholzer 1975 inaugurierte Zeltkonstruktion aus Steinmann-Nägeln und Schanzschen Schrauben durchgesetzt. Unabhängig davon, ob eine Kompressionsosteosynthese möglich oder eine Distanzosteosynthese erforderlich ist, kommt der korrekten Plazierung und Verspannung der Implantate für die Stabilität erhebliche Bedeutung zu (Hierholzer et al. 1978; Martinek et al. 1980; Müller, Witzel 1981; Kleining 1981). Die beiden Steinmann-Nägel im gleichen Fragment sollen weiten Abstand haben und die Schanzschen Schrauben sollen frakturnah plaziert werden.

Die Art der Verspannung der Steinmann-Nägel richtet sich nach der knöchernen Abstützung. Ist eine tragfähige Fragmentkontaktzone vorhanden, kann die Fraktur unter axialer Kompression stabilisiert werden. Dazu müssen die beiden Steinmann-Nägel des einen Fragmentes gegen die des anderen Fragmentes verspannt werden. Bei einer Distanzosteosynthese sind die Steinmann-Nägel im gleichen Fragment gegeneinander zu verspannen (Abb. 20 u. 22). Neben der Stabilitätsverbesserung ist das Verspannen der Steinmann-Nägel eine wesentliche Maßnahme, Lockerungen der Implantate im Knochen vorzubeugen. Bei Frakturen mit schrägen Bruchflächen lassen sich Stabilität und Heilungsbedingungen wesentlich verbessern, wenn die externe Fixation mit einer interfragmentären Verschraubung kombiniert wird (Claes et al. 1979) (Abb. 21 u. 23).

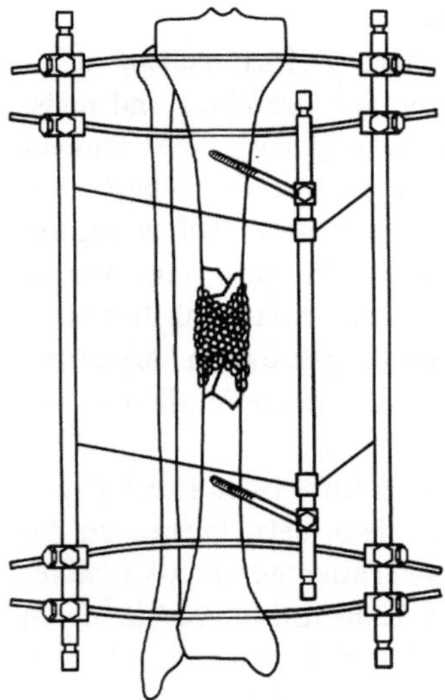

Abb. 20. Biomechanisch korrekte Fixateur externe-Anordnung in der Zeltkonstruktion bei Distanzosteosynthese mit gegeneinander verspannten Steinmann-Nägeln in der Hauptfragmenten und frakturnaher Plazierung der Schanzschen Schrauben

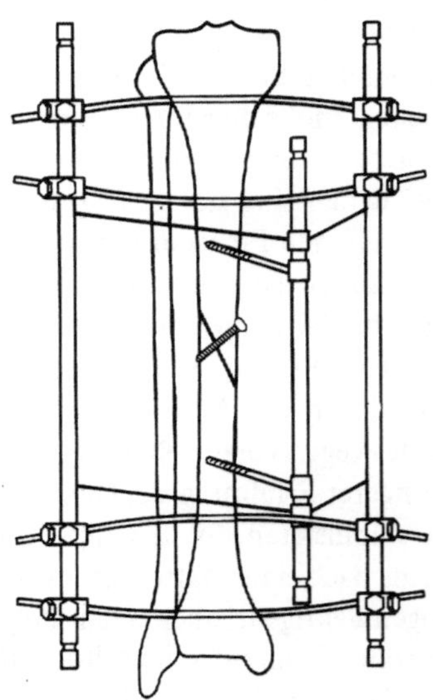

Abb. 21. Stabilisierung mit Fixateur externe und Zugschraube, eine vorteilhafte Kombination bei Frakturen mit schrägen Bruchflächen

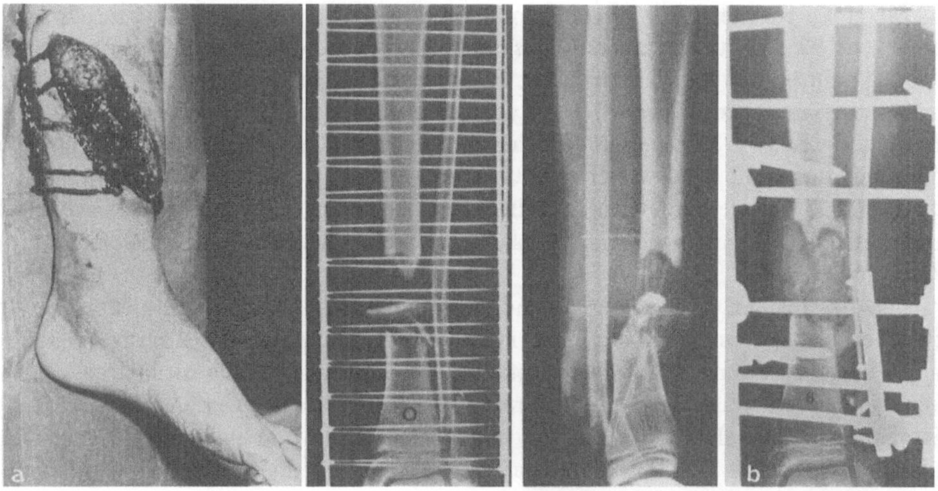

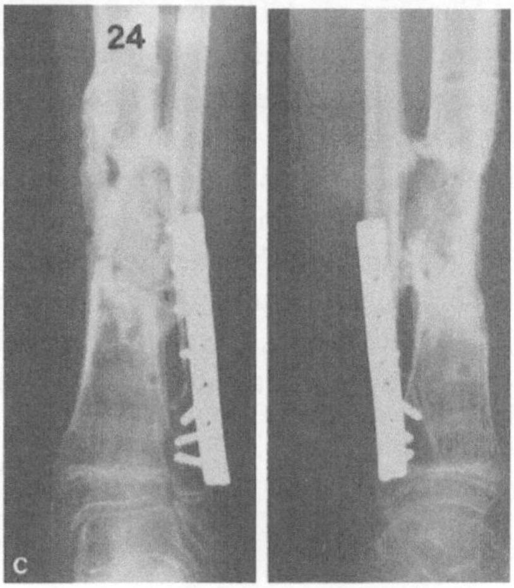

Abb. 22. a Defektfraktur der Tibia mit III.-gradig offenem Weichteilschaden. b Stabilisierung mit überbrückendem Zeltspanner, zusätzliche Verplattung der Fibula, Zustand 6 Wochen nach sekundär eingebrachter Spongiosa. c Fixateur externe entfernt, Fraktur knöchern konsolidiert, Zustand 24 Wochen nach der Primärosteosynthese

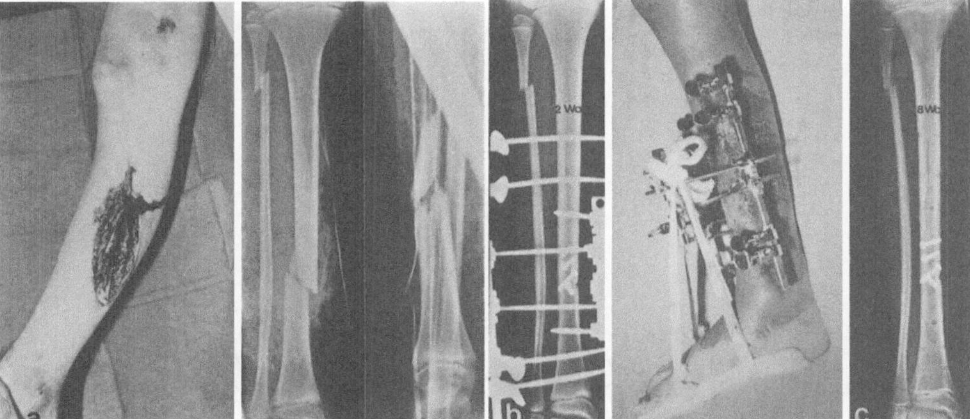

Abb. 23. a II.-gradig offener Tibiaschaftmehrfragmentbruch. b Stabilisierung mit interfragmentärer Verschraubung und Zeltspanner. Zustand nach 2 Wochen. c Entfernung des Fixateur externe nach 8 Wochen

Als große Nachteile der in der Frontalebene eingebrachten Rahmenmontagen sind die erhebliche Weichteiltraumatisierung, insbesondere durch die Muskelperforation (Gefäßverletzung, schmerzhafte, evtl. permanente Funktionsstörungen, Infektion) und die stabilitätsmäßig ungünstige große freie Weite zwischen Knochen und Trägerstangen anzuführen. Burri und Claes (1981) empfehlen daher die ventro-mediale V-förmige räumliche Anordnung mit insgesamt 4 Schanzschen Schrauben in jedem Hauptfragment (2 ventral, 2 medial) und 4 Querverbindungen zwischen den Rohrstangen. In ihren biomechanischen Untersuchungen konnten sie damit ähnlich gute Stabilitätsverhältnisse erzielen wie mit der Zeltkonstruktion.

Um die Weichteiltraumatisierung und die stabilitätsmäßig ungünstige große freie Weite zwischen Knochen und Trägerstangen noch mehr zu reduzieren, gleichzeitig die Zahl der Implantate zu verringern und die Montage zu vereinfachen, wurde in unserer Klinik die monolaterale ventrale Applikationsform entwickelt. Hierbei werden zwei Schanzsche Schrauben in jedes Hauptfragment von ventral eingebracht und über eine Vierkant-Trägerstange mit speziellen Fixationsbacken zu einem Klammerfixateur verbunden.

Von insgesamt 17 Fixateur externe-Osteosynthesen aus dem Zeitraum Januar bis Ende Juli 1982 wurden 13 als ventraler Klammerspanner montiert.

Die aus experimentellen Stabilitätsuntersuchungen gewonnenen Erkenntnisse (Schlenzka, Gotzen, Warmbold 1982; Warmbold, Gotzen, Schlenzka 1982) lassen sich für die Montage des Mono-Fixateurs in der klinischen Praxis wie folgt zusammenfassen:

I. Möglichst geringe freie Weite zwischen Knochen und Trägerstange. Wegen des dünnen ventralen Weichteilmantels kann diese bis auf 3 bis 4 cm reduziert werden.

II. Möglichst frakturnahe Plazierung der beiden zentralen Schanzschen Schrauben.

III. Möglichst großer Abstand zwischen den Schanzschen Schrauben jedes Hauptfragmentes, wobei allerdings eine Distanz über 6 cm keinen Stabilitätsgewinn erbringt.

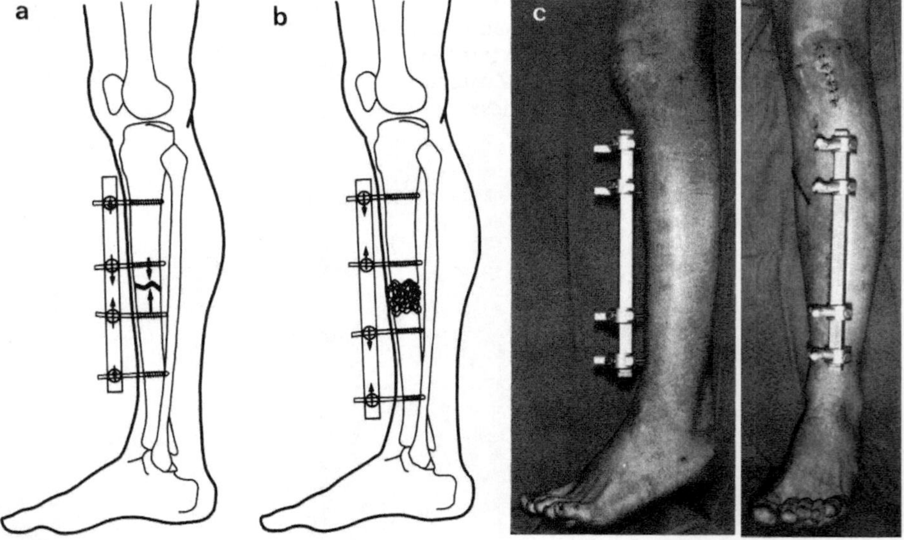

Abb. 24a–c. Ventraler Klammerfixateur (Mono-Fixateur) an der Tibia; hohe Stabilität durch geringe Stützweite, biomechanisch korrekte Plazierung der Schanzschen Schrauben und Verspannung des Systems. a Kompressionsosteosynthese; b Distanzosteosynthese; c Mono-Fixateur am Patienten

Das Verspannen des Systems erfolgt entlang der tibianahen Trägerstange. Bei knöcherner Abstützung werden die beiden zentralen Schanzschen Schrauben zur Erzeugung interfragmentärer Kompression gegeneinander verspannt. Die beiden peripheren Schrauben werden leicht nach außen oder innen gebogen, um einen festen Sitz im Knochen zu gewährleisten. Bei Überbrückungsosteosynthesen sind die Schrauben jedes Hauptfragmentes gegeneinander zu verspannen, indem sie voneinander weg oder aufeinander zu überbogen werden (Abb. 24). Die klinische Anwendung des ventralen Klammerspanners zeigt Abb. 25.

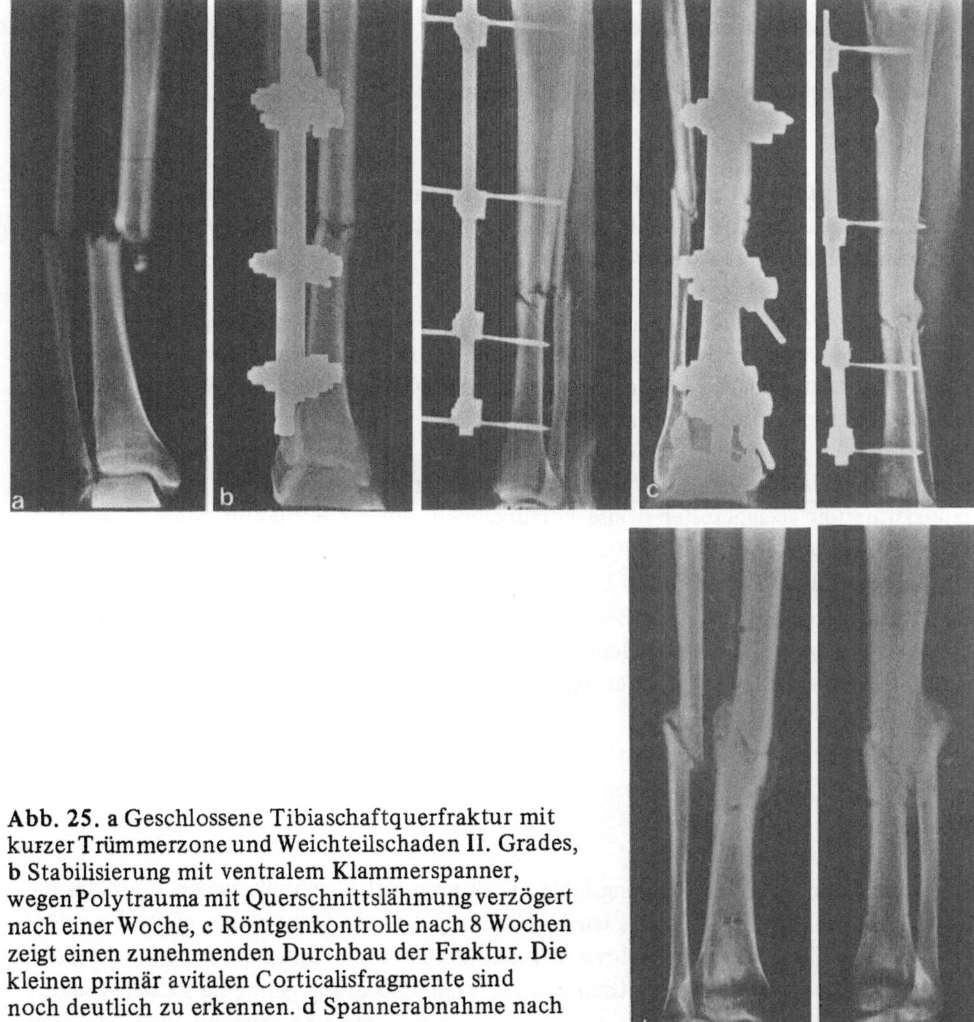

Abb. 25. a Geschlossene Tibiaschaftquerfraktur mit kurzer Trümmerzone und Weichteilschaden II. Grades, b Stabilisierung mit ventralem Klammerspanner, wegen Polytrauma mit Querschnittslähmung verzögert nach einer Woche, c Röntgenkontrolle nach 8 Wochen zeigt einen zunehmenden Durchbau der Fraktur. Die kleinen primär avitalen Corticalisfragmente sind noch deutlich zu erkennen. d Spannerabnahme nach 20 Wochen bei konsolidierter Fraktur

6. Schlußfolgerungen

Der Unterschenkel ist weitaus am häufigsten von der Kombination Fraktur und Weichteilschädigung betroffen. Zur funktionellen Wiederherstellung der meist erheblich traumatisierten Extremität bedarf es eines optimalen therapeutischen Vorgehens. Um die besten Voraussetzungen für komplikationslose Weichteil- und Knochenheilung zu schaffen, sind folgende Behandlungsprinzipien streng zu beachten:

I. Sorgfältiges Wunddebridement.
II. Schonendes, die Gewebsvitalität erhaltendes Operieren.
III. Primäre stabile Osteosynthese.
IV. Dekompression der Weichteile.
V. Weichteildeckung von freiliegendem Knochen.

Zu I: Wunddebridement. Es muß eine sorgfältige Wundsäuberung und Wundausschneidung umfassen. Sämtliche irreversibel geschädigte Weichteile und nicht verwendungsfähige devitalisierte Fragmente sind zu entfernen.

Zu II: Schonendes Operieren. Das operative Vorgehen bei Freilegung und Versorgung der Fraktur hat besonders atraumatisch zu erfolgen, um nicht die durch das Unfalltrauma bedingten Verletzungsschäden zu vergrößern und damit Vascularität und Vitalität von Knochen und Weichteilen noch mehr zu beeinträchtigen.

Zu III: Primär stabile Osteosynthese. Die Stabilisierung ist in der für die jeweilige Verletzungssituation geeignetesten Weise vorzunehmen, um die Forderung, stabile Fragmentfixation ohne weitergehende kritische Beeinträchtigung von Knochen- und Weichteilvitalität, zu erfüllen. Die Wahl des Osteosyntheseverfahrens und die Osteosynthesetechnik muß daher auf eine eingehende Beurteilung von Art und Lokalisation der Weichteil- und Knochenläsion sowie der biomechanischen Leistungsfähigkeit und biologischen Störungsmöglichkeit der einzelnen Stabilisierungsmethoden beruhen.

Marknagelung

Sie ist zu beschränken auf nagelungsfähige Frakturen mit Weichteilschaden I. Grades und solchen Brüchen mit Weichteilschaden II. Grades, bei denen keine ausgedehnte Fragmentdenudierung vorliegt. Das Aufbohren der Markhöhle sollte unterlassen oder nur mäßig vorgenommen werden, um die intramedulläre Traumatisierung gering zu halten. Frakturhämatom und Bohrmehl sind bei gedeckter Nagelung über eine separate Incision auszuspülen.

Plattenosteosynthese

Sie bietet sich an, wenn sich die Platte unter vitalem Gewebe plazieren läßt, die Plattenapplikation keine ausgedehnte Knochendenudierung zur Folge hat und eine stabile Fragmentfixation resultiert. In der Mehrzahl handelt es sich um Frakturen mit Weichteilschaden II. Grades. Die laterale Tibiafläche ist die Standardplattenlage. Bei der Kompressionsosteosynthese müssen die Platten adäquat vorgebogen und vorgespannt und wenn immer möglich, sollte eine schräge Plattenzugschraube eingesetzt werden. Sind infolge fehlender knöcherner Abstützung keine festen Druckaufnahmeflächen vorhanden, läßt sich die Stabilität mit einem plattengegenseitig angebrachten Klammerfixateur, bei Frakturen im mittleren und distalen Tibiadrittel und medialer Plattenlage auch durch zusätzliche Verplattung der Fibula sicherstellen.

Fixateur externe-Osteosynthese

Sie ist zwingend indiziert bei schweren Weichteil- und Knochenläsionen (Weichteilschaden III. Grades in Kombination mit Mehretagenbrüche, Trümmer- und Defektfrakturen; Schußbrüche, ausgeprägte primäre Kontamination), wo zur Erhaltung der Extremität die Vermeidung einer Infektion und Weichteilheilung im Vordergrund stehen. Die knöcherne Konsolidierung ist meist erst mit sekundären Folgeeingriffen zu erzielen. Die Fixateur externe-Stabilisierung ist als das risikoärmere Verfahren auch bei geringerer Wichteilschädigung und einfacheren Bruchformen zu empfehlen, wenn keine adäquate Erfahrung mit der Plattenosteosynthese vorhanden ist oder es sich um unzuverlässige Patienten handelt. Beim AO-Rohrspanner ist die Zeltkonstruktion die Standardmontage. Bei Frakturen mit schrägen Bruchflächen lassen sich Stabilität und Knochenheilung durch eine zusätzliche Fragmentverschraubung wesentlich verbessern.

Zur Verringerung der Weichteiltraumatisierung und Vereinfachung der Montage bietet sich der ventrale Klammerfixateur mit jeweils zwei Schanzschen Schrauben in den Hautfragmenten an. Durch die geringe freie Weite zwischen Knochen und Trägerstange und bei korrekter Plazierung der Schrauben lassen sich günstige Stabilitätsverhältnisse erzielen.

Zu IV: Dekompression der Weichteile. Fascienspaltung, Offenlassen der Haut und evtl. Entlastungsincisionen sind bei der meist ausgeprägten Weichteilschwellung erforderlich, um die Gewebsperfusion sicherzustellen. Bei Unterlassen dieser Maßnahmen droht ein posttraumatisches Ischämiesyndrom mit seinen schwerwiegenden Akutfolgen (Muskel- und Hautnekrosen, Infektion) und Spätschäden (Funktionsverlust, Kontrakturen).

Zu V: Weichteildeckung von freiliegendem Knochen. Kleine Areale freiliegenden Knochens, meist im Bereich der Vorderkante der Tibia oder ihrer medialen Fläche lokalisiert, lassen sich primär mit benachbarter Muskulatur decken. Liegt Knochen in größerer Ausdehnung frei, ist nach vorübergehender Abdeckung mit Kunsthaut unbedingt frühsekundär eine plastisch-chirurgische Versorgung vorzunehmen.

Literatur

1. Aeberhard J (1973) Einfluß der Plattenüberbiegung auf die Torsionsstabilität der Osteosynthese. Dissertation, Bern
2. Allgöwer M (1971) Weichteilprobleme und Infektionsrisiko der Osteosynthese. Langenbecks Arch Chir 329:1127
3. Allgöwer M, Kinzl L, Matter P, Perren SM, Rüedi T (1973) The Dynamic Compression Plate (DCP). Springer, Berlin Heidelberg New York
4. Allgöwer M, Perren SM (1980) Operating of tibial shaft fractures. Unfallheilkd 83: 214
5. Brooker AF, Edwards CH (1979) External Fixation. Williams & Wilkins, Baltimore
6. Brookes M (1971) The blood supply to bone. Butterworth, London
7. Burri C, Claes L (1981) Indikation und Formen der Anwendung des Fixateur externe am Unterschenkel. Unfallheilkd 84:177
8. Claes L, Burri C, Heckmann G, Rüter A (1979) Biomechanische Untersuchungen zur Stabilität von Tibiaosteosynthesen mit dem Fixateur externe und einer Minimalosteosynthese. Akt Traumatol 9:185
9. Claudi BF (1979) Untersuchungen zur Frage der Stabilitätsverbesserung von Druckplattenosteosynthesen durch schräge Plattenzugschraube und Plattenüberbiegung. Habilitation, München
10. Crock HV (1967) The blood supply of the lower limb bones in man. Livingstone, London Edinburgh
11. Danis R (1949) Theorie et practique de l'osteosynthèse. Masson, Paris
12. Eitel F (1981) Indikation zur operativen Frakturbehandlung. Hefte Unfallheilkd 154
13. Göthmann L (1961) Arterial changes in experimental fractures of the monkeys tibia treated with intramedullary nailing. Acta Chir Scand 121:56
14. Gotzen L (1978) Die Plattenosteosynthese am Knochenschaft – Rückblick auf die Entwicklung und aktuelle Forschung. Tagungsbericht 19. Unfallseminar, Hannover
15. Gotzen L, Haas N, Hütter J, Köller W (1978) Die Bedeutung der Fibula für die Stabilität der Plattenosteosynthese an der Tibia. Unfallheilkd 81:409
16. Gotzen L, Hütter J, Haas N (1980) Die Kompressionsosteosynthese am Knochenschaft – Biomechanische Untersuchungen zur Plattenvorbiegung und Vorspannung. Unfallchirurgie 6:14
17. Gotzen L, Haas N, Strohfeld G (1981) Zur Biomechanik der Plattenosteosynthese. Schräge Plattenzugschraube-Plattenvorbiegung. Unfallheilkd 84:439
18. Gotzen L, Haas N, Strohfeld G (1981) Experimentelle und praktische Grundlagen zur Vorbiegung der schmalen und breiten AO-Platte (DCP). Unfallheilkd 84:121
19. Hierholzer G (1975) Stabilisierung des Knochenbruches mit Weichteilschaden mit Fixateur externe. Langenbecks Arch Chir 339:505
20. Hierholzer G, Kleining R, Hörster G, Zemedies P (1978) External fixation. Arch Orthop Traumat Surg 92:175
21. Hildebrandt G (1979) Die Bedeutung der periossären und intramedullären Durchblutung für die Entstehung der posttraumatischen Osteomyelitis und für die Wahl des Osteosyntheseverfahrens. Beitr Orthop Traumatol 26:181
22. Holden CEA (1974) Traumatic tension ischaemia in muscles. Injury 5:223
23. Holden CEA (1979) The pathology and prevention of Volkmann's contracture. J Bone Joint Surg 61B:296
24. Karlström G, Olerud S (1977) Stable external fixation of open tibial fractures. Orthopaedic Review 8:25
25. Karlström G, Olerud S (1974) Fractures of the tibial shaft. Clin Orthop 105:82
26. Kimura T (1974) Mechanical characteristics of human lower leg bones. J Faculty Science, Univ of Tokyo, Vol 4
27. Klasen HJ, Binnendyk B (1982) Soft-tissue injury and fasciotomy. Injury 14:58
28. Knapp U, Weller S (1978) Weichteilversorgung bei offenen Frakturen. Akt Traumatol 8:319

29. Küntscher G (1962) Praxis der Marknagelung. Schattauer, Stuttgart
30. Kull CH, Rittmann WW (1981) Der Fixateur externe als Stabilisierungsverfahren in Extremsituationen frischer oder kompliziert verlaufender Frakturen. Helv Chir Acta 48:661
31. v Lanz P, Wachsmuth W (1972) Praktische Anatomie I/IV, Bein und Statik. Springer, Berlin Heidelberg New York
32. Lawyer R (1979) Treatment of complex tibial fractures. In: Brooker AF, Edwards CHC (eds) External Fixation. Williams & Wilkins, Baltimore
33. Mcnab J, de Haas WG (1974) The role of periostal blood supply in the healing of fractures of the tibia. Clin Orthop 105:27
34. Martinek H, Egkher E, Wielke B (1980) Experimentelle Grundlagen zur optimalen Montageform äußerer Spanner. Hefte Unfallheilkd 148:516
35. Müller KH, Witzel U (1981) Die Fixateur externe Osteosynthese ohne knöcherne Abstützung an der unteren Gliedmaße. Arch Orthop Traumat Surg 99:117
36. Müller ME, Allgöwer M, Schneider R, Willenegger H (1977) Manual der Osteosynthese. 2. Aufl, Springer, Berlin Heidelberg New York
37. Nelson G, Kelly PJ, Petersen LFA, Janes JM (1960). Blood supply of the human tibia. J Bone Joint Surg 42A:625
38. Olerud S, Danckwardt-Lilleström G (1971) Fracture healing in compression osteosnythesis. Acta Orthop Scand (Suppl) 137
39. Perren SM, Hayes WC (1974) Biomechanik der Plattenosteosynthese. Med Orthop Tech 2:56
40. Rehn J, Katthagen BD (1980) Osteosynthesen oder Operationen am Knochen. Unfallheilkd 83:226
41. Rehn J, Lies A (1981) Die Pathogenese der Pseudarthrose, ihre Diagnostik und Therapie. Unfallheilkd 85:1
42. Rhinelander FW (1974) Tibial blood supply in relation to fracture healing. Clin Orthop 105:34
43. Rhinelander FW (1980) Vascular proliferation and blood supply during fracture healing: In: Upthoff HK (ed) Current concepts of internal fixation of fractures. Springer, Berlin Heidelberg New York
44. Rittmann WW, Matter P (1977) Die offene Fraktur. Huber, Bern Stuttgart Wien
45. Rüedi Th, Webb JK, Allgöwer M (1976) Experience with the dynamic compression plate (DCP) in 418 recent fractures of the tibial shaft. Injury 7:252
46. Rüter A, Kuck W, Burri C (1978) Dorsale Plattenosteosynthese an der Tibia. 42. Jahrestag Dtsch Ges Unfallheilkd 23.–25. Nov., Berlin
47. Schlenzka R, Gotzen L, Warmbild M (1982) Stabilitätsuntersuchungen an einem ventralen Klammerfixateur der Tibia. Teil II: Biegebelastung. Unfallheilkd (im Druck)
48. Schweiberer L, Dambe LT, Eitel F, Klapp F (1974) Revascularisation der Tibia nach konservativer und operativer Frakturenbehandlung. Hefte Unfallheilkd 119:18
49. Schweiberer L, Klapp F, Chevalier H (1975) Platten und Schraubenosteosynthese bei Frakturen und Pseudarthrosen des Ober- und Unterschenkels. Chirurg 46:155
50. Sisk DT (1981) Fractures. In: Campbells Operative Orthopaedics. Mosby, St. Louis
51. Smith JEM (1974) Results of early and delayed internal fixation for tibial shaft fractures. A review of 470 fractures. J Bone Joint Surg 56B:469
52. Stürmer KM, Schuchardt W (1980) Neue Aspekte der gedeckten Marknagelung und des Aufbohrens der Markhöhle im Tierexperiment. III. Knochenheilung, Gefäßversorgung und Knochenumbau. Unfallheilkd 83:433
53. Szyskowitz R, Reschauer R, Seggl W (1981) Gefahren der Plattenosteosynthese und Möglichkeiten des Fixateur externe in der Frakturerstversorgung. Hefte Unfallheilkd 153:179
54. Thunold J, Varhaug JE, Bjerkeset T (1976) Tibial shaft fractures treated with rigid internal fixation. Injury 7:125
55. Trueta J (1974) Blood supply and the rate of healing of tibial fractures. Clin Orthop 105:11

56. Tscherne H (1975) Die Behandlung der offenen Frakturen. Tagungsbericht 10. Unfallseminar, Hannover
57. Tscherne H, Brüggemann H (1976) Die Weichteilbehandlung bei Osteosynthesen, insbesondere bei offenen Frakturen. Unfallheilkd 79:467
58. Warmbold M, Gotzen L, Schlenzka R (1982) Stabilitätsuntersuchungen an einem ventralen Klammerfixateur der Tibia. Teil I: Axiale Belastung. Unfallheilkd (im Druck)
59. Weiß H, Wissing H, Schmit-Neuerburg KP (1978) Komplikationsrate und Infektrisiko offener und geschlossener Unterschenkelbrüche mit Weichteilschaden. Akt Traumatol 8:329
60. Weller S (1981) Biomechanische Prinzipien in der operativen Knochenbruchbehandlung. Akt Traumatol 11:195
61. Weller S (1982) Der Fixateur externe im Dienst der Prophylaxe und Therapie von Infektionen. Akt Traumatol 12:43
62. Widenfalk B, Ponton B, Karlström G (1979) Open fractures of the shaft of the tibia: analysis of wound and fracture treatment. Injury 11:36
63. Willenegger H (1972) Licht und Schatten über der Indikation zur Knochenbruchbehandlung. Mschr Unfallheilkd 75:455

Kompartment-Syndrom
Ätiologie – Pathophysiologie – Lokalisation – Diagnostik – Therapie

V. Echtermeyer und H.-J. Oestern

1. Einleitung

Das Kompartment-Syndrom hat eine enorme klinische Bedeutung, es ist ein wichtiges und häufiges Krankheitsbild, das unglaublicherweise wenig bekannt ist, nicht beachtet oder fehlgedeutet wird. Es ist nach der Thrombose die häufigste Komplikation bei Knochenbrüchen, jedenfalls am Unterschenkel. Funktionelle Defizite im Rahmen der Frakturbehandlung, vor allem nach Unterschenkelbrüchen, sind zum erheblichen Teil durch übersehene Kompartiment-Syndrome bedingt (Tscherne 1982).

Das Kompartment-Syndrom kann heute klar definiert werden. Es ist ein Zustand, in welchem ein erhöhter Gewebsdruck in einem geschlossenen Raum Blutumlauf und Funktion innerhalb dieses Raumes, des Kompartiments, beeinträchtigt. Diese Definition beinhaltet die vier für ein Kompartment-Syndrom erforderlichen Faktoren: Ein *geschlossener Raum,* in welchem *erhöhter Gewebsdruck* eine *Verminderung der Gewebsdurchblutung* erzeugt, welche zu *Störungen der neuromusculären Funktion* führt (Matsen III 1980, Mubarak, Hargens 1981).

2. Ätiologie

Es bestehen 2 Voraussetzungen für die Entwicklung eines Kompartment-Syndroms:
a) Eine Hülle, die einen umschriebenen Raum umgibt.
b) Eine Ursache für einen vermehrten Druck innerhalb dieser Hülle.

Die erste Voraussetzung kann durch das Epimysium gegeben sein, durch einen osteofibrösen Köcher wie in der Tibialis-anterior-Loge oder durch Fascie alleine, wie im Bereich des glutealen Kompartiments. Schließlich kann die Haut die limitierende Hüllschicht darstellen oder ein konstringierender Verband.

Die zweite Voraussetzung für ein Kompartment-Syndrom kann durch eine Kompression von außen oder eine Vermehrung des Hülleninhalts bedingt sein.

Anfänglich verursacht die Inhaltsvermehrung im Kompartment nur einen leichten Druckanstieg in der Muskelloge. Die Fascie scheint also eine erhebliche Compliance zu besitzen. Mit einem Ansteigen des Kompartmentinhalts jedoch kommt es zu einem exponentiellen Anstieg des Druckes innerhalb des Kompartments. Dies wird durch Experimente von Whitesides (1971) bestätigt, der bei einem Anstieg des Inhalts des vorderen Unterschenkelkompartments von 110% auf 140% nur einen Anstieg des Drucks im Kompartment um 30% beobachtete. Ein 30%iger Anstieg des Inhalts von 150% auf 180% verursachte jedoch einen Anstieg des Druckes innerhalb des Kompartments um 75 mmHg (von 45 auf 120 mmHg).

Hefte zur Unfallheilkunde, Heft 162
Herausgegeben von H. Tscherne/L. Gotzen

Ursachen für einen vermehrten Inhalt innerhalb eines Kompartments sind Blutungen, paravasale Infusionen sowie Flüssigkeitsverlust aufgrund eines Permeabilitätsschadens durch eine verlängerte Ischämie. Wenn sich die Zirkulation anschließend wieder normalisiert, kommt es zu einer vermehrten Extravasation aus den geschädigten Capillaren. Diese postischämische Schwellung wurde durch experimentelle Untersuchungen genauer analysiert. Fuhrman und Crismon (1951) bestimmten den Wassergehalt von Kaninchenmuskeln 2 Std nach unterschiedlichen Zeitperioden einer Tourniquet-Ischämie. Sie fanden, daß eine dreistündige Ischämie die postischämische Schwellung um 30% bis 60% verstärkte. Beispiele für eine verminderte Kompartmentgröße sind der Verschluß von Fasciendefekten sowie eine zu starke Extension bei Frakturen.

3. Pathophysiologie des Kompartment-Syndroms

Die normale Gewebsfunktion wird gewährleistet durch eine adäquate Zirkulation, die die metabolischen Bedürfnisse des Gewebes deckt. Beim Kompartment-Syndrom wird die lokale Zirkulation soweit reduziert, daß die metabolischen Bedürfnisse des Gewebes nicht länger gedeckt werden und funktionelle Beeinträchtigungen eintreten.

Weitgehende Übereinstimmung herrscht in der Ansicht, daß nicht der absolute Druck im Fascienraum für die Durchblutung der Muskulatur entscheidend ist, sondern sein Verhältnis zum Blutdruck.

Über den Mechanismus, der diese Durchblutungsminderung bewirkt, besteht keine einheitliche Auffassung. Mehrere Theorien werden derzeit diskutiert.

Die Theorie eines arteriellen Spasmus

Foisie (1942), Benjamin (1957), Gardner (1970) sowie Eaton and Green (1972) glauben, daß durch den erhöhten Gewebsdruck ein arterieller Spamus induziert wird, der für die Ischämie innerhalb der Kompartments verantwortlich sei. Der Erhalt von Pulsen distal des betroffenen Kompartments spricht etwas gegen diese Theorie. Des weiteren zeigen Arteriogramme bei Patienten mit Kompartment-Syndromen gewöhnlich keinen arteriellen Spasmus, sondern eine graduelle Verengung der Gefäße bei ihrem Verlauf durch das betroffenen Kompartment.

Kritische Verschlußdrucktheorie

Burton (1951) und später Ashton (1975) beobachteten, daß bei höheren, von extern applizierten Drucken der Blutfluß sistierte, bevor die Differenz zwischen mittlerem arteriellen Druck und appliziertem Druck 0 wurde. Diese Beobachtungen gaben Anlaß zu der Überlegung eines kritischen Verschlußdruckes. Entsprechend dieser Theorie ist ein erheblicher transmuraler Druck (mittlerer arterieller Druck – Gewebsdruck) notwendig, um die Arteriolen offen zu halten. Wird der Gewebsdruck so hoch, daß der transmurale Druck insuffizient ist, schließen sich die Arteriolen aktiv und der Blutfluß stoppt. Die Versuche, die zur Ermittlung eines kritischen Verschlußdruckes geführt haben, wurden fast ausschließlich bei normalem Venendruck vorgenommen (Burton 1951; Ashton 1975).

Arterio-venöse Gradiententheorie

Entsprechend dieser Theorie reduzieren Anstiege im Gewebsdruck den lokalen arterio-venösen Gradienten und deshalb den lokalen Blutfluß. Wenn die Perfusion so weit reduziert wird, daß sie nicht länger die metabolischen Bedürfnisse des Gewebes deckt, resultieren funktionelle Störungen und somit ein Kompartment-Syndrom.

Das Verhältnis zwischen arterio-venösem Gradienten und lokaler Perfusion wird durch folgende Gleichung bestimmt: Lokaler Blutfluß LBF = $P_A - P_V/R$ (Feigl 1974). Dabei ist LBF der lokale Blutfluß, P_A der lokal-arterielle Druck, P_V der lokale Venendruck und R ist der lokale vasculäre Widerstand. Da die Venen ein kollabierendes Röhrensystem sind, kann der Druck innerhalb dieser (P_V) nicht geringer sein als der lokale Gewebsdruck (P_T). Daraus ergibt sich, daß bei Ansteigen des Gewebsdruckes auch der lokale Venendruck steigen muß (Lanz 1979). Der angestiegene lokale Venendruck vermindert den lokalen arterio-venösen Gradienten. Dieses Phänomen wurde bestätigt durch die direkte Messung des lokalen Venendruckes (Ryder et al. 1943; Kjellmer 1964; Matsen et al. 1980).

Eine gewisse Reduktion des lokalen arterio-venösen Gradienten kann durch Veränderungen im lokalen vasculären Widerstand kompensiert werden. Dieser Mechanismus, bekannt als Autoregulation, gewährleistet eine lokale Perfusion über einen weiteren arterio-venösen Gradienten (Feigl 1974). Ist aber der arterio-venöse Gradient beträchtlich reduziert, wird die Autoregulation ineffektiv. An diesem Punkt wird die lokale Perfusion bestimmt primär durch den lokalen arterio-venösen Gradienten. Mit einem weiteren Anstieg im Gewebsdruck wird die lokale Perfusion reduziert und zwar so weit, daß sie nicht länger die metabolischen Bedürfnisse des Gewebes deckt und funktionelle Störungen eintreten, d.h., ein Kompartment-Syndrom resultiert.

Klinisch ist diese Theorie besonders nützlich, da sie prädiziert, daß eine Verminderung des lokalen arteriellen Druckes, z.B. durch Hochlagerung des Beines über das Herzniveau, den zirkulatorischen Effekt jedes Gewebsdruckanstiegs verstärkt. Diese Theorie prädiziert weiterhin, daß eine Verminderung des lokalen Venendruckes durch Dekompression des Gewebes eine effektive Methode ist für die Wiederherstellung der Zirkulation, wenn ein Kompartment-Syndrom droht. Schließlich erklärt diese Theorie des Erhaltensein der Pulse und der distalen Zirkulation, die häufig beim Kompartment-Syndrom zu registrieren sind. Die Pulse und die distale Zirkulation können aus zweierlei Gründen intakt sein. Erstens hat der Anstieg im Gewebsdruck, der gewöhnlich in einem Kompartment-Syndrom beobachtet wird, einen geringen Effekt auf den arteriellen Flow. Zweitens ist der Venendruck in den Zehen oder Fingern distal des Kompartments gewöhnlich normal, so daß ein normaler digitaler arterio-venöser Gradient und digitaler Blutfluß resultieren.

4. Lokalisation

Prinzipiell kann das Kompartment-Syndrom überall dort auftreten, wo Muskeln, Gefäße und Nerven in relativ abgeschlossenen und unnachgiebigen Kammern vorkommen. Die

Muskeln eines Kompartments stellen eine funktionelle Einheit dar. Die sie bedeckende Fascie kann als Muskelursprung dienen, wobei sie mit dem Epimysium eine Einheit bildet und dem Muskel adhärent aufliegt. In den meisten Fällen sind Fascie und Epimysium voneinander getrennt. Die Fascie wirkt dann als Widerlager des Muskels, dessen Kraftzuwachs bei intakter Fascie 15% beträgt (Garfin et al. 1981).

Kompartments der oberen Extremität

Im Bereich der *Schulter* befindet sich als einziger Muskel der M. deltoideus in einem Kompartment, das oberflächlich durch eine Fascie, die sich septenartig in die Tiefe fortsetzt, begrenzt ist.

Die *Oberarmmuskulatur* wird durch die medial und lateral befindlichen Septa intermuscularis in ein vorderes und hinteres Kompartment getrennt. Im Bereich des vorderen Kompartments befinden sich die Mm. biceps und brachialis. Streckseitig befindet sich der M. triceps als einziger Muskel des dorsalen Kompartments.

Die Muskellogen des *Unterarmes* werden durch Septa intermuscularia der Fascia antibrachii sowie Ulna, Radius und Membrana interossea voneinander getrennt. Das Kompartment der Beuger wird proximal vom Lacertus fibrosus und dem M. pronator teres, distal vom Lig. carpi transversum begrenzt. Die oberflächlichen und tiefen Muskeln des volaren Kompartments sind durch eine dünne Fascie voneinander getrennt. Das dorsale Kompartment wird von Ulna und Radius mit der zwischen ihnen befindlichen Membrana interossea und oberflächlich von der Fascia antibrachii gebildet. Es enthält alle Extensoren und den M. abductor pollicis longus.

An der *Hand* sind infolge Vertikalverspannungen der Handbinnenmuskulatur durch umhüllendes Bindegewebe fünf Fascienräume entstanden. Die Retinacula heften die Hohlhandfascie unverschieblich an das Skelett und schließen die Mm. interossei ein. Hierdurch entstehen drei Interosseus-Kompartments. Das Thenar-Kompartment enthält die Mm. abductor pollicis brevis, flexor pollicis brevis und opponens. Sie sind ebenso wie die Muskeln des Hypothenar-Kompartments – Mm. abductor digiti minimi, flexor digiti minimi und opponens digiti minimi – von einer straffen Fascie umschlossen.

Kompartments der unteren Extremität

Die *Glutealregion* enthält die Mm. glutaeus maximus, medius, minimus und tensor fasciae latae. Die Fascia lata sendet Septen in die Tiefe, wodurch sich drei separate Kompartments unterteilen lassen. Der M. tensor fasciae latae liegt in einer eigenen Fascienhülle. Die Mm. gluteaus medius und minimus sind von einer sehr dicken Fascie bedeckt. Der M. glutaeus medius entspringt periostal zwischen Linea glutea anterior und posterior als auch von der Unterfläche der ihn bedeckenden Fascia glutea. Die Muskeln liegen damit innerhalb eines osteofibrösen Köchers. Der M. glutaeus maximus ist von einer dünnen Oberflächenfascie bedeckt, welche sich septenartig mit dem Epimysium zwischen den grobfaserigen Muskelbündeln als intermusculäres Bindegewebe fortsetzt.

Auf der Innenseite der Beckenschaufel befindet sich das *Iliacus-Kompartment,* welches die Mm. psoas major, psoas minor und iliacus beinhaltet. Klinisch ist dieses Kompartment von untergeordneter Bedeutung (Wells und Templeton 1977; Goodfellow et al. 1978).

Im Bereich des *Oberschenkels* teilen die Septa intermuscularia medial und lateral das vordere und dem hinteren Kompartment.

Am *Unterschenkel* befinden sich vier Kompartments. Das vordere Kompartment beinhaltet die Mm. tibialis anterior, extensor digitorum longus, peroneus tertius und extensor hallucis longus. Das laterale Kompartment enthält die Mm. peroneus longus und brevis, das oberflächliche dorsale die Mm. gastrocneminus, soleus und falls vorhanden, plantaris. Das häufig vergessene tiefe dorsale Kompartment besteht aus den Mm. tibialis posterior, flexor digitorum longus und flexor hallucis longus. Im Gegensatz zu der oberflächlichen dorsalen Muskelschicht sind sie in einen osteofibrösen Köcher eingelagert. Ihre Vorderwand besteht aus den dorsalen Flächen beider Unterschenkelknochen und der zwischen ihnen ausgespannten Membrana interossea. Die dorsale Grenzfläche stellt die Lamina profunda fasciae cruris dar, welche distal straffer wird (Lanz, v. Wachsmuth 1972; Pernkopf 1980).

Am *Fuß* lassen sich vier Kompartments voneinander abgrenzen. Die Planta pedis enthält durch vertikale Verspannungen der Plantaraponeurose mit dem Skelett drei Muskelkammern. Medial befindet sich die Großzehenmuskulatur, im Mittelfach liegen die Sehnen des Mm. flexor digitorum longus und hallucis longus zusammen mit dem M. flexor digitorum brevis. Lateral befindet sich das Fach für die Kleinzehenmuskeln. Das vierte Kompartment liegt dorsal und grenzt sich durch ein transversal verlaufendes Septum von den drei plantaren Muskelkammern ab. Es enthält die Mm. interossei und ist streckseitig von dem Unterhautfettgewebe und der Haut begrenzt.

5. Diagnose des Kompartment-Syndroms

a) Klinische Untersuchung. Bei bewußtseinsklaren Patienten ist das charakteristische Leitsymptom der akut einsetzende, brennend bohrende Schmerz, teils krampfartig mit zunehmender Tendenz. Daneben werden Mißempfindungen in Form von Paraesthesien, Hypaesthesien sowie rasch folgende Sensibilitätsausfälle geklagt. Störungen der Muskelfunktion sind nach zwei- bis vierstündiger Ischämiedauer beim kooperativen Patienten als motorische Muskelschwäche nachweisbar. Palpatorisch ist die betroffene Muskulatur druckschmerzhaft und von auffallend fester bis steinharter Konsistenz. Periphere Arterienpulse und Capillarzirkulation sind im Frühstadium der Kompartment-Ischämie intakt, sofern keine begleitende Arterienverletzung vorliegt (Abb. 1).

b) Gewebedruckmessung. Wichtigstes Hilfsmittel zum Nachweis des Kompartment-Syndroms, insbesondere beim bewußtlosen Patienten, ist die Messung des subfascialen Gewebedruckes, der normalerweise zwischen 0 und 5 mmHg liegt. Die Mikrozirkulation sistiert, wenn die Druckdifferenz zwischen subfascialem Druck und diastolischem Blutdruck 30 mmHg unterschreitet. Beim normotensiven Patienten sind jedoch auch schon Absolutwerte alarmierend, wenn diese auf 30 bis 40 mmHg ansteigen (Wissing 1980; Mubarak et al. 1981). Während eine passagere Druckerhöhung bis zu 40 mmHg meist noch keine Dauerschäden hinterläßt, ist damit bei anhaltender Druckerhöhung auf 60 mmHg sicher zu rechnen.

Whitesides (1975) hat zur Druckmessung eine technisch einfache, leicht durchführbare Methode angegeben. Das Meßprinzip beruht darauf, daß auf einem im Nebenschluß

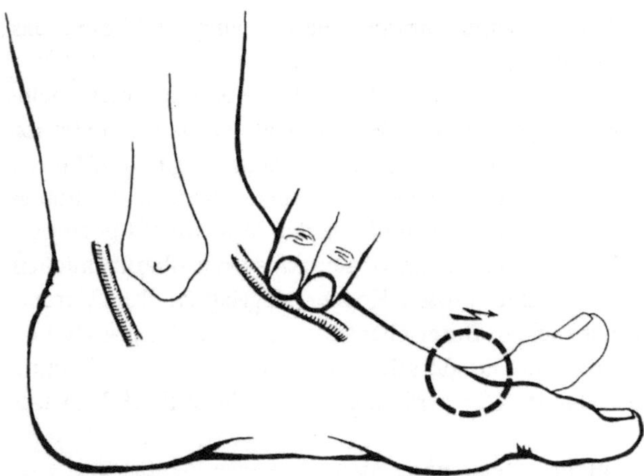

Abb. 1. Symptomatik beim häufigen Tibialis-anterior-Syndrom mit Paraesthesien in der ersten Zwischenzehenfalte und Großzehenheberschwäche. Trotz Störung der Mikrozirkulation sind die peripheren Pulse oft tastbar

liegenden Manometer der Druck abgelesen werden kann, der auf einer luftgefüllten Spritze über einen Dreiwegehahn auf die Flüssigkeitssäule in der Punktionskanüle ausgeübt werden muß, damit die Kochsalzlösung aus der Kanüle in die Muskelloge übertritt. Sobald der Flüssigkeitsmeniscus im Kunststoffkatheter den Übertritt anzeigt, entspricht der Spritzendruck dem subfascialen Gewebsdruck und kann am Manometer direkt abgelesen werden.

Von Mubarak (1978) und Matsen (1980) wurden Verfahren mittels Verweilkatheter entwickelt. Für die kontinuierliche Druckmessung wird eine Infusionsrate von 0,7 cm^3 pro Tag benutzt. Experimentelle Untersuchungen haben gezeigt, daß der gemessene Druck relativ unabhängig von der Infusionsrate ist. Eine akute vierzigfache Vermehrung der Infusionsrate von 0,7 auf 28 cm^3 pro Tag produziert nur einen 4 mmHg-Anstieg im gemessenen Druck. Hargens (1978) fand, daß die akute Infusion von 2 cm^3 Plasma in das anterolaterale Kompartment des Hundes (Volumen 40 cm^3) den Intrakompartmentdruck von 30 auf 45 mmHg ansteigen ließ.

Die kontinuierliche Kochsalzinjektion ist dagegen aus mehrerlei Gründen kein Problem.

1. Kochsalz oder Ringerlactat werden dreimal schneller als Plasma absorbiert.
2. Drei Tage Druckmessung sind notwendig, um 2 cm^3 in das Kompartment einzubringen und
3. die menschlichen Kompartments sind über zehnmal größer als das antero-laterale Kompartment des Hundes.

c) Durchblutungsmessungen. Die Doppler-Ultraschall-Technik leistet wertvolle Hilfe bei der Lokalisation arterieller Stenosen bzw. Verschlüsse. Diese Untersuchung ist leicht praktikabel, objektiv und nicht invasiv. Sie dient im Rahmen der Diagnostik von Extremitätenverletzungen jedoch in erster Linie dem Ausschluß oder Nachweis begleitender Arterienläsionen.

Dies gilt auch für die Arteriographie, die bei abgeschwächten oder fehlenden Pulsen und peripherer Ischämie indiziert ist. Eine Engstellung peripherer Arterien ohne eindeutigen

Gefäßabbruch ist lediglich als Begleitsymptom der ischämischen Muskelschwellung zu werten. Ein normales Arteriogramm schließt ein gleichzeitig bestehendes Kompartment-Syndrom nicht aus.

Die Phlebographie dient der Dokumentierung einer Phlebothrombose im Rahmen der Differentialdiagnose. Außerdem kann sie zum Nachweis eines chronischen Kompartment-Syndroms durch funktionelle Überlastung der Tibialis-anterior-Loge eingesetzt werden (Renemann 1975).

6. Differentialdiagnose

Die Abgrenzung des Kompartment-Syndroms gegenüber posttraumatischen Schmerzzuständen, Nerven- und Gefäßverletzungen bereitet erhebliche Schwierigkeiten (Wissing, Schmit-Neuerburg 1982). Differentialdiagnostisch auszuschließen sind:

1. Die akute Phlebothrombose und Thrombophlebitis, wo die typischen Venendruckpunkte der Extremitäten stark empfindlich sind.
2. Akute Nervenlähmungen treten plötzlich auf. Im Gegensatz zum Kompartment-Syndrom bestehen keine Schwellung und kein Muskeldehnungsschmerz. Traumatische und ischämiebedingte Paresen lassen sich durch Elektrostimulation des Nervenstammes differenzieren (Matsen et al. 1980).
3. Infekte gehen immer mit allgemeinen Entzündungszeichen einher.
4. In seltenen Fällen können ergotaminhaltige Medikamente das Krankheitsbild des Ergotismus provozieren. Es ist durch plötzliche ischämiebedingte Schmerzen aufgrund arterieller Vasospasmen charakterisiert. Unter Nitroglyzerin sowie der Ganglienblockade mittels Periduralanaesthesie lösen sich die Spasmen.

7. Einteilung des Kompartment-Syndroms

Nach dem klinischen Schweregrad unterscheiden wir das *drohende* und das *manifeste Kompartment-Syndrom* (Echtermeyer et al. 1982). Beim drohenden Kompartment-Syndrom besteht keine periphere Minderdurchblutung. Neurologische Störungen fehlen oder sind nur dezent vorhanden. Ein hervorstechendes Merkmal ist der im Verhältnis zur Primärverletzung unverhältnismäßig starke Schmerz. Die Druckmessung in den Fascienlogen ergibt Werte an der oberen Grenze der Norm. Dabei gelten 30–40 mmHg empirisch als ein Grenzwert (Matsen et al. 1876; Mubarak et al. 1978; Owen et al. 1978; Akeson et al. 1981), der insbesondere bei Patienten mit peripheren Gefäßerkrankungen und Verletzungen im Schockzustand erheblich variieren kann.

Das manifeste Kompartment-Syndrom ist charakterisiert durch ein bereits eingetretenes neurologisches Defizit sowie Störungen der Durchblutung.

Daraus ergibt sich auch die Indikation zur Dekompression, die im wesentlichen auf dem klinischen Befund und der Druckmessung beruht.

8. Allgemeine Erstbehandlung

Die vordringlichste Sofortmaßnahme beim Verdacht auf ein Kompartment-Syndrom besteht in der breiten Spaltung konstringierender Verbände. Wie Garfin (1981) experimentell zeigen konnte, vermindert das weite Aufspreizen des Gipsverbandes den subfascialen Druck in der Tibialis-anterior-Loge um 30%. Die Entfernung des Gipsverbandes kann sogar zu einer Senkung bis auf 15% des Ausgangswertes führen. Einen ähnlichen Wirkungsmechanismus wie Gipsverbände können auch zu stark aufgeblasene Luftkammerschienen ausüben. Die Kühlung einer Extremität beeinflußt den subfascialen Druck nicht.

Extreme Hochlagerungen vermindern die arterio-venöse Druckdifferenz (Abb. 2). Folge der arteriellen Minderversorgung sind Hypoxie und Acidose in der verletzten Extremität. Als geeignete Prävention gegenüber einem Kompartment-Syndrom erweist sich deshalb die Flach- oder nur geringe Hochlagerung bis maximal 10 cm über Vorhofniveau. Beim Schwerverletzten ist eine aggressive Volumentherapie zur Steigerung des arteriellen Mitteldrucks unerläßlich zur Verbesserung der arterio-venösen Druckdifferenz und damit zur Prophylaxe eines Kompartment-Syndroms. Eine allgemeine Hypotension führt zu einer beschleunigten Schädigung der Muskulatur und der Nerven schon bei niedrigeren Druckwerten innerhalb der Kompartments (Matsen et al. 1980; Zweifach et al. 1980).

Vasodilatantien und Sympathicolytica sind beim Kompartment-Syndrom wirkungslos. Die einzig effiziente und kausale Therapie zur Drucksenkung innerhalb der Kompartments ist die Dekompression.

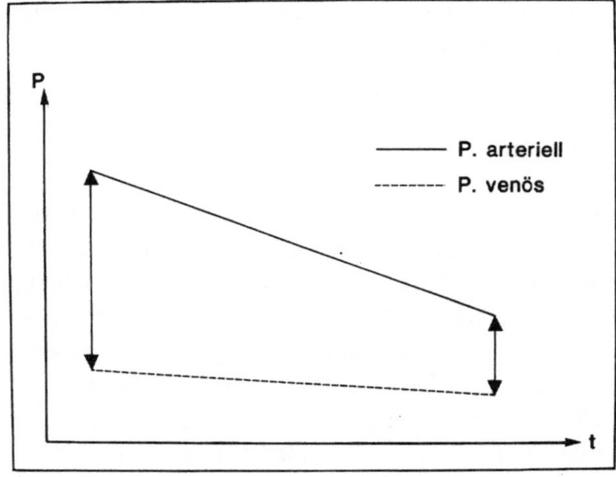

Abb. 2. Verminderung der arterio-venösen Druckdifferenz im Kompartment bei Hochlagerung

9. Allgemeine Operationstechnik

Um die Ischämiezeit der Muskulatur nicht zu verlängern, wird ohne Blutsperre operiert. Bei der Revision wird die Vitalität der dekomprimierten Muskulatur beurteilt. Die besten Hinweise für Vitalität sind die „4 K“: Kontraktilität, Konsistenz, Kolorit und Kapillarblutung. Gesunder Muskel kontrahiert sich bei Berührung, er hat normale Konsistenz, die Farbe ist rotbraun oder nur gering livide gefärbt. Er blutet bei Incision.

Beim drohenden Kompartment-Syndrom erfolgt die *prophylaktische Fasciotomie* in Form der halbgedeckten Spaltung durch kleine Hautincisionen. Die Hautschnitte werden wieder verschlossen, wenn dies spannungsfrei möglich ist.

Beim manifesten Kompartment-Syndrom erfolgt die *therapeutische Fasciotomie* durch Quer- und Längsincisionen der Fascie. Die unter hohem Druck stehenden Muskeln werden revidiert, avitale Anteile und Blutcoagel entfernt. Als Kriterien für die Ausdehnung des Debridements dienen die oben angegebenen Vitalitätszeichen. Bei zweifelhaftem Vitalitätsbefund sollte eher nicht reseziert werden, da die Regenerationsfähigkeit der Muskulatur intraoperativ häufig nicht abgesehen werden kann. Im Rahmen des späteren Hautverschlusses kann als Second look-Operation ein erneutes Debridement durchgeführt werden. Die Wunde bleibt beim manifesten Kompartment-Syndrom immer offen und wird durch einen synthetischen Hautersatz gedeckt: Ein primärer Wundverschluß birgt die große Gefahr eines Rebound-Kompartment-Syndroms in sich (Abb. 3), da die postischämische Schwellung 6 bis 12 Std nach der Fascienspaltung zu einer erneuten Volumenzunahme der Muskulatur führt (Matsen 1980).

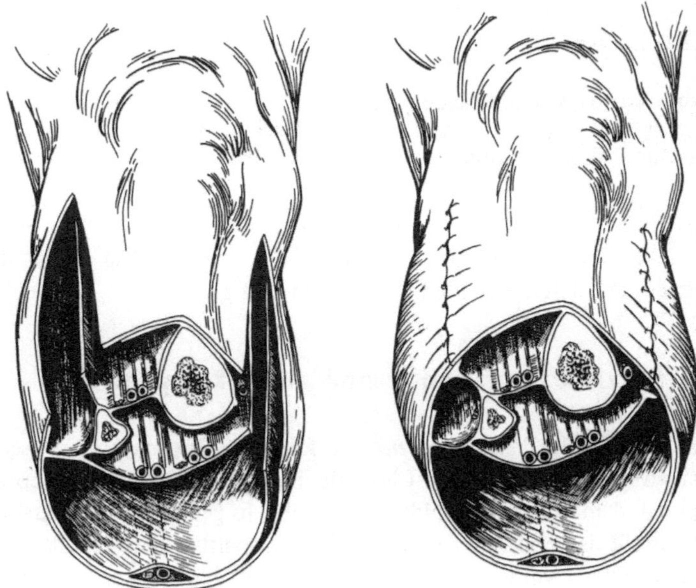

Abb. 3a, b. Entwicklung eines Rebound-Kompartment-Syndroms. **a** Zustand nach Entlastung aller 4 Unterschenkelkompartments durch bilaterale Incision. **b** Ein primärer Hautverschluß kann 6–12 Std nach der Fascienspaltung durch erneute Volumenzunahme der Muskulatur ein Rebound-Kompartment-Syndrom induzieren

Simultan mit der Fascienspaltung sollte die stabile Osteosynthese der begleitenden Fraktur aus zweierlei Gründen durchgeführt werden (Abb. 4).

1. Die Fascienspaltung beeinträchtigt die natürliche Weichteilschienung der Fraktur und trägt damit zur Instabilität bei.
2. Eine primär geschlossene Fraktur wird durch die therapeutische Fasciotomie zur sekundär offenen Fraktur mit einem entsprechend hohen Infektrisiko.

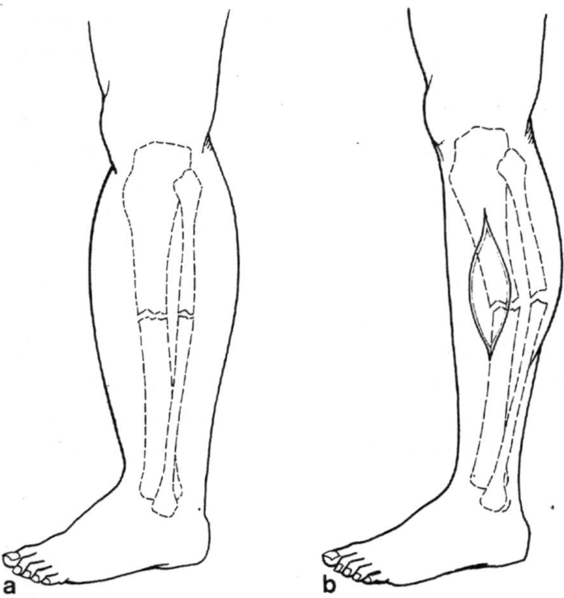

Abb. 4a, b. Weichteilschienung einer Fraktur durch begleitendes Kompartment-Syndrom. **a** Natürliche Weichteilschienung der Fraktur. **b** Stabilitätsverlust der Fraktur nach chirurgischer Dekompression eines begleitenden Kompartment-Syndroms

Nach Rückbildung des Ödems um den 5. bis 8. Tag erfolgt die Sekundärnaht; verbleibende Hautdefekte werden durch Meshgräft gedeckt.

10. Spezielle Operationstechnik zur Dekompression

Im Bereich des *Schultergelenkes* erfolgt der Zugang zum Musculus deltoideus leicht geschwungen unterhalb der Clavicula in Höhe des Processus coracoideus beginnend nach caudal dem Sulcus deltoideo pectoralis folgend. Da der Muskel durch multiple Septen unterteilt ist, müssen außer der Fascienspaltung zusätzliche Incisionen des Epimysiums durchgeführt werden. Am *Oberarm* erfolgt der Zugang zur Dekompression des vorderen und hinteren Kompartments je nach Begleitverletzung. Im Falle einer Gefäßverletzung wird die Incision medial gewählt (Abb. 5). Bei osteosynthetischer Versorgung des Humerus erfolgt der Zugang von lateral.

Das volare Kompartiment des *Unterarmes* wird durch eine volar-ulnare Incision entlastet. Wesentlich ist die Durchtrennung des unelastischen Lacertus fibrosus (Abb. 6), welcher zusammen mit dem Musculus pronator teres und der Bicepssehne einen V-förmigen Schlitz zum Durchtritt von Arteria brachialis und Nervus medianus bildet. Die Loge der oberflächlichen Beuger wird über dem Musculus flexor carpi ulnaris eröffnet. Durch Abdrängen dieses Muskels nach ulnar wird das tiefe Kompartment erreichbar. Bei der Entlastung der tiefen Beugemuskeln ist eine Verletzung des ulnaren Gefäßnervenbündels zu vermeiden. Distal muß das Lig. carpi transversum mit durchtrennt werden. Die Entlastung der Streckmuskulatur gestaltet sich einfach durch radialseitige Eröffnung der Unterarmfascie.

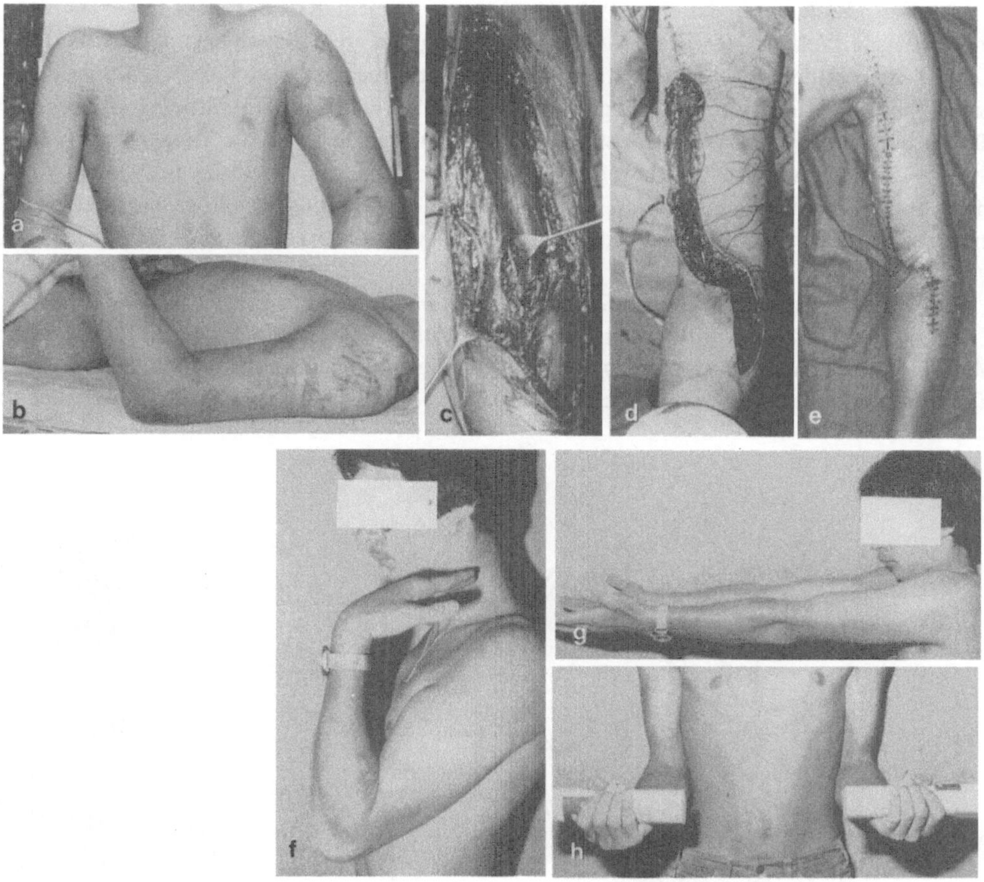

Abb. 5. a, b. Kompartment-Syndrom der li. Schulter und des li. Oberarmes nach Überrolltrauma ohne knöcherne Verletzungen. **c** Operationssitus nach Entlastung. **d** Partieller Hautverschluß und vorgelegte Nähte. **e** Sekundärnaht des Restdefektes. **f–h** Funktion 1 Jahr nach dem Unfall

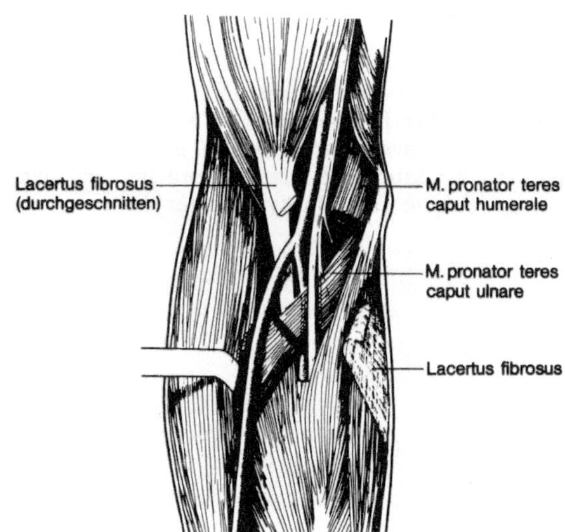

Abb. 6. Schematische Darstellung der Ellenbeuge nach Durchtrennung des Lacertus fibrosus und Teilresektion des Carput humerale vom M. pronator teres

An der *Hand* wurde bereits 1920 von Finochietto ein Kompartment-Syndrom der Interosseusmuskulatur beschrieben. Die Entlastung der Interosseus-Kompartments der Langfinger geschieht nach Buck-Gramcko (1974) am leichtesten von dorsal, wobei entweder längs oder leicht bogenförmige Hautschnitte über dem 2. und 4. Mittelhandknochen für die jeweils benachbarten Interosseus-Kompartments geführt werden. Thenar und Hypothenar werden von palmar entlastet. Der Carpaltunnel und das Retinaculum werden von einer S-förmigen Hohlhandincision zusammen mit der Guyonschen Loge eröffnet. Der motorische Thenarast des N. medianus ist unbedingt zu schonen.

Der Zugang zur Entlastung der *Glutealmuskulatur* erfolgt knapp distal und parallel zur Crista iliaca oder wie beim dorsalen Zugang zum Hüftgelenk (Abb. 7). Die Entlastung des M. glutaeus maximus erfordert neben der Fasciotomie zusätzliche Incisionen im Sinne einer Epimysiotomie. Entscheidend ist die Fascienspaltung des M. glutaeus medius und minimus.

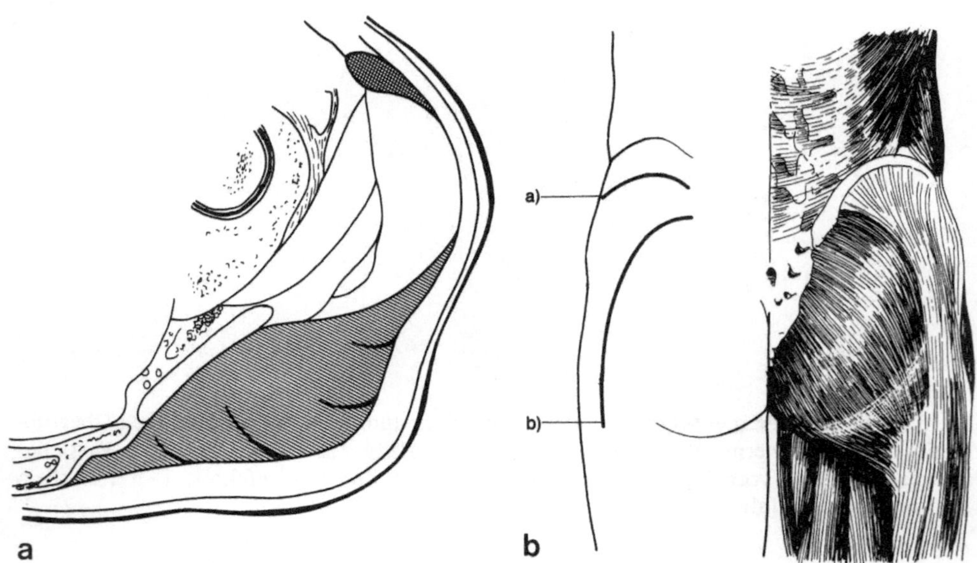

Abb. 7. a, b. Kompartments im Glutealbereich. **a** Querschnitt durch die Glutealregion und Darstellung der Logen des M. tensor fasciae latae (*schraffiert*), der Mm. glutaeus medius und minimus (*weiß*) sowie des M. glutaeus maximus (*gestrichelt*). **b** Hautincision zur Entlastung der Glutealmuskulatur: (*a*) distal und parallel zur Crista iliaca, (*b*) dorsaler Zugang zum Hüftgelenk nach Marcy-Fletcher-Müller

M. glutaeus maximus erfordert neben der Fascietomie zusätzliche Incisionen im Sinne einer Epimysiotomie. Entscheidend ist die Fascienspaltung des M. glutaeus medius und minimus.

Am *Oberschenkel* erfolgt die Entlastung durch eine dorso-laterale Längsincision und Spaltung der Fascia lata in typischer Weise wie beim Zugang auf das Femur, allerdings etwas mehr dorsal. Die Beugerloge wird unter dem Septum intermusculare eröffnet und entlastet. Bei Exploration des medialen Gefäßnervenbündels kann vom selben Zugang die Beuge- und Streckmuskulatur dekomprimiert werden (Abb. 8).

Die vier *Unterschenkel-Kompartments* können prinzipiell durch drei Methoden eröffnet werden:

1. Die bilaterale Incision.
2. Die parafibulare Dekompression.
3. Die Fibularesektion.

Die *bilaterale Incision* eignet sich nur zur prophylaktischen Fasciotomie (Mubarak, Owen 1977; Echtermeyer et al. 1980). Die Eröffnung des vorderen und seitlichen Kompartments erfolgt durch eine antero-laterale Hautincision 2 cm ventral der Fibula im proximalen und medialen Unterschenkeldrittel. Die Haut wird proximal und distal etwas unterminiert, um eine bessere Übersicht über die Fascie zu gewinnen. Die Fascien beider Kompartments werden zunächst quergespalten, um das vordere Septum intermusculare zu identifizieren. Der N. peroneus superficialis liegt im lateralen Kompartment, benachbart zum Septum. Zur Dekompression beider Kompartments werden die Branchen einer langen stumpfen Schere nach proximal und distal vorgeschoben. Für die Spaltung des Lig. transversum cruris ist unter Umständen eine zweite Incision notwendig. Bei Spaltung des lateralen Kompartments liegt die Fascieneröffnung im Niveau des Fibulaschaftes.

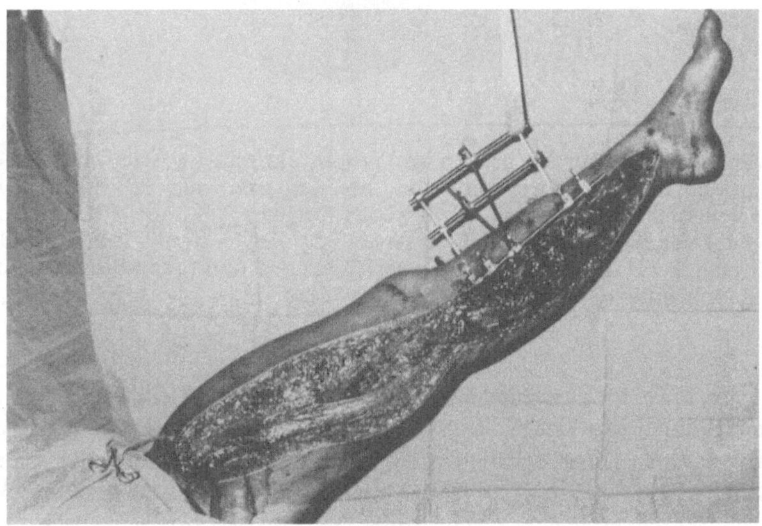

Abb. 8. Ausgedehntes Kompartment-Syndrom der Oberschenkel- und Unterschenkelkompartments nach Zerreißung der A. femoralis bei einem polytraumatisierten Patienten. Medialer Zugang am Oberschenkel, der nach distal (atypisch) verlängert wurde. Stabilisierung der Unterschenkelfraktur mit Fixateur externe

Die Entlastung des oberflächlichen und tiefen dorsalen Kompartments erfolgt über eine gemeinsame postero-mediale Hautincision 2 cm dorsal der tastbaren Tibiahinterkante im distalen Unterschenkeldrittel (Abb. 9). Vena saphena magna und Nervus saphenus werden nach ventral weggehalten. Durch eine Querincision kann das Septum zwischen tiefem und oberflächlichem dorsalen Kompartment identifiziert werden. Es wird zunächst das oberflächliche dorsale Kompartment dekomprimiert. Besonderes Augenmerk muß dem tiefen dorsalen Kompartment gelten, dessen Fascie häufig ignoriert wird. Die Folgen des unbehandelten Kompartment-Syndroms sind hier besonders gravierend und beeinträchtigen die Funktion der Extremität erheblich. Infolge seiner Weichteilummantelung ist es direkter Palpation nicht zugänglich. Erst im distalen Unterschenkeldrittel wird es von den Muskelmassen des Triceps surae freigegeben und direkt erreichbar.

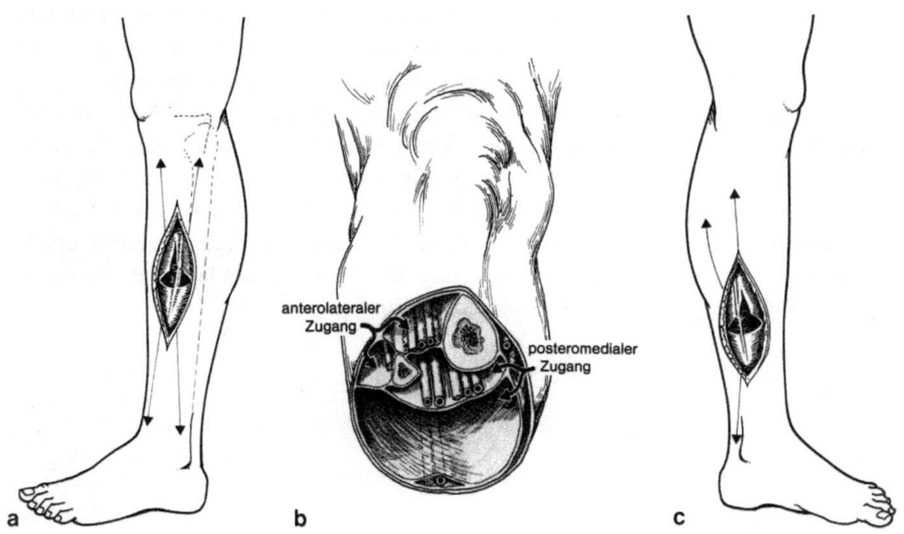

Abb. 9a–c. Bilaterale Incision zur prophylaktischen Fasciotomie der Unterschenkelkompartments. **a** Dekompression des lateralen und ventralen Kompartments durch eine gemeinsame antero-laterale Hautincision. **b** Querschnitt durch das proximale Unterschenkelschenkeldrittel. Schematische Darstellung des antero-lateralen und postero-medialen Zugangs. **c** Dekompression des oberflächlichen und tiefen dorsalen Kompartments durch eine gemeinsame postero-mediale Hautincision

Die *unilaterale parafibulare Dekompression* erlaubt die Entlastung aller vier Kompartments durch eine Hautincision (Abb. 10) (Matsen et al. 1980). Die Hautincision liegt über der gesamten Länge der Fibula, direkt darunter erfolgt die Fascienspaltung für das laterale Kompartment (Abb. 10a). Das vordere Kompartment wird durch Weghalten der Haut nach ventral erreichbar (Abb. 10b). Das dorsale oberflächliche Kompartment läßt sich durch Weghalten der Haut nach dorsal darstellen (Abb. 10c). Nach Ablösen des lateralen Kompartments von seiner dorsalen Fascie werden die Musculi peronaei nach vorne und der M. triceps surae nach dorsal weggehalten. Hierdurch spannt sich die Fascie zwischen Fibula und dem tiefen Blatt der Fascia cruris an. Ihre Incision entlastet das tiefe dorsale Kompartment (Abb. 10d).

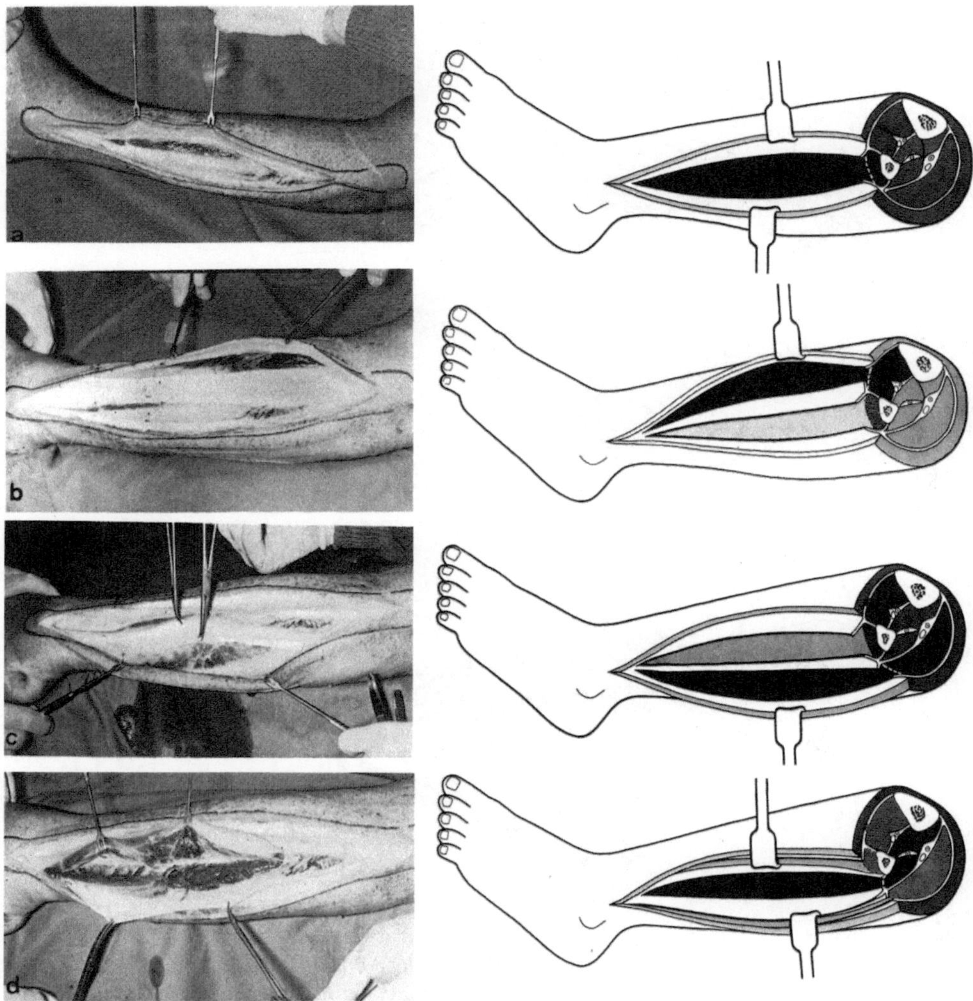

Abb. 10a–d. Parafibulare Dekompression des Unterschenkelkompartments nach Matsen (1980). **a** Spaltung des lateralen Kompartments im Niveau der Hautincision. **b** Spaltung des vorderen Kompartments durch Weghalten der Haut nach ventral. **c** Spaltung des oberflächlichen dorsalen Kompartments durch Weghalten der Haut nach dorsal. **d** Spaltung des tiefen dorsalen Kompartments durch Weghalten der Mm. peronei nach vorne und des M. triceps surae nach dorsal

Die Durchtrennung des Lig. transversum cruris und bei der therapeutischen Fasciotomie auch des Lig. cruciforme ist um so wichtiger, je weiter distal die Verletzung liegt. Ischämien des Fußes erfordern ebenfalls ihre Durchtrennung.

Die *Fibularesektion* (Abb. 11) gestattet die Eröffnung aller vier Kompartments von einem Zugang aus (Kelly, Whitesides 1967; Ernst, Kaufer 1971; Feagin, White 1973). Das Wadenbein wird dabei subperiostal 8 cm proximal des Außenknöchels bis unmittelbar unterhalb der proximalen tibio-fibularen Syndesmose reseziert. Der Eingriff sowie die

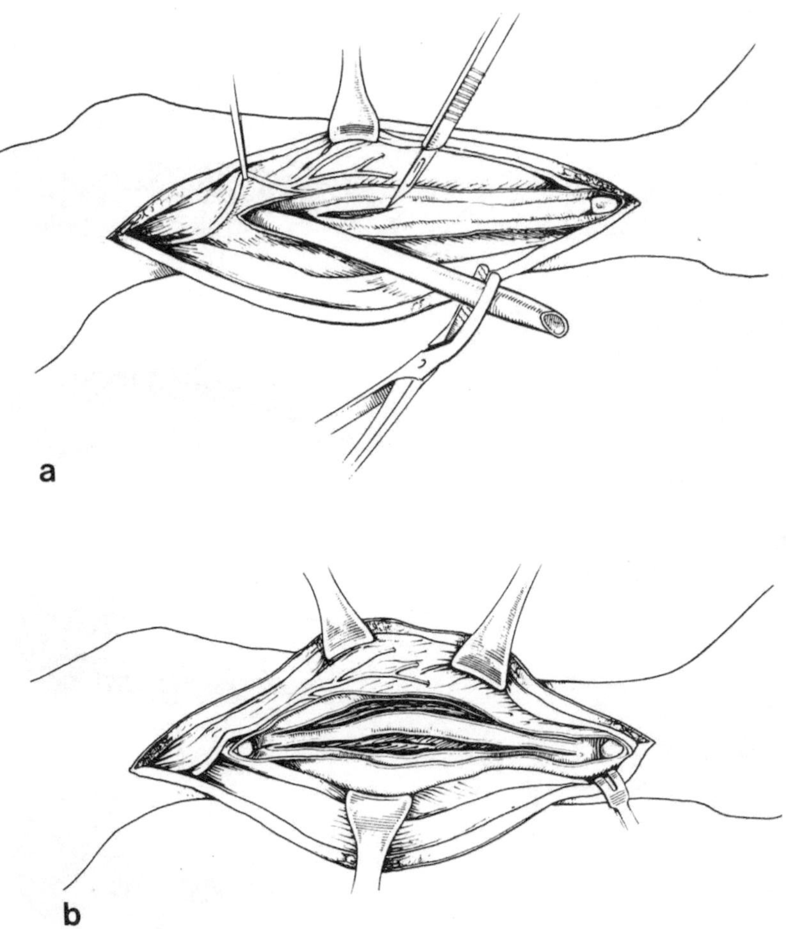

Abb. 11a, b. Resektion der Fibula zur Eröffnung aller vier Unterschenkelkompartments. a Subtotale Resektion der Fibula. b Zustand nach Fibularesektion und Eröffnung aller Muskellogen

Verletzungsgefahr des N. peroneus sind jedoch wesentlich größer, so daß er zugunsten der parafibularen Dekompression endgültig verlassen werden sollte. Ein weiterer Nachteil der subtotalen Fibularesektion ist der Stabilitätsverlust.

Am *Fuß* (Abb. 12) besteht das Problem der Entlastung nicht nur in der Eröffnung der Muskellogen der kurzen Fußmuskeln, sondern vor allem in einer ausreichenden Entlastung der Haut. Die Druckkonstruktion der Planta pedis bewirkt die Ablagerung von Blut und Lymphe vorwiegend im Fußrückenbereich (Lanz, von Wachsmuth 1972). Die Indikation zur Entlastung von Haut und Muskeln besteht bei schweren Fußverletzungen mit und ohne Knochenverletzung. Der laterale Zugang einschließlich Durchtrennung des Retinaculum musculi extensorum inferius verläuft zwischen dem vierten und fünften Strahl über dem Fußrücken. Falls notwendig, wird medialseitig zusätzlich die Haut über dem ersten Mittelfußstrahl incidiert.

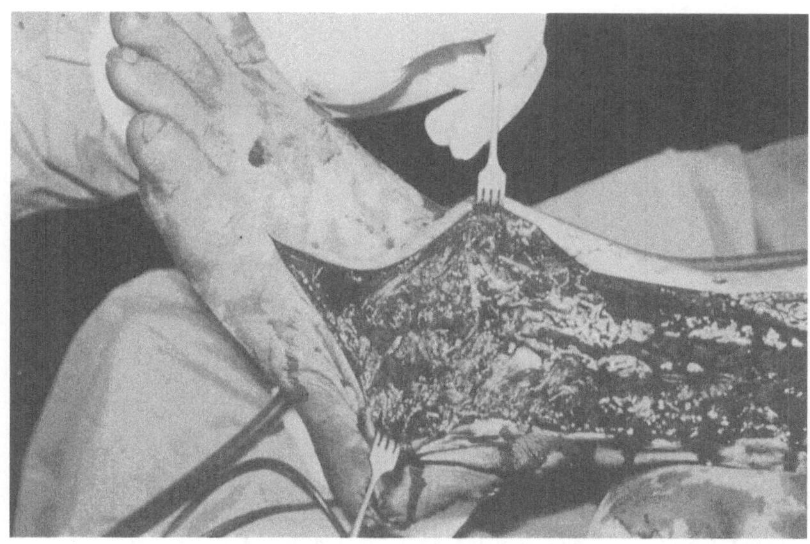

Abb. 12. Entlastung von Haut und Subcutis bei manifestem Kompartment-Syndrom des Fußes nach schwerer Fußquetschung mit Mittelfuß- und Fußwurzelfrakturen

Die drei Kompartments im Bereich der Planta pedis lassen sich durch eine quere Durchtrennung der Plantaraponeurose nahe ihrem Ursprung am Calcaneus entlasten.

11. Ergebnisse

Aus den Jahren 1978–1981 wurden 103 Kompartment-Syndrome, die teilweise verspätet in unsere Behandlung eintraten, analysiert (Oestern, Echtermeyer 1982). 81mal war der Unterschenkel, 10mal der Oberschenkel, 7mal der Oberarm und 4mal der Unterarm betroffen. Ein Kompartment-Syndrom betraf die Glutealregion (Tabelle 1). Die Altersverteilung der Patienten zeigte einen deutlichen Gipfel in der zweiten Lebensdekade (Abb. 13). Bei 95 Patienten erfolgte eine Fascienspaltung, 8mal wurde keine Dekompression durchgeführt (Tabelle 2). Bei 36 Patienten waren Spätfolgen zu beobachten, 35mal alleine nach einem Kompartment-Syndrom des Unterschenkels. Im einzelnen bestand 29mal eine

Tabelle 1. Lokalisation von 103 Kompartment-Syndromen in 4 Jahren

Kompartment-Syndrome (n = 103) 1978–1981	
Unterschenkel	81
Oberschenkel	10
Oberarm	7
Unterarm	4
Glutäalregion	1

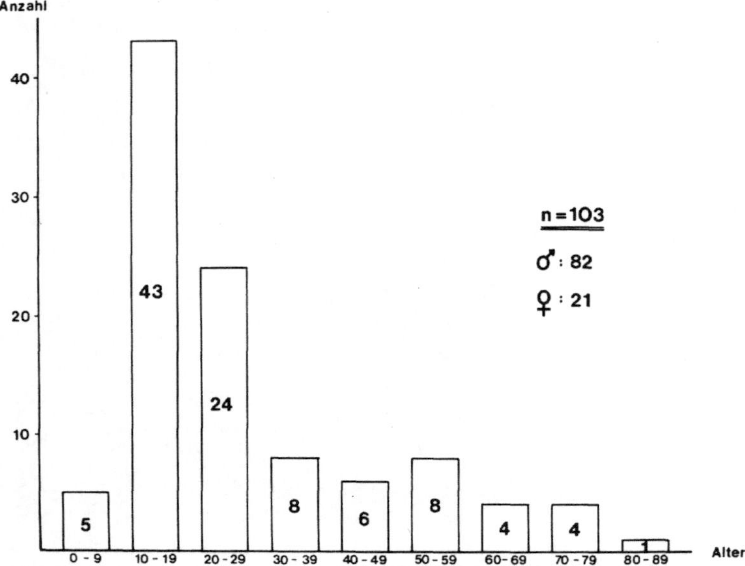

Abb. 13. Altersgruppenverteilung von 103 Kompartment-Syndromen

Fußheberschwäche, 4mal eine Krallenzehenstellung und 9mal klagten die Patienten über Sensibilitätsausfälle (Tabelle 3).

Tabelle 2. Zeitpunkt der Fascienspaltung bei 95 Patienten mit Kompartment-Syndromen (n = 95)

< 6 h	39
6 – 12 h	8
12 – 24 h	23
> 24 h	25

Tabelle 3. Spätfolgeschäden nach Kompartment-Syndromen

Fußheberschwäche	n = 20
Großzehenheberschwäche	n = 6
Sensibilitätsausfälle	n = 9
Beugekontraktur	n = 4

Analysiert man die Spätfolgeschäden nach dem Zeitpunkt der Fasciotomie, so zeigt sich, daß nur bei 3 Patienten mit einer Fasciotomie innerhalb der ersten 6 Std Spätschäden beobachtet wurden. Dagegen lagen bei 22 Patienten Spätfolgeschäden vor, die jenseits der 24. Stunde dekomprimiert wurden (Tabelle 4). Bei 10 Patienten wurde später eine Amputation durchgeführt. Unter diesen Verletzten wurde in keinem Fall eine Fasciotomie innerhalb der ersten 6 Std durchgeführt, bei einem Patienten innerhalb der ersten 12 und bei 2 Patienten zwischen der 12. und 24., bei 7 Patienten sogar jenseits der 24. Stunde nach dem Unfall.

Bei 8 Patienten wurde keine Fasciotomie durchgeführt, 7mal wurden Folgeschäden beobachtet und nur 1 Patient heilte folgenlos aus.

Dreizehn Patienten entwickelten einen Infekt, davon erfolgte 11mal die Fasciotomie jenseits der 12. Stunde nach dem Unfall (Tabelle 5).

Tabelle 4. Verteilung der Spätfolgen in Abhängigkeit vom Zeitpunkt der Dekompression

< 6 h	3
6 – 12 h	4
12 – 24 h	7
> 24 h	22

Tabelle 5. Infektionsrate in Abhängigkeit vom Zeitpunkt der Fascienspaltung bei 95 operierten Kompartment-Syndromen

< 6 h	0
6 – 12 h	2
> 12 h	11

12. Schlußfolgerungen

Obwohl die katastrophalen Folgen eines unbehandelten Kompartment-Syndroms seit Volkmann (1886) bekannt sind, wird das Kompartment-Syndrom als Erkrankung oder Verletzungskomplikation nach wie vor unterschätzt.

Über die Häufigkeit des Kompartment-Syndroms am Unterschenkel, der bevorzugten Region, liegen unterschiedliche Mitteilungen vor. Unter 905 Unterschenkelfrakturen beobachteten Heim und Grete (1972) nur 7 Kompartment-Syndrome (0,8%). Ellis (1958) berichtete über eine Häufigkeit von 2,5%. Owen und Tsimboukis (1967) fanden es in 10%. Die eigenen Untersuchungen zeigen ein Kompartment-Syndrom in 17% aller Unterschenkelfrakturen. Die Unterschiede sind durch den Unfallmechanismus erklärbar. In der Untersuchung von Heim (1972) handelte es sich fast ausschließlich um Skiunfälle, während in den eigenen Untersuchungen der Verkehrsunfall mit großem Weichteilschaden (z.B. Stoßstangenanprall!) Hauptursache aller Unterschenkelfrakturen war.

Die Fasciotomie stellt einen Noteingriff dar, der jederzeit ausführbar sein muß. Der Dringlichkeit kommt eine absolute prognostische Bedeutung zu. Musculäre Mikrozirkulationsstörungen, die länger als 12 Std bestehen, hinterlassen nach McQuillen und Nolan (1968) sowie Matsen und Clawson (1975) motorische und sensible Ausfälle sowie myogene Kontrakturen. Keays (1981) ist nach seinen Erfahrungen der Meinung, daß nur die Entlastung innerhalb von 6 Std nach Auftreten eines Kompartment-Syndroms gute Resultate bringe. Nach 8 Std seien permante Schäden zu erwarten, nach 12 Std ergebe sich im hohen Prozentsatz die Notwendigkeit zur Amputation. Von seinen 10, durch Fibulektomie behandelten Patienten hatten nur 4 ein gutes Ergebnis.

Die meisten Befunde über die zeitliche Beziehung zwischen Durchblutungsstörung und reparativer Gewebetoleranz basieren auf experimenteller totaler Ischämie. Nerven zeigten bereits nach 30 min eine funktionelle Beeinträchtigung. Irreversible Paresen traten 12 bis 24 Std nach totaler Ischämie auf (Holmes et al. 1944, Malan 1963). Kompensierbare, partielle myogene Störungen fanden sich schon nach zwei- bis vierstündiger Ischämiezeit, ein irreversibler Funktionsverlust nach 4 bis 12 Std (Harman 1948; Whitesides 1971). Diese experimentellen Untersuchungen entsprechen den eigenen klinischen Erfahrungen, daß beim manifesten, unbehandelten Kompartment-Syndrom nach 4 bis 6 Std funktionelle Schäden verblieben.

Die einzig logische mögliche Konsequenz ist, durch Druckreduktion die Durchblutung zu normalisieren. Ausgenommen am Unterschenkel ermöglichen die dazu empfohlenen Incisionen eine gleichzeitige interne Osteosynthese.

Eine Osteosynthese wird umso eher indiziert sein, je stärker die konservative Therapie durch die Weichteilbehandlung kompliziert wird. Da sich am Unterschenkel die Standardincision zur Dekompression und internen Stabilisierung nur ungenügend kombinieren lassen, bietet sich als Alternative die externe Fixation an.

Die Excision nekrotischer Muskulatur ist auch vor allem notwendig, um Infektionen zu vermeiden, die nicht selten eine Amputation zur Folge haben (Hicks 1964; Nicoll 1964). Gleichzeitig wird dadurch auch die adhärente schrumpfende Vernarbung noch intakten Muskelgewebes vermieden (Ramadier 1981).

Die Folgeschäden nach dem Kompartment-Syndrom sind immer noch erschreckend hoch, eine Tatsache, die vor allem auf einem verspäteten Erkennen dieses Krankheitsbildes beruht, dessen therapeutische Zielsetzung bereits Bardenheuer 1911 in einer ausgedehnten Monographie beschrieb.

Literatur

1. Akeson WH, Hargens AR, Garfin SR, Mubarak SJ (1981) Muscle compartment syndromes and snake bites. In: Hargens AR (ed) Tissue fluid pressure and composition. William and Wilkins, Baltimore, p 215
2. Ashton H (1975) The effect of increased tissue pressure on blood flow. Clin Orthop Relat Res 113:15
4. Bardenheuer B (1911) Die Entstehung und Behandlung der ischaemischen Muskelkontur und Gangrän. Dtsch Z Chir 108:44
4. Benjamin A (1957) The relief of traumatic arterial spasm in threatened Volkmann's ischemic conctracture. J Bone Joint Surg 39B:711
5. Buck-Gramcko D (1974) Ischämische Kontrakturen am Unterarm and Hand. Handchir 6:141
6. Burton AC (1951) On the physical equilibrium of small blood vessels. Physiol Rev 34: 619
7. Eaton RG, Green WT (1972) Epimysiotomy and fasciotomy in the treatment of Volkmann's ischemic contracture. Orthop Clin North Am 3:175
8. Echtermeyer V, Godt P, Muhr G (1980) Das posttraumatische Muskelkompressionssyndrom. Pathophysiologie und Technik der Dekompression. Hefte Unfallheilkd 148: 192
9. Echtermeyer V, Muhr G, Oestern HJ, Tscherne H (1982) Chirurgische Behandlung des Kompartment-Syndroms. Unfallheilkd 85:114
10. Ellis H (1958) Disabilities after tibial shaft fractures. J Bone Joint Surg 40B:190
11. Ernst CB, Kaufer H (1971) Fibulectomy – Fasciotomy. J Trauma 11:365

12. Feagin JA, White AA (1973) Volkmann's ischemia treated by transfibular fasciotomy. Milit Med 138:497
13. Feigl EO (1974) Physics of the cardivascular system. In: Ruch TC, Patton HD (ed) Physiology and Biophysics. Circulation, Respiration and Fluid Balance, Vol 2. Saunders, Philadelphia London Toronto
14. Finochietto R (1920) Retraccion des Volkmann de los musculos intrinsecos de la mano. Bol Trab Soc Chir (Buenos Aires) 4:31
15. Foisie PS (1942) Volkmann's ischemic contracture. An analysis of its proximate mechanism. N Engl J Med 226:671
16. Fuhrmann FA, Crismon JM (1951) Early changes in distribution of sodium, potassium and water in rabbit muscles following release of tourniquets. Am J Physiol 166:424
17. Gardner RC (1970) Inpending Volkmann's contracture following minor trauma to the palm of the hand. A theory of pathogenesis. Clin Orthop Relat Res 72:261
18. Garfin SR, Mubarak SJ, Evans KL, Hargens AR, Akeson WH (1981) Quantification of intracompartmental pressure and volume under plastercasts. J Bone Joint Surg 63A: 449
19. Garfin SR, Tipton CM, Mubarak SJ, Woo SLY, Hargens AR, Akeson WH (1981) The role of fascia in the maintenance of muscle tension and pressure. A Appl Physiol (in press)
20. Gaspard DJ, Kohl RD (1975) Compartmental syndromes in which the skin is limiting boundary. Clin Orthop 113:65
21. Goodfellow J, Fearn CRDA, Mathens JM (1978) Decompression of forearm compartment syndromes. Clin Orthop 134:225
22. Hargens AR, Akeson HW, Mubarak SJ et al. (1978) Fluid balance within the canine anterolateral compartment and its relationship to compartment syndromes. J Bone Joint Surg 60A:499
23. Harman JW, Gwinn RP (1948) The recovery of skeletal muscle fibers from acute ischemia as determined by histologic and chemical methods. Am J Pathol 25:741
24. Heim U, Grete W (1972) Das Tibialis-anterior-Syndrom nach Osteosynthese am Unterschenkel. Helv Chir Acta 39:667
25. Hicks JH (1964) Amputation in fractures of the tibia. J Bone Joint Surg 46B:388
26. Holden CEA (1975) Compartmental syndromes following trauma. Clin Orthop 113:95
27. Holmes W, Highet WB, Seddon JH (1944) Ischaemic nerve lesions occuring in Volkmann's contracture. Br J Surg 32:259
28. Keays AC (1981) Fibulectomy – Fasciotomy. J Bone Joint Surg 63B:478
29. Kelly RP, Whitesides TE Jr (1967) Transfibular route for fasciotomy of the leg. J Bone Joint Surg 49A:1022
30. Kjellmer J (1964) An indirect method for estimating tissue pressure with special reference to tissue pressure in muscle during exercise. Acta Plupiol Scand 62:31
31. Lanz J, v. Wachsmuth W (1972) Praktische Anatomie: Bein und Statik. Springer, Berlin Heidelberg New York
32. Lanz M (1979) Ischämische Muskelnekrosen. Hefte Unfallheilkd 139
33. Malan E, Tattom G (1963) Physio- and anatomo-pathology of acute ischemia of the extremities. J Cardiovasc Surg 17:212
34. Matsen FA III, Clawson DK (1975) The deep posterior compartmental syndrome of the leg. J Bone Joint Surg 57A:34
35. Matsen FA, Mayo KA, Sheridan GW, Krugmire RB (1976) Monitoring of intramuscular pressure. Surgery 79:702
36. Matsen FA III (1980) Compartmental syndromes. Grune & Stratton, New York London Toronto Sydney San Francisco
37. Matsen FA III, Winquist RA, Krugmire RB Jr (1980) Diagnosis and management of compartmental syndromes. J Bone Joint Surg 62A:286
38. Matsen FA III, Wyss CR, Krugmire RB et al. (1980) The effects of limb elevation and dependency on local arteriovenous gradients in normal human limbs with particular reference to limbs with increased tissue pressure. Clin Orthop Relat Res 150:187
39. Mau H (1970) Ischämische Kontrakturen der unteren Extremität bei Kindern und Erwachsenen. Hefte Unfallheilkd 102:142

40. McQuillan WM, Nolan B (1968) Ischaemia complicating injury. J Bone Joint Surg 50B:482
41. Meier F, Heinz C (1974) Tibialis-anterior Syndrom nach Frakturen am Unterschenkel. Chir Praxis 18:297
42. Mubarak SJ, Owen CA (1977) Double-incision fasciotomy of the leg for decompression in compartment syndromes. J Bone Joint Surg 59A:184
43. Mubarak SJ, Owen CA, Hargens AR, Garetto LP, Akeson WH (1978) Acute compartment syndromes: Diagnosis and treatment with the aid of wick catheter. J Bone Joint Surg 60A:1091
44. Mubarak SJ, Hargens AR, Lee YF, Lundblad AK, Castle GSP, Rorabeck CH (1981) Slit catheter – an new technique for measuring tissue fluid pressure and quantifying muscle contraction. 27th Annual Meeting, Orthopedic Res Soc, Las Vegas, NV
45. Mubarak SJ, Hargens AR (1981) Compartment Syndromes and Volkmann's Contracture. Saunders, Philadelphia London Toronto
46. Mummenthaler M, Mummenthaler A, Medici V (1969) Das Tibialis-anterior-Syndrom nach Operationen am Unterschenkel. Seine Fehldiagnose als Peroneusparese. Arch Orthop Unfall-Chir 66:201
47. Nicoll EA (1965) Fractures of the tibial shaft. J Bone Joint Surg 46B:373
48. Oestern HJ, Echtermeyer V (1982) Behandlung des Kompartmentsyndroms und Ergebnisse. Langenbecks Arch Chir 358 (im Druck)
49. Owen R, Tsimboukis B (1967) Ischaemia complicating closed tibial and fibula shaft fractures. J Bone Joint Surg 49B:268
50. Owen CA, Mubarak SJ, Hargens AR, Ratherford L, Garetto LP, Akeson WH (1978) Intramuscular pressure with limb compression. Clarification of the pathogenesis of the drug-induced compartment syndrome/crush syndrome. N Engl J Med 300:1169
51. Pernkopf E (1980) Atlas der topographischen und angewandten Anatomie des Menschen: Brust, Bauch und Extremitäten. Urban und Schwarzenberg, München Wien Baltimore
52. Ramadier IO (1981) Syndrome ischemique post-traumatique des loges de la jambe. Int Orthop 5:91
53. Reneman RS (1975) The anterior and the lateral compartmental syndrome of the leg due to intensive use of muscles. Clin Orthop 113:69
54. Ryder HW, Molle WE, Ferris EB (1953) The influence of the collapsibility of veins on venous pressure, including a new procedure for measuring tissue pressure. J Clin Invest 23:334
55. Tscherne H (1982) Editorial Unfallheilkunde 85
56. Volkmann R (1881) Die ischämischen Muskellähmungen und -kontrakturen. Zentralbl Chir 8:801
57. Waiber P, Nigst H, hess (1960) Spätzustand nach akutem traumatischen Tibialis-anterior-Syndrom. Schweiz Med Wochenschr 90:700
58. Wells J, Templeton J (1977) Femoral neuropathy associated with anticoagulant therapy. Clin Orthop 124:155
59. Whitesides TE, Hirada H, Morimoto K (1971) The response of skeletal muscle to temporary ischemia: an experimental study. J Bone Joint Surg 53A:1027
60. Whitesides TE Jr, Honey TC, Morimoto K, Hirada H (1975) Tissue pressure measurements as a determinant for the need of fasciotomy. Clin Orthop 113:43
61. Whitesides TE, Hirada H, Morimoto K (1977) Compartment syndromes and the role of fasciotomy, its parameters and techniques. Instructional Course Lectures. The American Academy of Orthopedic Surgeons Vol 26. Mosby, St Louis
62. Wissing H (1980) Die Bedeutung der Compartmentdruckmessung in der Beurteilung des Weichteilschadens am Unterschenkel. Hefte Unfallheilkd 148:499
63. Wissing H, Schmit-Neuerburg KP (1982) Diagnose und Differentiáldiagnose des Kompartment-Syndroms. Unfallheilkd 85:133
64. Zweifach SS, Hargens AR, Evans KI, Gonsalves MR, Smith RK, Mubarak SJ, Akeson WM (1980) Skeletal muscle necrosis in pressurized compartments associated with hemorrhagic hypotension. J Trauma 20:941

Gelenktransfixation bei Gelenkverletzungen mit schwerem Weichteilschaden

D. Rogge

1. Einleitung

Der Schweregrad einer Extremitätenverletzung wird insbesondere in Gelenknähe entscheidend vom Grad der begleitenden Weichteilverletzung geprägt. Von wesentlicher Bedeutung für die therapeutische Planung ist dabei, daß nicht nur der augenfällige offene Weichteilschaden, sondern auch der schwere geschlossene Weichteilschaden in seinem vollen Ausmaß erfaßt wird (Tscherne und Brüggemann 1976). Die Wahl des Vorgehens wird entscheidend von Art, Lokalisation und Schwere des begleitenden Weichteilschadens bestimmt.

In jedem Fall benötigen ausgedehnte Verletzungen eine besondere Immobilisation, um frühestmögliche, ungestörte Heilung und damit Funktionsaufnahme zu erlangen.

Therapeutische Zielsetzung

Die nachfolgenden therapeutischen Forderungen sind bei diesen Verletzungen besonders exakt, aber auch besonders schwer zu erfüllen:

a) Sichere Ruhigstellung,
b) Adäquate Lagerung,
c) Gute Zugänglichkeit,
d) Kontinuierliche Kontrolle,
e) Optimale Hygiene.

Mit den üblichen konservativen Methoden der Schienenlagerung und Gipsruhigstellung läßt sich die Summe dieser Forderungen nur schwer und nicht im gewünschten Ausmaß erfüllen. Der Fixateur externe dagegen wird den gestellten Aufgaben optimal gerecht. Sichere Ruhigstellung und ständiger freier Zugang zum Verletzungsgebiet sind so möglich, ohne die verletzte Region selbst zu tangieren.

Das therapeutische Prinzip besteht in einer temporären externen Transfixation des Gelenkes (Rogge et al. 1980; Schmelzeisen et al. 1982).

Die Transfixation kann an allen großen Gelenken praktiziert werden, wird allerdings am häufigsten am Knie- und Sprunggelenk vorgenommen. Am Sprunggelenk hat sie zur Vermeidung einer Spitzfußdeformität noch einen zusätzlichen prophylaktischen Wert.

2. Indikation und Behandlungsprinzipien

Unabhängig von den bekannten Prinzipien der Versorgung von Gelenkfrakturen und der Behandlung schwerer Weichteilschäden ergeben sich besondere unterschiedliche indikatorische und therapeutische Probleme bei den folgenden Verletzungsmustern von Gelenken und in Gelenknähe:

Hefte zur Unfallheilkunde, Heft 162
Herausgegeben von H. Tscherne/L. Gotzen

a) Frakturen mit schwerem Weichteilschaden, die intern stabil fixiert werden können,
b) Frakturen mit schwerem Weichteilschaden, die mit internen Fixationsmethoden allein nicht stabilisiert werden können, insbesondere bei Knochendefekten,
c) Frakturen, bei denen Ausmaß und Lokalisation des Weichteilschadens oder die Fraktur selbst die interne Stabilisierung verbieten und
d) Gelenkzerreißungen mit schwerem Weichteilschaden.

Zu a): Bei intern ausreichend stabilisierbaren Frakturen dient die Gelenktransfixation allein der Behandlung des Weichteilschadens. Der Fixateur externe kann daher entsprechend gering als Rahmen- oder Klammerspanner dimensioniert und nach Ausheilung des Weichteilschadens entfernt werden (Abb. 1).

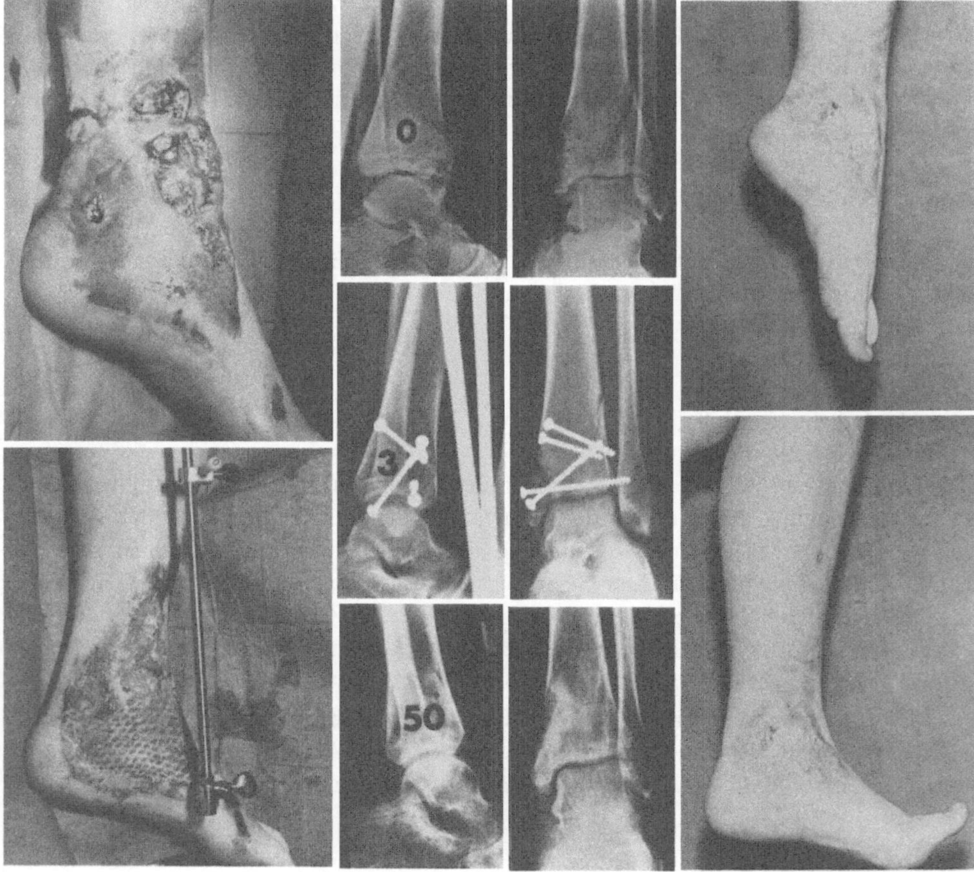

Abb. 1. Weichteilstabilisierung durch Transfixation: Schwere geschlossene Weichteilschädigung und Verbrennung bei distaler intraarticulärer Tibiafraktur. Schraubenosteosynthese, Transfixation für 4 Wo. mit einfacher Rahmenkonstruktion, sekundäre Meshgraft-Deckung. Nach 50 Wo. sehr gutes Ergebnis

Zu b): Frakturen mit großen Trümmerzonen oder insbesondere Knochendefekten in Gelenknähe können in manchen Fällen mit internen Fixationsmethoden allein nicht ausreichend stabilisiert werden, da in Gelenknähe abstützende oder überbrückende Platten nicht immer ausreichend stabil fixiert werden können und besonders am Kniegelenk außerordentlich große Hebelkräfte wirksam werden.

In diesen Fällen dient die Gelenktransfixation nicht nur zur Weichteilruhigstellung, sondern gleichzeitig der zusätzlichen Frakturstabilisierung. Das nicht ausreichend stabilisierbare gelenknahe Hauptfragment wird gewissermaßen über das Gelenk hinaus verlängert und damit stabilisierbar (Abb. 2).

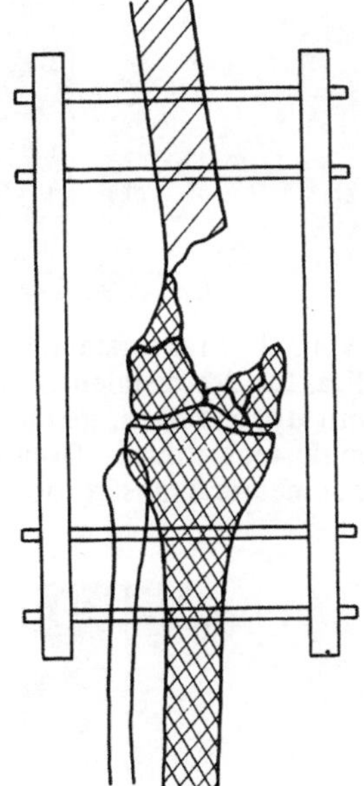

Abb. 2. Frakturstabilisierung durch Transfixation (*schematisch*): Mit innerer Fixation nur ungenügend stabilisierbare gelenknahe Fragmente werden durch die Transfixation über das fixierte Gelenk hinaus gewissermaßen verlängert und stabilisiert

Dabei ist der Fixateur entsprechend stabil mit dreidimensionaler Konstruktion anzuordnen (Abb. 3). Oft kann allerdings auch ein ventral angebrachter Klammerspanner genügend Stabilität bieten (Abb. 4). Der Fixateur kann erst dann entfernt werden, wenn die im Rahmen der Frakturheilung zunehmende knöcherne Stabilität es erlaubt.

Zu c): Bei Frakturen, die aufgrund des Ausmaßes und der Lokalisation des Weichteilschadens ohnehin nur extern stabilisiert werden können, sind beide der oben genannten Möglichkeiten gegeben.

Ist die Fraktur ohne Gelenktransfixation stabilisierbar, dient die Transfixation nur der Ausheilung des Weichteilschadens und kann einfach gehalten werden, am besten in der Weise, daß sie nach Weichteilheilung unter Belassung des frakturstabilisierenden Teils problemlos entfernt werden kann (Abb. 5).

Muß das Gelenk zur Frakturstabilisierung transfixiert werden, wird die meist ohnehin dreidimensionale Konstruktion über das Gelenk hinweg fortgesetzt. Auch hier empfiehlt es sich, die Konstruktion so zu planen, daß der transfixierende Teil ohne Eingriff an der übrigen Konstruktion nach zunehmender Frakturheilung entfernt werden kann.

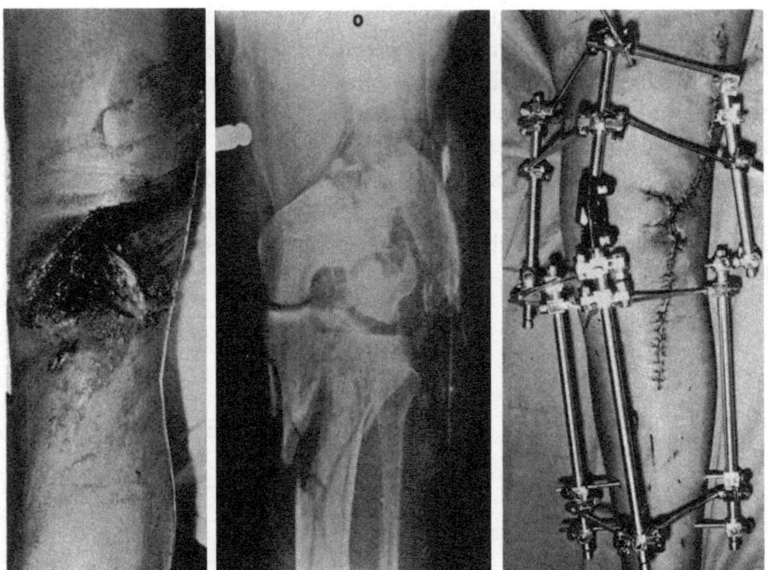

Abb. 3. Frakturstabilisierung durch Transfixation: Drittgradig offene Trümmer-Defekt-Fraktur des distalen Oberschenkels und gleichseitige Trümmerfraktur der proximalen Tibia mit drittgradigem geschlossenen Weichteilschaden. Primär Weichteildebridement und Minimalosteosynthese. Dreidimensionaler Fixateur externe an der proximalen Tibia mit abnehmbarer Transfixation des Kniegelenkes

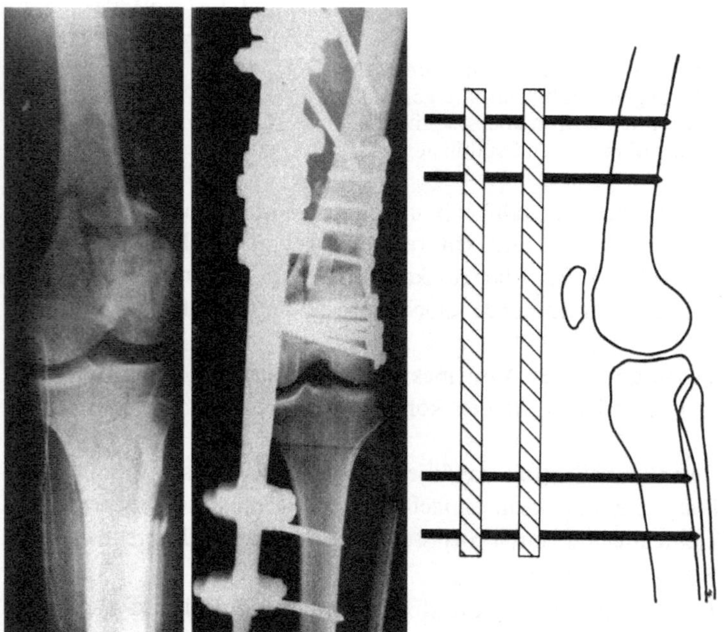

Abb. 4. Transfixation durch ventralen Klammer-Fixateur: Drittgradig offener distaler Oberschenkeltrümmerdefektbruch. Schwerer geschlossener Weichteilschaden des Unterschenkels. Osteosynthese durch Condylenabstützplatte. Einfache Transfixation durch doppelten ventralen Klammer-Fixateur mit guter Stabilität

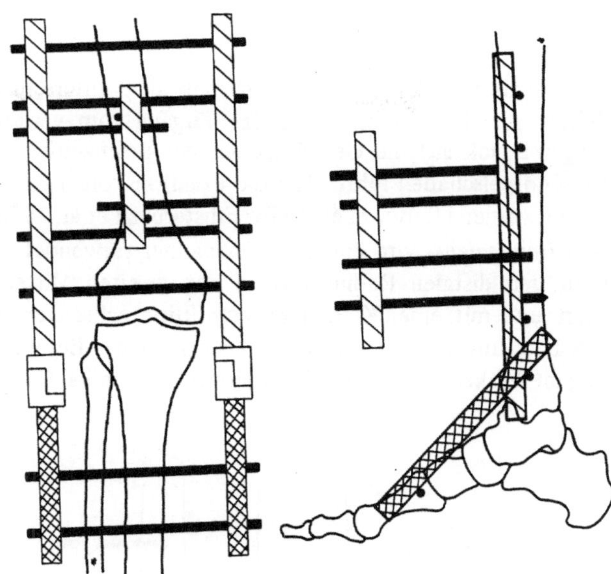

Abb. 5. Transfixation bei Fixateur externe-Osteosynthese (*schematisch*): Der transfixierende Teil des Fixateur externe muß ohne Veränderung der übrigen Konstruktion entfernt werden können. Abnehmbarer Teil schraffiert

Zu d): Bei Luxationen und Gelenkzerreißungen mit schwerem Weichteilschaden bietet sich die externe Transfixation in idealer Weise an. Sie dient 3 Zwecken: Ruhigstellung des genähten Kapselbandapparates, Sicherung der Heilung von Schäden des Hautweichteilmantels und Schutz der Anastomosen und Nähte etwaiger Gefäßnervenverletzungen.

Verletzungen der großen Gefäße sollten nach sofortiger Reposition der Luxation immer als erstes versorgt werden. Die Revascularisierung der Extremität ist erstes Gebot. Die Behandlung muß im einzelnen dem spezifischen Fall angepaßt werden. In der Regel ist es in den meisten Fällen ausreichend, erst nach Fertigstellung der Anastomosen den Fixateur externe zu montieren. Nur in Ausnahmefällen bei besonders instabilen Verhältnissen ist es gerechtfertigt, erst zu transfixieren und dann die Gefäßwand zu rekonstruieren. Durch einen schnell angelegten Rahmenspanner kann die Reposition stabil gehalten werden, so daß Gefäßanastomosen sicher durchzuführen und geschützt sind.

Durch die sofortige Anlage eines intraluminären Shunt kann die Ischämiezeit erheblich verkürzt werden.

Reine Luxationen ohne zusätzliche Fraktur mit schweren Weichteilverletzungen oder Gefäßnervenschäden treten vorwiegend am Kniegelenk auf. Als Fixateurkonstruktion genügt in der Regel ein Rahmenspanner oder ein ventraler Klammerspanner. Bei besonders instabilen Verhältnissen ist ein Zeltspanner erforderlich. Auf keinen Fall darf mit dem Fixateur externe axiale Kompression ausgeübt werden. Die Immobilisationsdauer beträgt in der Regel 6 Wochen.

An jede temporäre Gelenktransfixation schließt sich nach Entfernen der Transfixation eine Phase der intensiven krankengymnastischen Gelenkmobilisation an, wobei in der Anfangsphase die kontinuierliche passive Mobilisation mit der motorgetriebenen Bewegungsschiene rund um die Uhr im Vordergrund stehen sollte.

3. Technik der Gelenkfixation

Die Konstruktion der Transfixation muß den unterschiedlichen Anforderungen an die Stabilität gerecht werden, ohne den Zugang zum verletzten Gebiet zu behindern. Da ständiger Druck auf die Gelenkflächen bei gleichzeitiger strikter Ruhigstellung zu sekundären Knorpelschäden führt, darf die Fixationskonstruktion nicht über das Gelenk hinweg gespannt werden (Refior et al. 1976; Finsterbush et al. 1975).

Am *Handgelenk* wird ein Klammerspanner verwendet. Je 2 Schanzsche Schrauben werden in den distalen Radius und in den zweiten Mittelhandknochen von dorso-medial plaziert und mit einer Klammerkonstruktion achsengerecht stabilisiert. Zur Vermeidung von Schädigungen des Streckapparates erfolgt das Einbringen der Schanzschen Schrauben schräg im Winkel von 45° zur Sagittalebene von radial (Abb. 6).

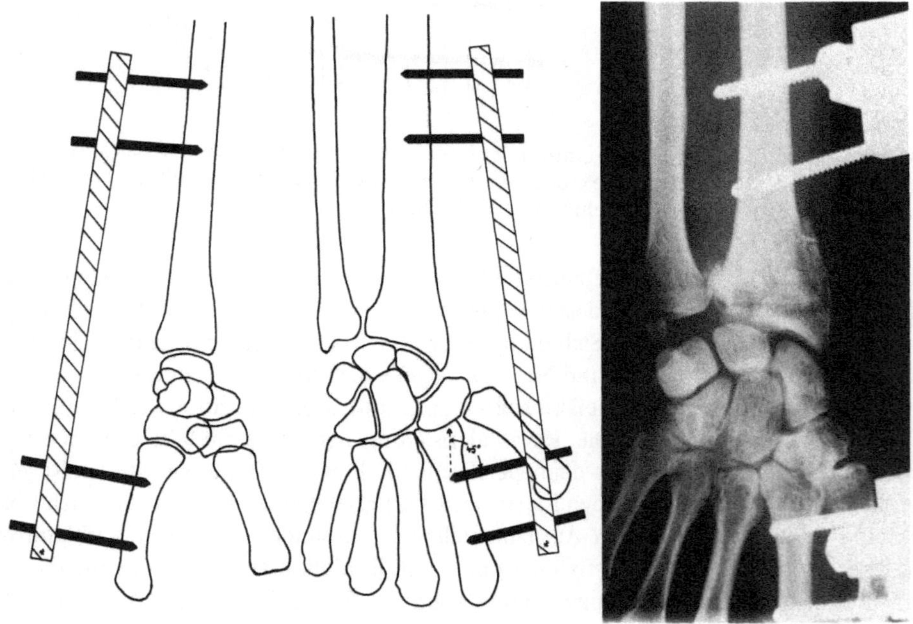

Abb. 6. Handgelenk-Transfixation: Ventrale Klammerkonstruktion 45° schräg nach radial geneigt, proximal im Radius, distal im Metacarpale II

Am *Kniegelenk* genügt bei stabilen Verhältnissen meistens ein Rahmenspanner, wobei proximal und distal je 2 Steinmann-Nägel unerläßlich sind (Abb. 7). In ausgewählten Fällen bietet ein ventral angebrachter Klammerspanner ausreichend Festigkeit (Abb. 4), häufig sogar mit nur einer Rohrstange (Abb. 8). Bei instabilen Frakturen und ausgedehnten Kniebandzerreißungen kann eine dreidimensionale Konstruktion zur Vermeidung von Rotationsbewegungen angebracht sein (Abb. 9).

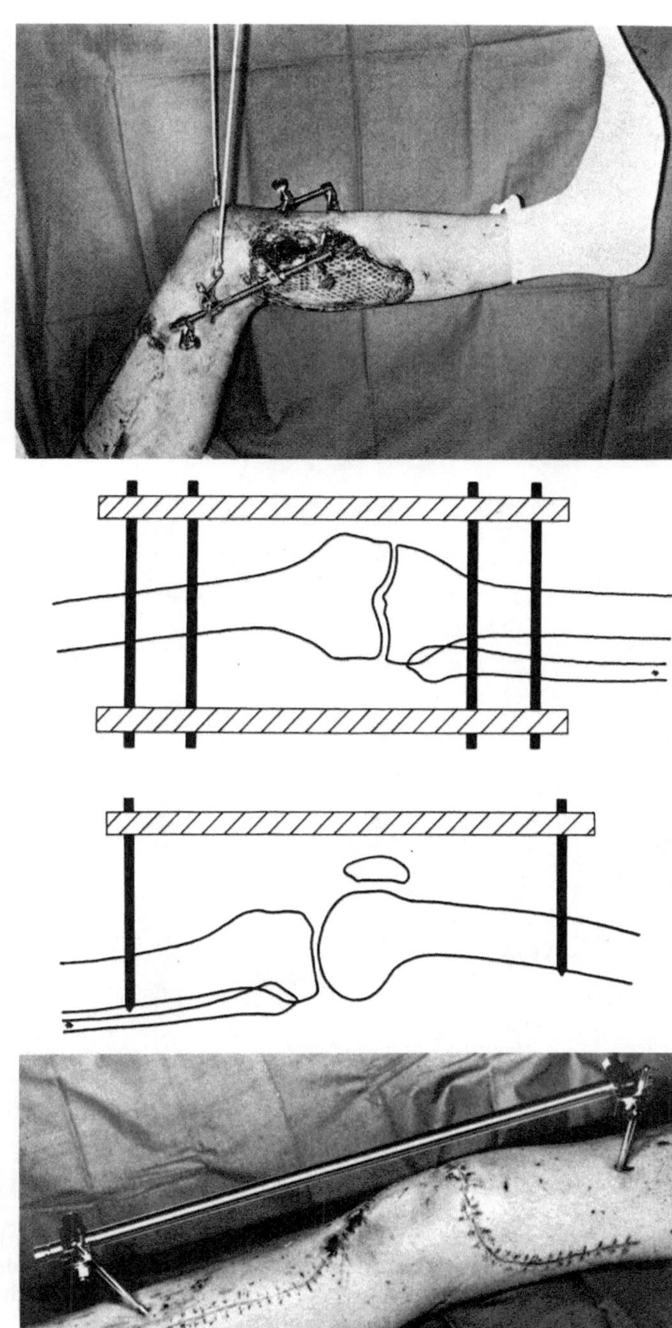

Abb. 7. Kniegelenk-Transfixation: Rahmenkonstruktion, hier bei drittgradig offener Kniegelenkzerreißung

Abb. 8. Kniegelenk-Transfixation: Ventrale Klammer bei einfach stabilisierbarer Situation, hier bei distalem intern stabilisierten Oberschenkeltrümmerbruch mit zusätzlicher Zerstörung des Streckapparates, drittgradig offen. Zur Übungsbehandlung wird die Rohrstange entfernt

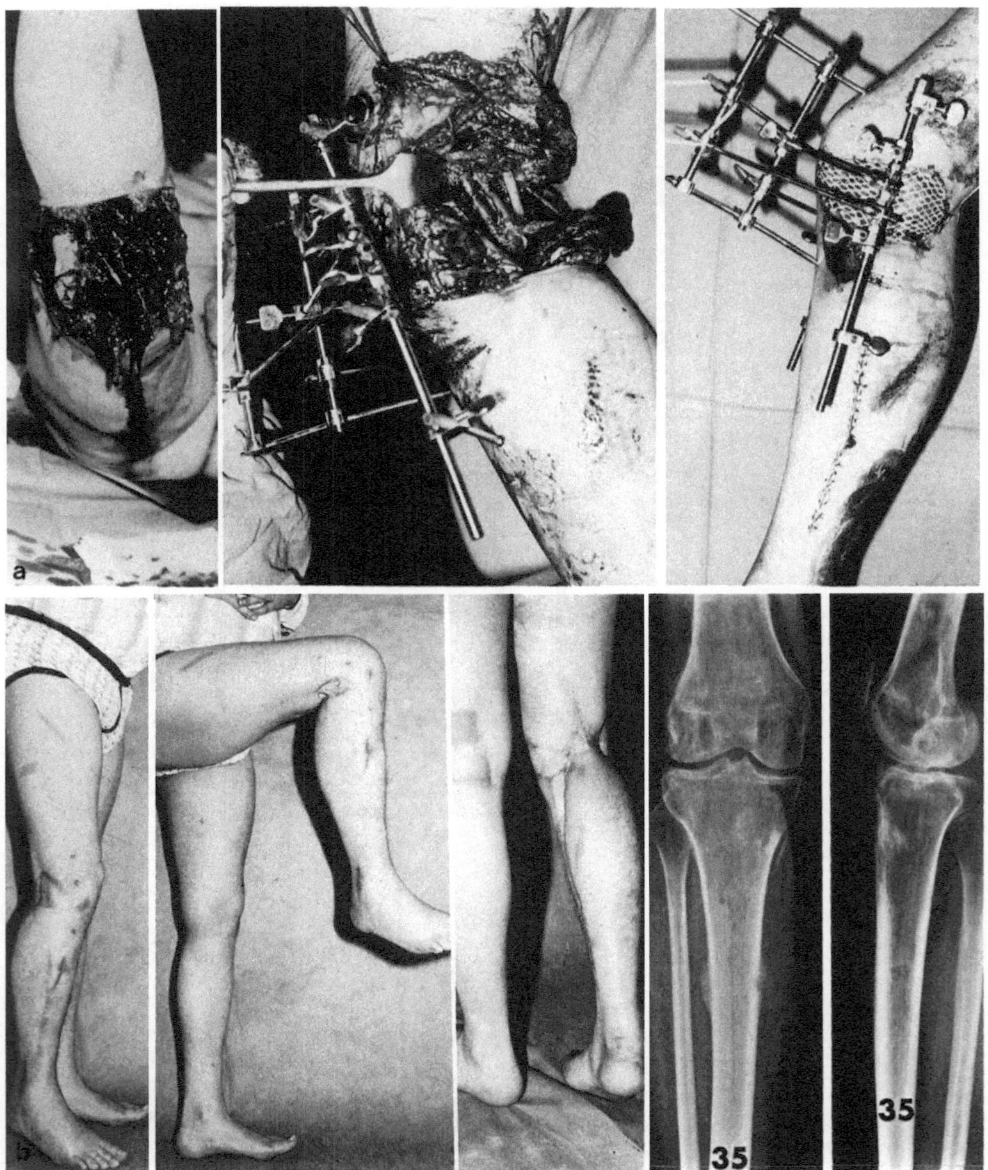

Abb. 9a, b. Kniegelenk-Transfixation: Dreidimensionale Konstruktion, hier bei ausgedehnter drittgradig offener dorsaler Kniegelenkzerreißung mit Ruptur der A. und V. poplitea. End-zu-End Gefäßnähte, Fascienspaltung, sekundär Meshgraft-Spalthauttransplantat. Gute Funktion nach 35 Wochen

Aufgrund seiner anatomischen Gegebenheiten ist bei der Transfixation des *Sprunggelenkes* und der *Fußwurzel* in der Regel ein einfacher Rahmenspanner mit 2 Steinmann-Nägeln ausreichend. Je nach Verletzungsmuster kann der distale Steinmann-Nagel am günstigsten extraarticulär durch die Basen oder Köpfchen der Mittelfußknochen I–IV, aber auch in der Fußwurzel oder im Talushals plaziert werden, ohne wesentliche Folgeschäden zu provozieren (Abb. 10).

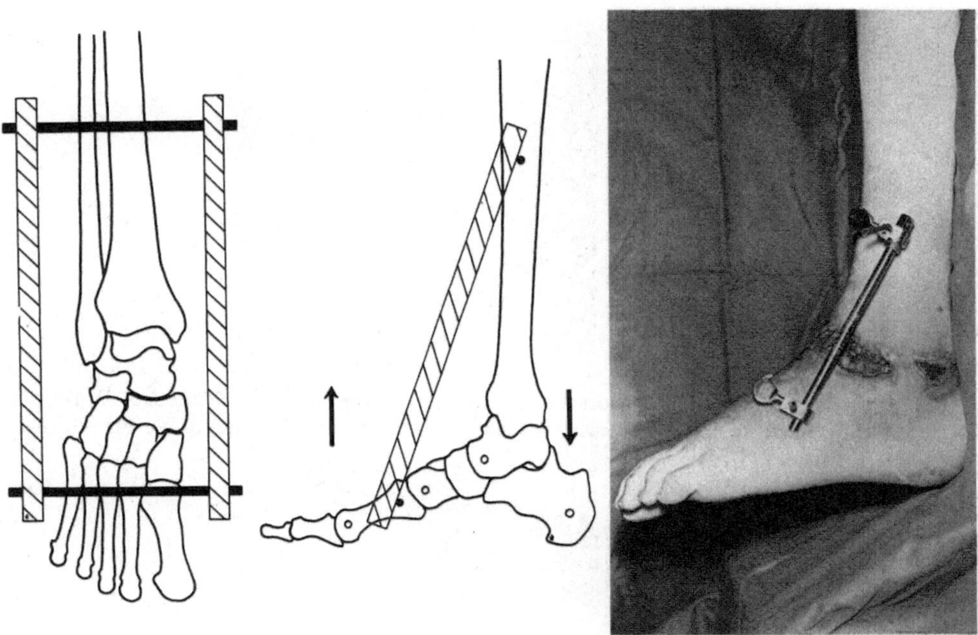

Abb. 10. Sprunggelenk-Transfixation: Einfache Rahmen-Konstruktion. Distaler Steinmann-Nagel wahlweise in den Köpfchen oder Basen der Mittelfußknochen, in der distalen Fußwurzelreihe und im Talushals. Druckentlastung im Sprunggelenk durch zusätzliche leichte Distraktion mit Steinmann-Nagel im Calcaneus (vergl. Abb. 11)

Besonders bei intraarticulären Frakturen empfiehlt sich am Sprunggelenk eine triangelförmige Konstruktion mit zusätzlichem Steinmann-Nagel im Fersenbein. Damit wird neben dem zusätzlichen Stabilitätsgewinn noch die Kompression im oberen Sprunggelenk, die durch das Aufrichten des Fußes gegen die Schwerkraft oder gegen einen bestehenden Spitzfuß erzeugt wird, durch entgegengesetzte Distraktion am Fersenbein ausgeglichen (Abb. 10 u. 11).

Ist von seiten der Fraktur oder der Weichteilschädigung die Plazierung eines Steinmann-Nagels durch die distale Tibia nicht sinnvoll, kann eine Spezialkonstruktion unter Verwendung einer dort ventral eingebrachten Schanzschen Schraube mit rahmenförmiger in der Frontalebene gelegener Fixation an einem durch die Mittelfußknochen geführten Steinmann-Nagel benutzt werden (Abb. 12).

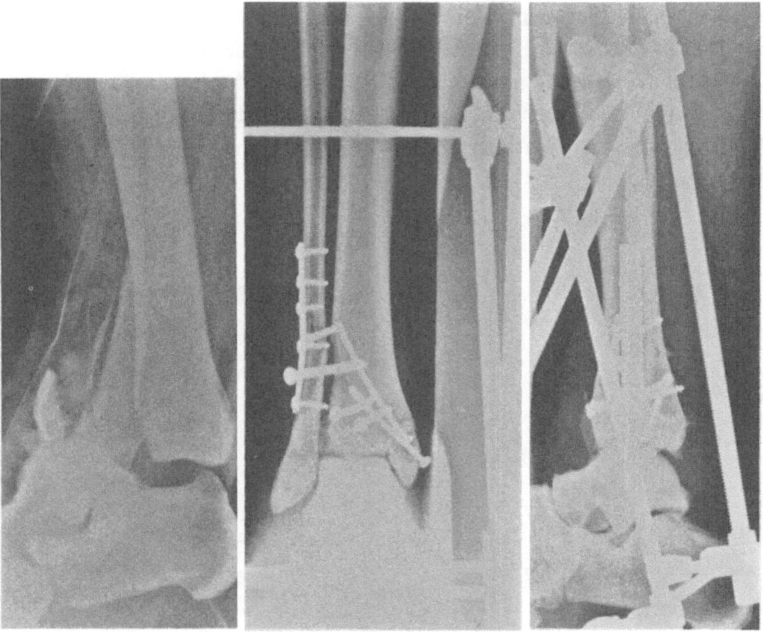

Abb. 11. Sprunggelenk-Transfixation bei intraarticulärer Fraktur: Calcaneus-Distraktion zur besseren Entlastung der frakturierten Gelenkfläche ratsam, besonders bei Pilon-Frakturen (vergl. Abb. 10)

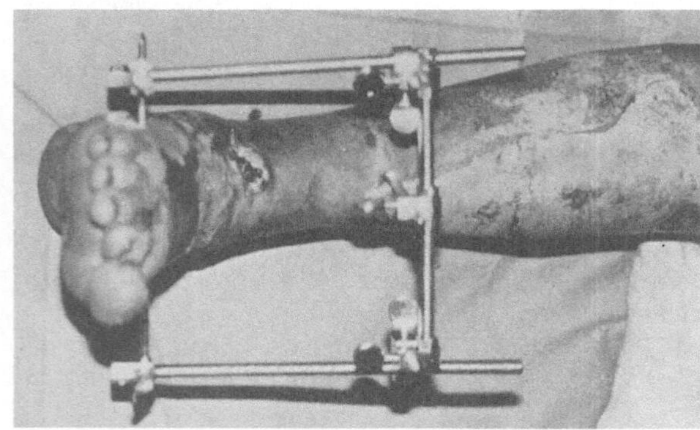

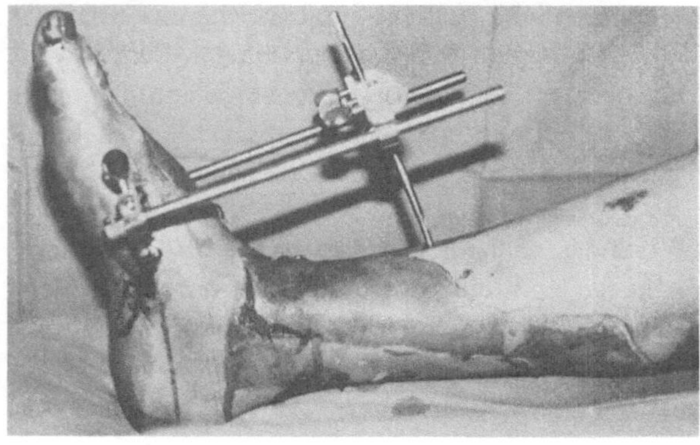

Abb. 12. Sprunggelenk-Transfixation mit Spezialkonstruktion: Bei besonders prekären Weichteilverhältnissen und relativ guter Stabilität. Durch nur eine Schanzsche Schraube im distalen Unterschenkel geringe Traumatisierung, dargestellt am Fall einer drittgradigen Verbrennung bei Sprunggelenkverrenkungsbruch

4. Krankengut

Frakturen

Von Juli 1974 bis Oktober 1981 wurden 43 Gelenke bei 39 Patienten im Alter von 7 bis 77 Jahren mit externer Transfixation versorgt, davon 1 Ellenbogengelenk, 1 Handgelenk, 1 Hüftgelenk, 13 Kniegelenke und 27 Sprunggelenke (Tabelle 1).

Bei 31 Patienten bestand eine offene drittgradige Weichteilschädigung, davon sechsmal mit Gefäßnervenverletzung. Acht Patienten hatten einen geschlossenen drittgradigen Weichteilschaden, 2 davon mit Gefäßnervenverletzungen, 2 mit Kompartment-Syndrom.

Neun arterielle Gefäßrekonstruktionen, davon viermal der Arteria tibialis posterior, wurden notwendig. In 14 Fällen mußte eine Fascienspaltung durchgeführt werden. Der Hautverschluß erfolgte 32mal sekundär durch Meshgraft, wobei 23mal eine Deckung mit Epigard vorangegangen war. Bei 6 Patienten wurden musculocutane oder cutane Lappenplastiken erforderlich, in einem Fall mit mikrovasculärer Anastomosierung.

Die mittlere Transfixationsdauer betrug am Kniegelenk 4,8 (3–8) Wochen, am Sprunggelenk 5,7 (1,5–19) Wochen. Der längste Zeitraum war 19 Wochen.

Tabelle 1. Gelenktransfixation bei Frakturen

Ellbogengelenk	Handgelenk	Hüftgelenk	Knie	Sprunggelenk
1	1	1	13	27

III° offener Weichteilschaden:	31 Patienten
III° geschlossener Weichteilschaden:	8 Patienten

Gefäßrekonstruktion:		9	Epigard:	23
Fascienspaltung	primär	12	Sekundärnaht:	1
	sekundär:	2	Meshgraft:	32
			Lappenplastik:	6

Mittlere Transfixationsdauer:	Kniegelenk 4,8 (3–8) Wochen
	Sprunggelenk 5,7 (1,5–19) Wochen

Ergebnisse:

Gelenkerhaltung	26	Follow up:
Amputation:	5	37 nach 8,6 (3–62) Monaten
Arthrodese:	5	
Resekt.-Arthropl.:	1	

Luxationen

Im gleichen Zeitraum wurden 7 Kniegelenkzerreißungen mit Fixateur externe temporär transfixiert. Bei 3 Kniegelenken handelte es sich um geschlossene Luxationen mit Gefäßläsion, weitere 3 Kniegelenke waren Zerreißungen mit schweren drittgradig offenen Weichteilschäden ohne Gefäßläsion.

Lediglich in einem Fall (Abb. 9) handelte es sich um eine offene Gelenkzerreißung mit Gefäßläsion (Tabelle 2).

In 4 Fällen wurde ein Rahmenspanner, in 3 Fällen ein Zeltspanner verwendet.

Die Transfixationsdauer betrug im Mittel 6,7 (2–11) Wochen, wobei zur Immobilisation von Kapselbandverletzungen 6 Wochen als notwendig erachtet werden. Bei 2 Patienten wurde diese Zeit nicht eingehalten, da in einem Fall wegen eines Infektes die Transfixation zur Arthrodese umgewandelt werden mußte und in einem anderen Fall der Patient nach 2 Wochen an einer Lungenembolie verstarb. Bei 3 Patienten wurde die sechswöchige Ruhigstellung wegen der noch nicht ausreichenden Weichteilheilung überschritten.

Tabelle 2. Gelenktransfixation bei Luxationen

Geschlossene Luxation mit Gefäßläsion:	3	Rahmen-Fixateur:	4
III° offene Luxation ohne Gefäßläsion:	3	Zelt-Fixateur:	3
III° offene Luxation mit Gefäßläsion:	1		

Ergebnisse:		Follow up:
Gelenkerhaltung:	5	6 nach 43,5 (14–68) Monaten
Arthrodese:	1	

Ergebnisse

Frakturen

Bei 37 verfolgten Fällen mit einer Nachuntersuchungszeit von im Mittel 8,6 (3–62) Monaten konnte 26mal das Gelenk erhalten werden. Fünfmal mußte amputiert werden. Bei 5 Patienten ergab sich die Notwendigkeit einer späteren Arthrodese. Bei einer Patientin mußte wegen eines Infektes des Ellenbogengelenkes eine Resektionsarthroplastik mit gutem funktionellen Ergebnis vorgenommen werden.

Auf die funktionellen Ergebnisse im einzelnen wird hier nicht eingegangen, da es sich um nicht vergleichbare Verletzungsmuster unterschiedlicher Lokalisation und Ausprägung mit einem hohen Anteil Polytraumatisierter handelte. Bei einem Teil der Patienten ist die Behandlung noch nicht abgeschlossen.

Luxationen

Bei 6 im Mittel nach 43,5 (14–68) Monaten nachuntersuchten Fällen konnte 5mal das Gelenk erhalten werden. In einem Fall wurde zur Ausheilung eines Infektes eine Arthrodese mit gutem Ergebnis notwendig. Unter Berücksichtigung von Gelenkstabilität und Beweglichkeit zeigten 4 Patienten ein gutes, 1 Patient ein befriedigendes Ergebnis. Bei 3 Patienten war das Gelenk stabil, während 2 Patienten eine allerdings musculär weitgehend kompensierte Instabilität ohne Beschwerden zeigten. Zweimal bestand ein Streckdefizit von nicht mehr als 10°.

Röntgenologische Veränderungen

Bei einer Nachuntersuchungszeit von mindestens einem Jahr zeigten nur 3 Kniegelenke und 3 Sprunggelenke keine röntgenologischen Veränderungen. Bei den übrigen Gelenken fiel eine zum Teil erhebliche gelenknahe Entkalkung nach mehr als einem halben Jahr nach der Operation auf.

Während bei 2 Kniegelenken nach einer Nachuntersuchungszeit von 40 und 51 Monaten nach Luxationen leichte bis mittelschwere Arthrosezeichen festgestellt wurden, konnten solche bei den transfixierten Sprunggelenken nicht beobachtet werden. Allerdings war dazu in vielen Fällen der Nachuntersuchungszeitraum zu kurz.

5. Diskussion

Auf den herausragenden Wert des Fixateur externe bei der Behandlung schwerer Weichteilschäden muß hier nicht näher eingegangen werden. Daß durch die Verwendung dieses gering traumatisierenden und verletzungsfern angewendeten Stabilisierungssystems gerade die Therapie gelenknaher schwerer Weichteilschäden erheblich erleichtert wird, erscheint außer Zweifel (Rogge und Mitarb. 1980; Schmelzeisen und Mitarb. 1982). Ein zusätzlicher wesentlicher Vorteil ergibt sich durch die externe Stabilisierungsmöglichkeit intern allein nicht ausreichend stabilisierbarer Frakturen in Gelenknähe und am Sprunggelenk durch die zusätzliche Spitzfußprophylaxe. Bedenken werden lediglich gegenüber einer langdauernden Gelenkruhigstellung mit diesem vergleichsweise rigiden System geäußert.

Der regressive Effekt einer Gelenkimmobilisation auf die Mikrostruktur des Gelenkknorpels ist bekannt und wird durch eine Vielzahl von Autoren belegt (Cotta und Mitarb. 1976; Refior und Mitarb. 1976).

Kaninchenversuche zeigen, daß Gelenke, die 6 Wochen lang immobilisiert sind, mit irreversiblen Schäden des Gelenkknorpels reagieren, bis hin zu Knorpelulcerationen (Finsterbush 1975).

Tierexperimentelle Studien über die 35 S-Sulfat-Aufnahme in den Gelenkknorpel konnten nachweisen, daß sich sogar bereits nach vier Tagen Immobilisation signifikante Änderungen ergeben, die als Ausdruck einer Reduktion der Knorpelvitalität zu werten sind (Viedman et al. 1976).

Diese tierexperimentellen Befunde werden allerdings durch die jahrzehntelangen Erfahrungen der konservativen Frakturbehandlung relativiert, wenn auch nicht in der Grundtendenz widerlegt. Die angeführte Argumentation spricht daher nicht gegen die Methode einer temporären Gelenkruhigstellung mit dem Fixateur externe. Im Gegenteil ist sogar eher zu erwarten, daß unter der optimalen Pflegemöglichkeit und Ruhigstellung, die mit dem Fixateur externe System möglich ist, die Immobilisationszeit im Vergleich zu den üblichen konservativen Methoden verkürzt werden kann, so daß die auftretenden Folgeerscheinungen eher geringer gehalten werden können. Dabei bleibt noch unberücksichtigt, daß mit dieser Technik Rekonstruktions- und Erhaltungseingriffe durchgeführt werden können, die bei einer konventionellen Ruhigstellung zum Scheitern verurteilt wären.

6. Schlußfolgerung

Das Schicksal einer Extremitätenverletzung in Gelenknähe wird entscheidend vom Grad der begleitenden Weichteilverletzung geprägt. Ausgedehnte Weichteilverletzungen benötigen eine besondere Immobilisation, um frühest mögliche Heilung und Funktionsaufnahme zu erlangen. Die dabei zu beachtenden speziellen therapeutischen Forderungen werden am besten durch den Fixateur externe erfüllt. Das therapeutische Prinzip besteht in einer temporären externen Transfixation, die an allen großen Gelenken vorgenommen werden kann.

Wegen der unterschiedlichen indikatorischen und therapeutischen Probleme müssen die folgenden Verletzungsmuster unterschieden werden:

1. Frakturen mit schwerem Weichteilschaden, die intern stabil fixiert werden können,
2. Frakturen mit schwerem Weichteilschaden, die mit internen Fixationsmethoden allein nicht stabilisiert werden können, insbesondere bei Knochendefekten,
3. Frakturen, bei denen Ausmaß und Lokalisation des Weichteilschadens oder die Fraktur selbst die interne Stabilisierung verbieten und
4. Gelenkzerreißungen mit schwerem Weichteilschaden.

Bei der Behandlung der verschiedenen Verletzungsmuster erfüllt die temporäre externe Transfixation unterschiedliche Zwecke, je nach dem, ob sie nur zur Stabilisierung der Weichteile oder auch zur knöchernen Stabilisierung dient.

Mit der richtigen und konsequenten Anwendung der demonstrierten Techniken kann die Behandlung von Gelenkverletzungen mit schweren Weichteilschäden wesentlich unkomplizierter gehandhabt und vereinfacht, der Behandlungszeitraum verkürzt und das funktionelle Endresultat verbessert werden. Bei sorgfältiger Indikationsstellung wird mit der dargestellten Methodik das Spektrum der Rekonstruktionsmöglichkeiten schwerer Gelenkverletzungen erheblich erweitert.

Literatur

1. Cotta H, Puhl W (1976) Pathophysiologie des Knorpelschadens. Hefte Unfallheilkd 127:1
2. Finsterbush A, Friedman D (1975) Reversibility of the joint changes produced by immobilization in rabbits. Clin Orthop 111:228
3. Refior HJ, Hackenbroch NH jun (1976) Die Reaktion des hyalinen Gelenkknorpels unter Druck, Immobilisation und Distraktion. Hefte Unfallheilkd 127:23
4. Rogge D, Muhr G, Trentz O, Gotzen L (1980) Die äußere Transfixation großer Gelenke bei schwerem Weichteilschaden. Langenbecks Arch Chir 352:573
5. Schmelzeisen H, Kohler J, Packi W (1982) Gelenknahe und gelenküberbrückende Osteosynthese mit dem Fixateur externe. Akt Traumatol 12:86
6. Tscherne H, Brüggemann H (1976) Die Weichteilbehandlung bei Osteosynthesen, insbesondere bei offenen Frakturen. Unfallheilkd 79:467
7. Viedman T, Michelson JE, Rauhamäki R, Langenskjöld R (1976) Changes in 35 S-Sulphate uptake in different tissues in the knee and hip regions and rabbits during immobolization, remobilization and the development of osteoarthritis. Acta Orthop Scand 47:290

Nachbehandlungsrichtlinien bei Frakturen mit schwerem Weichteilschaden

E. G. Suren

1. Allgemeine Prinzipien und Ziele der Nachsorge

Ziel aller Nachbehandlungsmaßnahmen bei Frakturen mit schwerem Weichteilschaden muß der rasche knöcherne Durchbau bei weitgehender funktioneller restitutio ad integrum unter Vermeidung von Komplikationen sein. Dabei hat die Nachbehandlung einen ebenbürtigen Stellenwert neben dem notfallmäßigen operativen Eingriff, da Fehler im Nachbehandlungskonzept die Erfolge auch des subtilsten Primäreingriffes zunichte machen können. Anordnung und Überwachung der diffizilen *Nachsorgemaßnahmen sind daher ärztliche Aufgaben,* da nur diesem die Gesamtsituation des Patienten (Art und Umfang der Verletzungen, Art und Ergebnis operativer Eingriffe usw.) bekannt ist – sie dürfen niemals dem Pflegepersonal überlassen werden. Voraussetzung gerade nach Frakturen mit schwerem Weichteilschaden sind allerdings Kenntnisse des behandelnden Arztes über Möglichkeiten und Grenzen der jeweiligen Nachbehandlungsmaßnahmen.

Vom erstbehandelnden Chirurgen ist ferner in Zusammenarbeit mit dem weiterbehandelnden Stationsarzt, der betreuenden Krankengymnastin und dem Pflegepersonal ein individuelles Nachbehandlungskonzept aufzustellen, das sowohl die Allgemeinsituation des Verletzten (Alter, Geisteszustand, Motivation, Begleiterkrankungen) als auch die spezielle Verletzungs- und Versorgungssituation berücksichtigt (Ausmaß des Weichteilschadens, Art der Osteosynthese: lagerungsstabil, übungsstabil, teilbelastungsstabil oder belastungsstabil). Allerdings darf dieses Konzept nicht als starres Schema angesehen werden, sondern muß bei Änderung im Heilungsverlauf rasch und konsequent der jeweiligen Situation angepaßt werden. Dies erfordert einen guten Kontakt des behandelnden Arztes zur jeweiligen Krankengymnastin, der sich nicht nur auf gelegentliche Visitenteilnahmen beschränken sollte.

2. Verschiedene Nachbehandlungsabschnitte

Grundsätzlich lassen sich 4 Nachbehandlungsphasen bei Frakturen mit schwerem Weichteilschaden unterscheiden:

a) Die Akutphase (unmittelbare postoperative Nachbehandlung),
b) Sekundäre Operationsphase (geplante Folgeeingriffe),
c) Funktionelle Rehabilitationsphase,
d) Entfernung des Osteosynthesematerials.

Hefte zur Unfallheilkunde, Heft 162
Herausgegeben von H. Tscherne/L. Gotzen

Zu a): Akutphase

Verbände und Lagerung. Die Nachbehandlung beginnt bereits im Operationssaal mit Anlage des ersten Verbandes und Lagerung durch den Operateur. Beide Maßnahmen tragen zur Schwellungsprophylaxe bei und schützen die Wundumgebung vor mechanischen Reizen. Dabei muß die Durchblutungskontrolle des Operationsgebietes gewährleistet bleiben. Als Verbandanordnung hat sich nach sterilem Abdecken eine Lage steriler Polsterwatte und eine zur Schwellungsprophylaxe unter wohldosiertem Druck angewickelte Elastikbindentour bewährt. Diese muß ebenso wie ein evtl. Gipsverband *in der geplanten, funktionsgünstigsten Lagerungsstellung der Extremität angewickelt werden,* um Einschnürungen und konsekutive Druckstellen zu vermeiden (Abb. 1).

Zur Pflegeerleichterung (z.B. bei zirkulären Hautdefekten) ist eine Extremitätenaufhängung von Vorteil. Diese kann an einem vorhandenen Fixateur externe oder aber an temporär eingebrachten Kirschner-Drähten erfolgen. Im Interesse einer ungestörten Durchblutung der traumatisierten Weichteile ist allerdings *von einer forcierten Hochlagerung abzusehen.* Bei prekären Weichteilverhältnissen, drohendem oder manifesten Kompartmentsyndrom sollte die Extremität nicht höher als 10 cm über Vorhofniveau gelagert werden.

Lagerungsschienen. Gelegentlich bereitet die postoperative Lagerung in handelsüblichen Schienen, besonders bei Polytraumatisierten, Schwierigkeiten. Zu lange Schaumstoffschienen können am Oberschenkel – besonders bei adipösen Patienten – den venösen Rückstrom beeinträchtigen und damit zur Thromboseentstehung beitragen. Außerdem begünstigen sie bei langzeitiger Anwendung eine Beugekontraktur im Hüft- und Kniegelenk.

Schaumstoffschienen, die im Durchmesser nicht dem Extremitätenumfang angepaßt sind, beeinträchtigen die Blutzirkulation und können zu lagerungsbedingten Weichteil- und Nervenschäden (insbesondere am Fibulaköpfchen) führen. Um die postoperative Hochlagerungsmöglichkeit der unteren Extremität zu verbessern, wurden an unserer Klinik zwei Schienenmodelle entwickelt (Giebel, Tscherne 1981), die die Vorzüge einer stabilen Lagerung in der Schaumstoffhochlagerungsschiene mit Pflegeerleichterung und guter Anmodellierbarkeit der freischwebenden Krappschen Schiene vereinen (Abb. 2).

Fehler und Gefahren. In der Akutphase ist die *Durchblutungs-, Sensibilitäts- und Motilitätskontrolle* in regelmäßigen Abständen durch Arzt und Pflegepersonal obligat. Bei intraoperativ unklaren bzw. gefährdeten Durchblutungsverhältnissen sollte zur Prophylaxe eines Kompartiment-Syndromes der postoperative Elastikbindenverband nach 4–6 Std in ganzer Länge aufgeschnitten werden. Dies gilt insbesondere auch bei Kindern und hier besonders nach Osteosynthesen der Ellenbogenregion sowie bei alten, cerebralskerotischen Patienten.

Bei den postoperativen Routinekontrollen ist – speziell nach Eingriffen in Spinalanaesthesie – nach *Lagerungsfehlern* zu fahnden, um lagerungsbedingte Nerven- und Weichteildruckschäden zu vermeiden.

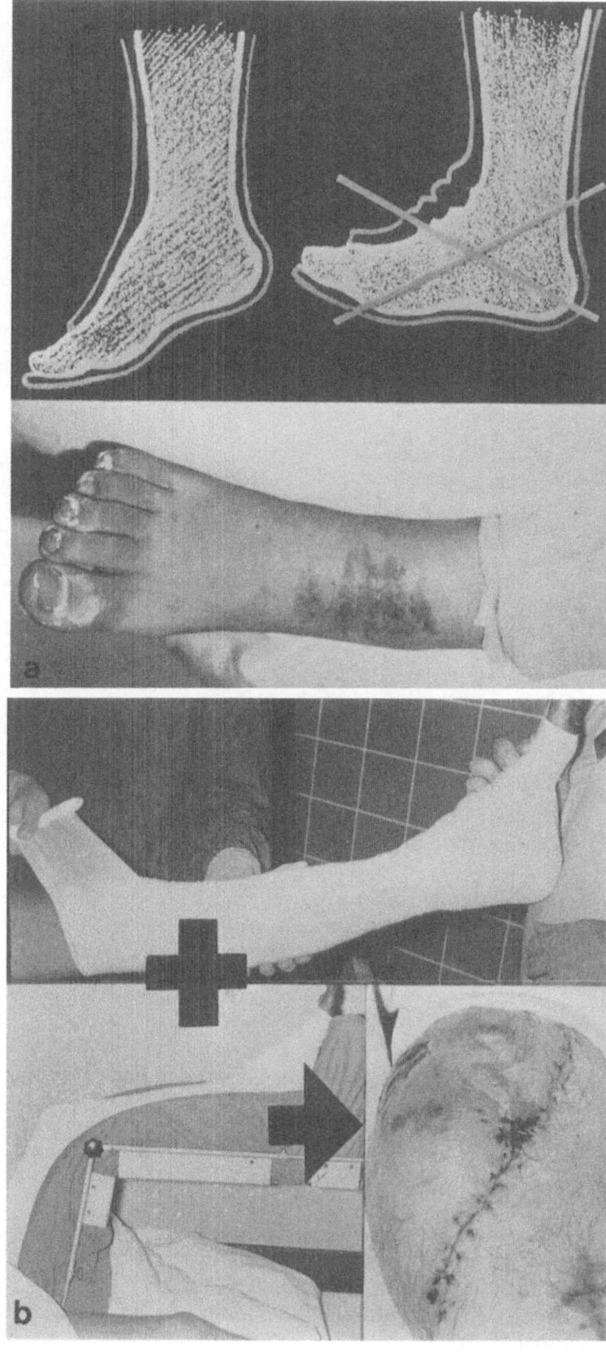

Abb. 1. a Gipsanlage in unphysiologischer Gelenkstellung, durch „Nachkorrektur" bedingte Faltenbildung und konsekutive Weichteilschäden. **b** Postoperativer Watte-Elastikbindenverband in Streckstellung des Kniegelenkes mit anschließender Doppelrechtwinkellagerung bedingt druckindizierte Weichteilnekrosen über der Patella

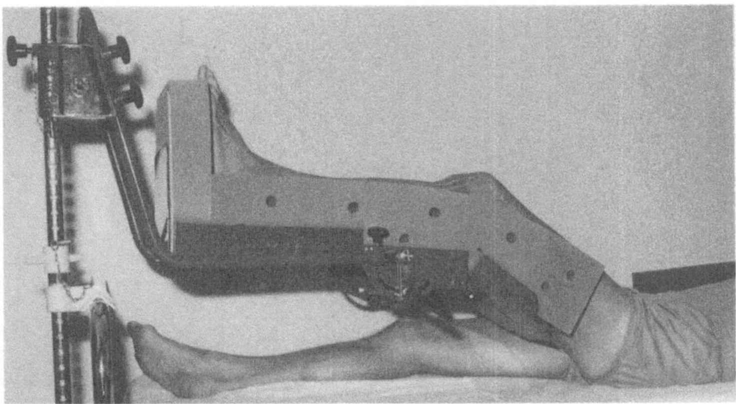

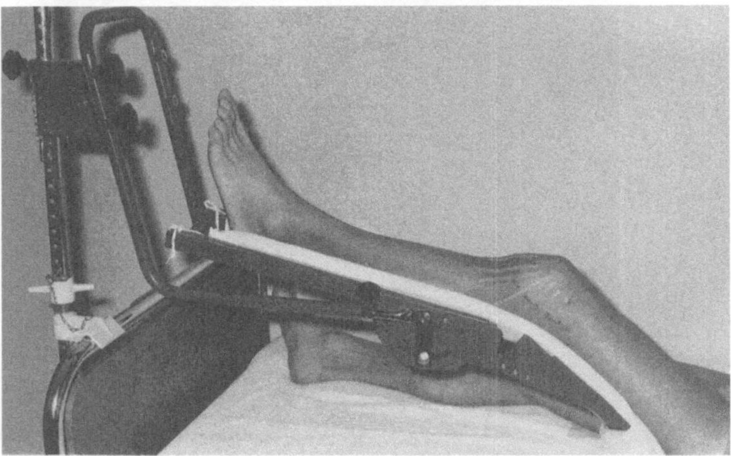

Abb. 2. An der Unfallchirurgischen Klinik der Medizinischen Hochschule Hannover entwickelte Lagerungsschienen zur postoperativen Lagerung unterer Extremitäten (Giebel, Tscherne 1981)

Gleichzeitig ist auf die *Alarmsignale einer Durchblutungs- oder Innervationsstörung* zu achten (Tabelle 1).

Tabelle 1. Alarmsignale bei Komplikationen in der postoperativen Akutphase

1. Bestehende bzw. zunehmende Schmerzen
2. Rötung, Überwärmung, Schwellung
3. Parästhesien
4. Bewegungseinschränkung Finger/Zehen
5. Temperaturdifferenzen (bes. der Akren)
6. Pathologische Verfärbungen (bes. der Akren): fahl-weiß, livide

Die Alarmsignale müssen unfallchirurgischem Pflegepersonal bekannt sein, sie erfordern dringliche Unterrichtung des Arztes und unverzügliche, zielstrebige therapeutische Konsequenzen – auch nachts. Zu warten bedeutet sträflicher Leichtsinn, der zu Verlust oder Defektheilung einer Extremität führen kann.

Medikamentöse Beeinflussung der peripheren Durchblutung. Bei intraoperativ unklaren Durchblutungsverhältnissen von flächenhaft gequetschten Hautarealen kann gelegentlich die intravenöse Applikation von Rheomacrodex und die Verabreichung von Carbostesin 0,25% durch einen *Periduralkatheter* indiziert sein. Letzteres bewirkt eine Durchblutungssteigerung durch Sympathicolyse mit der Möglichkeit gezielter Schmerzminderung in der unmittelbaren postoperativen Phase. Der Periduralkatheter kann bei subtiler Pflege durchaus 1–2 Wochen belassen werden.

Postoperative Krankengymanstik. Die als Grundprinzip nach Osteosynthesen geltende frühe *funktionelle Nachbehandlung* ist bei Frakturen mit schwerem Weichteilschaden im Intersse einer ungestörten Wundheilung zunächst zurückzustellen. Allenfalls können unter komplikationslosem Verlauf bei stabil versorgten Frakturen mit Gelenkbeteiligung geführte Bewegungen aus dem Spaltgips heraus durchgeführt werden. Die Entscheidung hierzu obliegt allein dem Operateur. Nur dieser kann die spezifische Weichteil-, Knochen- und Osteosynthesesituation beurteilen und eine entsprechende Risikoabwägung treffen. Das Abwarten der Weichteilheilung darf jedoch keine postoperative Untätigkeit des Verletzten bedeuten. Vielmehr gelten auch bei schwerst traumatisierten Extremitäten die bereits *von Lorenz Böhler (1943) aufgestellten Nachbehandlungsprinzipien bei Frakturen.*

Neben selbständig durchzuführenden Bewegungen aller nichtverletzter oder ruhiggestellter Gelenke ist auf regelmäßige, isometrische Muskelspannungsübungen der verletzten Extremität zur Verbesserung der Durchblutungssituation sowie als Schwellungs- und Thromboembolieprophylaxe zu achten. Die Einschaltung der Krankengymnastin bereits in dieser frühen postoperativen Phase erscheint daher obligat.

Thromboembolieprophylaxe. Besondere Aufmerksamkeit muß während der Nachbehandlung einer suffizienten Thromboembolieprophylaxe gelten, zumal nach traumatologischen Operationen bis zu 47% tiefe Venenthrombosen mit dem Radiofibrinogen-Test ermittelt werden konnten (Nicolaides 1972). Neben den typischen Risikofaktoren spielen Art, Umfang, Dauer und Lokalisation des Traumas bzw. der Operation eine wesentliche Rolle bei der Thrombogenese. Die bereits von Virchow (1856) erkannte Thrombogenese-Trias trifft bevorzugt auch bei Unfallpatienten mit schwerem Gewebstrauma zu (Tabellen 2 und 3).

Tabelle 2. Thrombose-Risiko

Allgemein	*Trauma, Operation*
1. Alter	abhängig von:
2. Herz-/Kreislauferkrankungen	1. Lokalisation
3. Gefäßerkrankungen (z.B. Varicosis)	2. Art
4. Adipositas	3. Ausmaß
5. Contraceptiva	4. Dauer
6. Inaktivität	

Tabelle 3. Thrombogenese-Trias (nach Virchow)

1. *Stase*
   posttraumatische Schwellung
   postop. Immobilisierung
2. *Hypercoagulabilität*
   Gewebstrauma
3. *Gefäßwandschäden*
   traumatisch
   ischämisch

An unserer Klinik wird daher bei allen bettlägerigen Patienten eine intensive Thromboembolieprophylaxe betrieben. Diese betrifft *mechanische Maßnahmen*, wobei neben einer stabilen Osteosynthese die Applikation von Kompressionsstrümpfen am wirkungsvollsten ist. Von seiten der Krankengymnastin sind *allgemeine physiotherapeutische Maßnahmen* noch am Operationstage sowie isometrische *Spannungsübungen der verletzten Extremität* und aktive *Bewegungsübungen aller nicht verletzten Gelenke* durchzuführen. Der Verletzte muß entsprechend instruiert und motiviert werden, um zusätzlich in regelmäßigen Abständen diese Übungen selbständig durchzuführen.

Außerdem wird an unserer Klinik bei allen bettlägerigen Patienten über 16 Jahren – auch bei Polytraumatisierten – eine „*Low-dose Heparinisierung*" mit 2–3 x 5000/E Heparin bis zur Mobilisierung durchgeführt (Tabelle 4).

Tabelle 4. Möglichkeiten einer postoperativen Thromboembolie-Prophylaxe

1. *Mechanisch*
   Spezielle Beinwicklung bds. (elast. Binden)
   Kompressionsstrümpfe bds.
   Pneumatische Wechseldruckstiefel
   Stabile Osteosynthese
2. *Physiotherapeutisch*
   Isometrische Spannungsübungen
   Atemgymnastik
   Aktive Bewegungsübungen
3. *Medikamentös*
   „Low-dose" Heparin (2–3 x 5000 E/d)

Zu b): Sekundäre Operationsphase (Second look)

Im Anschluß an die Akutphase können bei blanden Weichteilverhältnissen geplante Folgeeingriffe durchgeführt werden, die vorwiegend der Weichteilsanierung, weiteren Frakturstabilisierung und dem Knochendefektaufbau dienen.

Weichteilsanierung. Primär mit synthestischem Hautersatz (z.B. Epigard) gedeckte Wunden erfordern subtile Kontrollen mit einem regelmäßigen Epigard-Wechsel alle 2–3 Tage. Bei blanden Verhältnisse kann die Wunde sukzessive durch Klammerpflaster eingeengt, durch Sekundärnaht verschlossen oder durch ein Spalthauttransplantat in Meshgraft-Technik gedeckt werden.

Defektwunden mit Muskel-Weichteiltaschen prädestinieren unter der temporären Hautdeckung zur Ausbildung von Hämatomen bzw. Infekten. Daher ist der synthetische Hautersatz gut anzumodellieren, ggf. unter leichter Kompression durch Auflage von Schaumstoff, Abrazzo oder ausgeschüttelten Mullkompressen. Der tägliche Epigard-Wechsel mit Wundkontrolle ist bei derartigen Problemwunden unerläßlich.

Mitentscheidend für das Ausmaß des zu schließenden Weichteildefektes ist die *Verbandtechnik in der postoperativen Phase.* Nach Abklingen der akuten Schwellung muß die zurückfallende Muskulatur – insbesondere am Unterschenkel – mit einer Elastikbinde unter wohldosiertem Druck hochgebunden und damit eine sukzessive Einengung bewirkt werden. Ausgedehnte Weichteildefekte und Problemwunden, insbesondere über freiliegenden Knochen- und Spongiosabereichen, sind durch *plastisch-rekonstruktive Maßnahmen* zu versorgen (Tabelle 5).

Diese technisch aufwendigen Verfahren erfordern saubere Wundverhältnisse, wozu eine temporäre Spalthautdeckung in Meshgraft-Technik gut beitragen kann.

Tabelle 5. Möglichkeiten und Voraussetzungen der Weichteilsanierung bei Problemwunden

1. Verschiebelappen
2. Myogene Lappen
3. Myocutane Lappen
4. Crossleg Lappen
5. Mikrovasculärer Gewebetransfer

Voraussetzungen:
Saubere Wundverhältnisse
Potentes Transplantatlager

Frakturstabilisierung. Ein situationsbedingter Zwang zum *Wechsel des Osteosyntheseverfahrens* in der Nachbehandlungsphase erfordert prinzipielle Kenntnis der Umsteigemöglichkeiten, wobei besonders die ossäre Durchblutungssituation bei Frakturen mit schwerem Weichteilschaden in das Konzept einbezogen werden muß (Tabelle 6).

Beim Fixateur zum Beispiel bietet sich nach Weichteilsanierung und beginnendem Durchbau konservative Weiterbehandlung im Gehgips an. Nach primärer Plattenosteosynthese ist ein Umsteigen auf den Fixateur externe vorwiegend bei Infektsituationen erforderlich. Bei langstreckigen Defektüberbrückungen durch Plattenosteosynthese, besonders am Unterschenkel, bietet sich zur Vermeidung von Plattenschwingungen die Applikation eines temporären Klammerspanners als zusätzliche Fixation an.

Tabelle 6. Möglichkeiten bei der Änderung des Osteosynthese-Konzepts

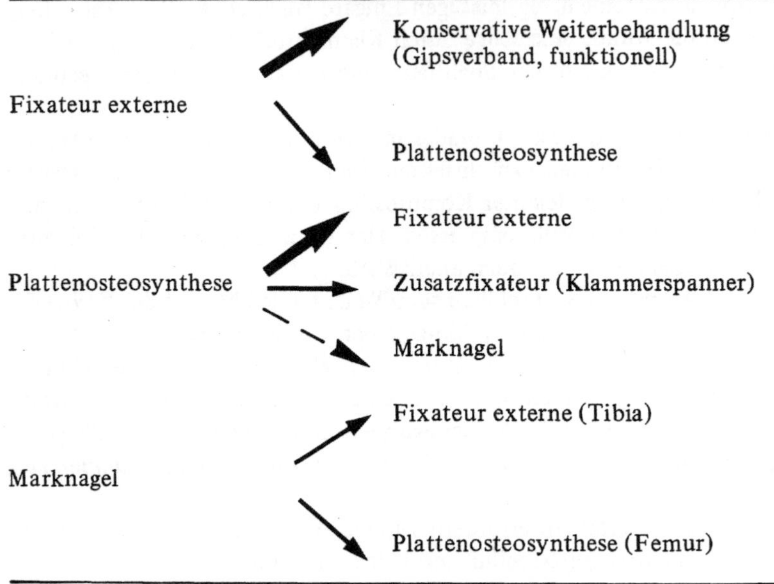

Prinzipiell sollten bei Frakturen mit schwerem Weichteilschaden *keine sog. „Minimalosteosynthesen" bei der Primärversorgung* zur Anwendung kommen, da diese instabil sind und den Namen „Osteosynthese" nicht verdienen. Anzustreben ist grundsätzlich eine *stabile Osteosynthese mit einem Minimum an Implantaten.* Sollten die Verhältnisse bei der primären Versorgung keine stabile Osteosynthese zulassen, ist baldmöglichst eine Komplettierung bzw. Reosteosynthese im Rahmen einer Second look-Operation erforderlich, um stabile Verhältnisse als beste Infektprophylaxe herzustellen.

Aufbau von Knochendefekten. Primäre Knochendefekte zur Ausheilung zu bringen, erfordert ein Höchstmaß an Erfahrung und exakter Planung. *Voraussetzung zum Defektaufbau* sind blande Weichteile, ein gut durchblutetes Transplantatlager, eine stabile Osteosynthese sowie die Bereitschaft und Motivation des Verletzten zur langwierigen und oftmals mühseligen Mitarbeit. Bei Cerebralsklerotikern, chronischen Alkoholikern und Patienten aus asozialen Verhältnissen ist ein langstreckiger Defektaufbau von vornherein zum Scheitern veruteilt und daher kontraindiziert. Der Defektaufbau kann durch autogene Spongiosa oder corticospongiöse Späne evtl. unter Inkaufnahme einer Verkürzung erfolgen (Abb. 3).

Ein mikrovasculärer Knochentransfer (z.B. Fibula, Rippe, Beckenkamm) bleibt ausgewählten Fällen und spezialisierten Kliniken vorbehalten.

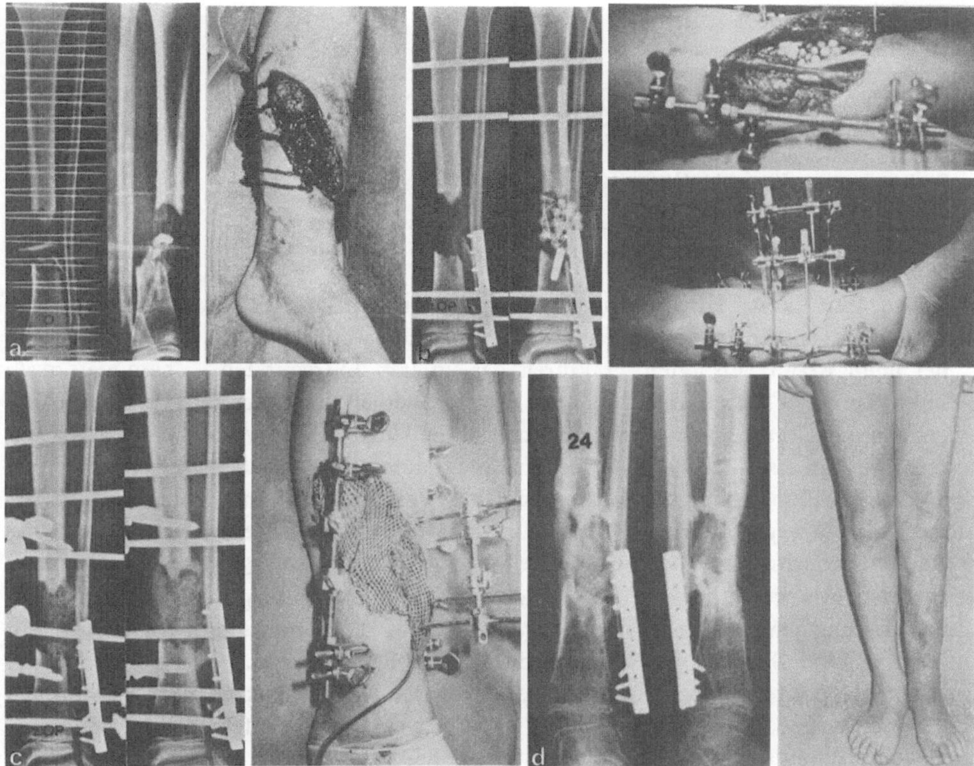

Abb. 3. a Drittgradig offene Unterschenkeldefektfraktur, Zerreißung der A. tib. post. bei 11jährigem Jungen. **b** Eine Std nach Unfall Debridement, Stabilisierung mit Fixateur externe unter Verkürzung von 2 cm. Plattenosteosynthese der Fibula zur Verbesserung der Stabilität. Primäres Auffüllen des Knochendefektes mit PMMA-Ketten als Platzhalter für sekundäre Spongiosaplastik. Spannungsfreie Muskeldeckung wegen Verkürzung möglich. Kein Hautverschluß, temporäre Deckung mit synthetischem Hautersatz. **c** Zweite Operation bei blandem Verlauf nach einer Woche: Autogene Spongiosaplastik und Spalthautdeckung in Meshgraft-Technik. **d** 6 Wochen nach Unfall Entfernung des Fixateur externe, Weiterbehandlung im Oberschenkelgehgips. Nach 16 Wochen Gipsentfernung bei ausreichender knöcherner Heilung. Verordnung einer Orthese bei voller Belastbarkeit für 1 Jahr. Röntgensitus und Funktion nach 24 Wochen

Zu c): Funktionelle Rehabilitationsphase

Die letzte Phase der Nachbehandlung gilt vorwiegend der funktionellen Wiederherstellung und beruflichen Wiedereingliederung. Sie unterscheidet sich nur unwesentlich gegenüber den Nachbehandlungsmaßnahmen bei Osteosynthesen geschlossener Frakturen (Tabelle 7).

Generell gilt, *daß krankgengymnastische Übungen aktiv unter Vermeidung von Gewalteinwirkung und Schmerzen* durchzuführen sind. Wegen der bei Frakturen mit schwerem Weichteilschaden gestörten Knochendurchblutung und verzögerter Frakturheilung ist an der unteren Extremität eine *längerdauernde Entlastungsphase* unter Abrollung des Fußes

Tabelle 7. Verschiedene Abschnitte der funktionellen Rehabilitationsphase

1. Krankengymnastik, Mobilisierung, Gehschulung
2. Bewegungshilfen (aktiv, automatisch-passiv)
3. Belastungssteigerung
4. Orthopädiemechanische Hilfen (z.B. Orthesen)
5. Berufliche Wiedereingliederung

angezeigt. Eine dosierte Belastungssteigerung kann entsprechend dem röntgenologischen Befund und einer verbesserten Weichteilsituation erlaubt werden.

Bei übungsstabil versorgten Frakturen der unteren Extremitäten – besonders nach Gelenkfrakturen – hat sich bei blanden Weichteilverhältnissen der Einsatz einer *kontinuierlichen passiven Bewegungsschiene* rund um die Uhr bewährt (Abb. 4). Diese gewährleistet eine verbesserte Gelenkknorpelernährung durch ständige Wechselbelastung und verhindert die Entstehung von intraarticulären Verklebungen und Kontrakturen. Das Ausmaß des Bewegungsumfanges ist streng vom Operateur zu überwachen und entsprechend den Fortschritten in der Weichteilheilung und dem Stabilitätsgrad der Osteosynthese zu dosieren. Als wesentliches Kriterium kann die Schmerzgrenze gelten, die nach Bewegungssteigerung jeweils gerade erreicht werden sollte. Dabei bringt die *gleichzeitige Eisanwendung* durch Senkung der Schmerzschwelle erhebliche Vorteile.

Nach Frakturen mit ausgedehnten devascularisierten Knochenarealen, nach dem Aufbau von größeren Knochendefekten und bei konsekutiven Knocheninfekten ist zur Vermeidung von Refrakturen und Ermüdungsbrüchen die *Verordnung einer Orthese* indiziert. Diese erlaubt volle axiale Belastung unter Ausschaltung von Biegemomenten. Wegen der

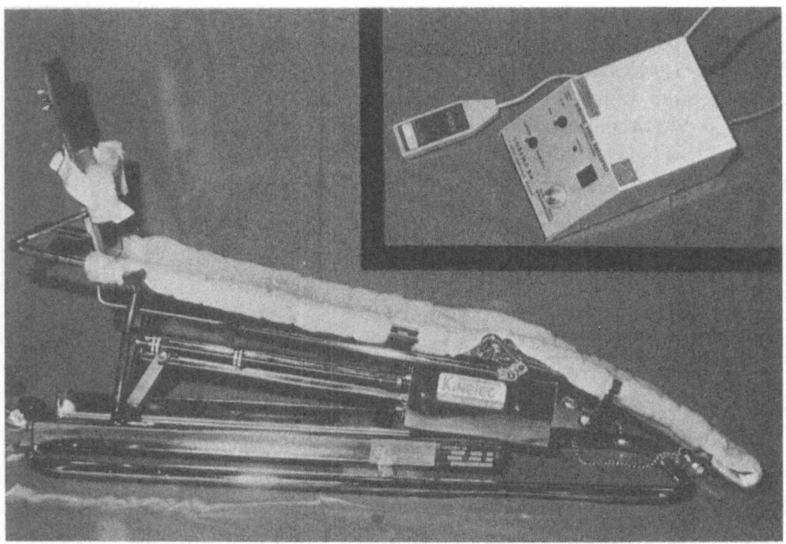

Abb. 4. Automatische, passive Bewegungsschiene mit stufenloser Verstellbarkeit der Bewegungsgeschwindigkeit und des Bewegungsumfangs

enormen Kosten ist abzuwägen, ob ein Gehgips – gegebenenfalls Sarmientogips – nicht eine ähnliche Zielsetzung erfüllt. Eine Ortheserezeptur für weniger als eine halbes Jahr ist aus Kostengründen abzulehnen.

Zu d): Entfernung des Osteosynthesematerials

Eine Plattenentfernung sollte nach Frakturen mit schwerem Weichteilschaden wegen der ausgedehnten Läsion der knöchernen Durchblutung frühestens nach 2 bis 2 1/2 Jahren erfolgen, wobei röntgenologisch eine sichere knöcherne Durchbauung – evtl. durch Dreh-Ziel-Aufnahmen unter Durchleuchtung verifiziert – vorhanden sein muß. Keinesfalls dürfen nach Plattenentfernung die ossären Randleisten des Plattenlagers entfernt werden, da diese eine zusätzliche Stabilität bieten. Vorsichtige Belastung nach Metallentfernung für mindestens 2 Monate sowie Sportverbot für ein halbes Jahr ist bei derartigen Frakturen mit stattgehabten knöchernen Durchblutungsstörungen zur Vermeidung von Ermüdungsbrüchen oder Refrakturen angezeigt.

Anschließend seien die einzelnen Nachbehandlungsschritte an einem Fall demonstriert (Abb. 5).

Motorradunfall, direkter Beinanprall gegen LKW-Stoßstange. Drittgradig offene supra- und diacondyläre Femurfraktur mit Zertrümmerung des lateralen Condylus. Traumatische Kniegelenkeröffnung. Drittgradig offener distaler Unterschenkeltrümmerbruch, ausgedehntes Weichteildekollement (Abb. 5a).

Erstversorgung innerhalb von 3 Std nach Unfall. Umfangreiches Weichteildebridement. Notfallmäßige Spaltung aller 4 Fascienkompartments am Unterschenkel. Fixateur externe-Osteosynthese mit Transfixation des Sprunggelenkes. Zur Erhöhung der Stabilität ergänzende Plattenosteosynthese der distalen Fibula (Abb. 5b).

Rekonstruktion der Oberschenkelgelenkfläche, Fixation mit Condylenabstützplatte und Zugschrauben. Temporäre Transfixation des Kniegelenkes zur Entlastung der Osteosynthese und Pflegeerleichterung, da zusätzliche Gipsfixation entfällt (Abb. 5c und d).

Bei Überwärmung und leichter Rötung des Kniegelenkes am 3. postoperativen Tag „Second look-Operation" mit ausgedehntem Nachdebridement der jetzt eindeutig demarkierten Weichteilnekrosen. Abstrich bakteriologisch negativ. Hautverschluß durch Sekundärnaht am Knie. Meshgraftdeckung am distalen Oberschenkel. Weiterhin isometrische Muskelkräftigungsübungen.

In der 3. Woche nach blandem Verlauf 3. Operation: Defektauffüllung mit autologer Spongiosa am distalen Oberschenkel (Abb. 5d). In der 4. Woche Entfernung der Kniegelenktransfixation. Beginn mit Bewegungsübungen auf der automatischen Bewegungsschiene, simultan Mobilisationsbeginn unter Entlastung (Abb. 5e).

3. Schlußfolgerungen

Die Nachbehandlung von Frakturen mit schwerem Weichteilschaden erfordert eine enge Kooperation zwischen Traumatologen, Krankengymnastinnen und Pflegepersonal. Sie beansprucht das Engagement aller Beteiligten – auch des Patienten. Nicht die liebevolle Betreuung allein oder gänzliche Untätigkeit, sondern das straffe Konzept einer sorgfältigen, nicht schematisierten Nachsorge *und* konsequente Patientenführung bringen den gewünschten Erfolg: Die Wiederherstellung der vollen Funktion.

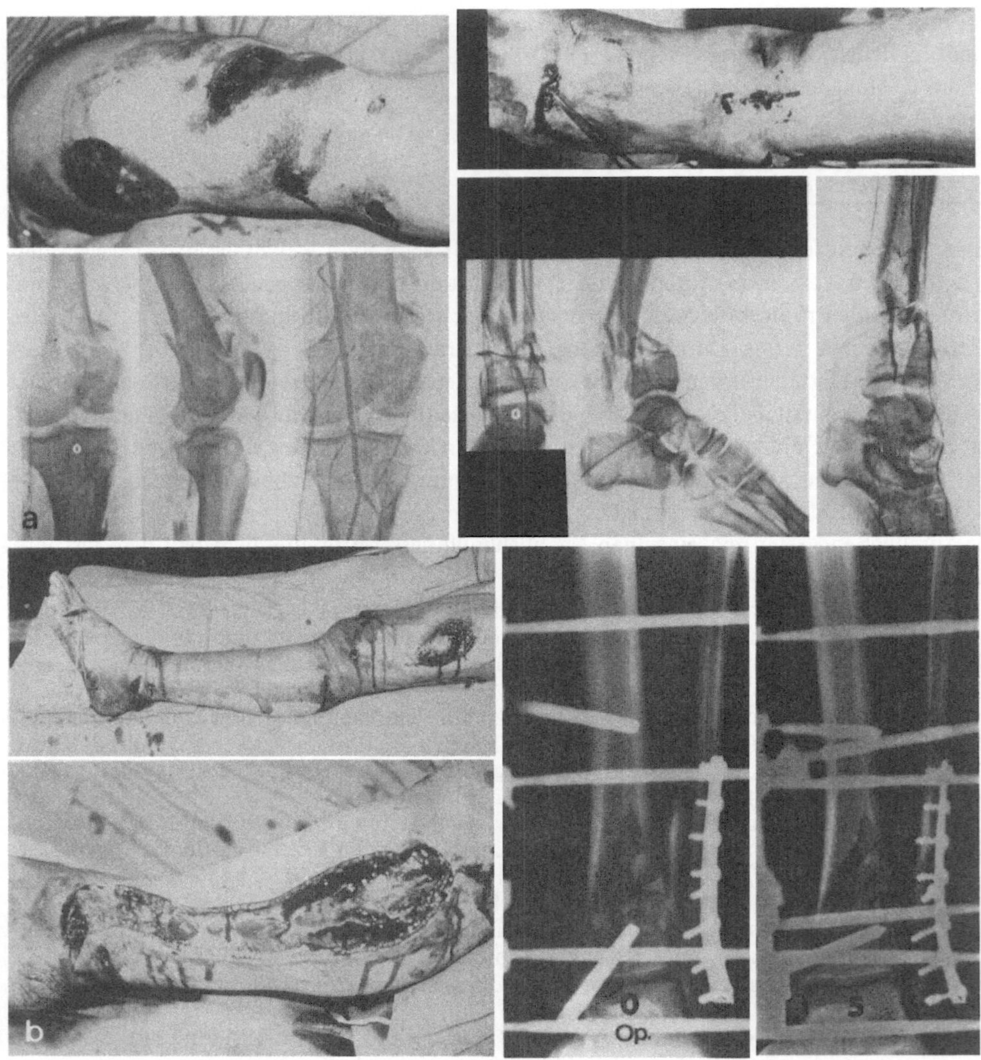

Abb. 5a, b. (s. Text, S 121)

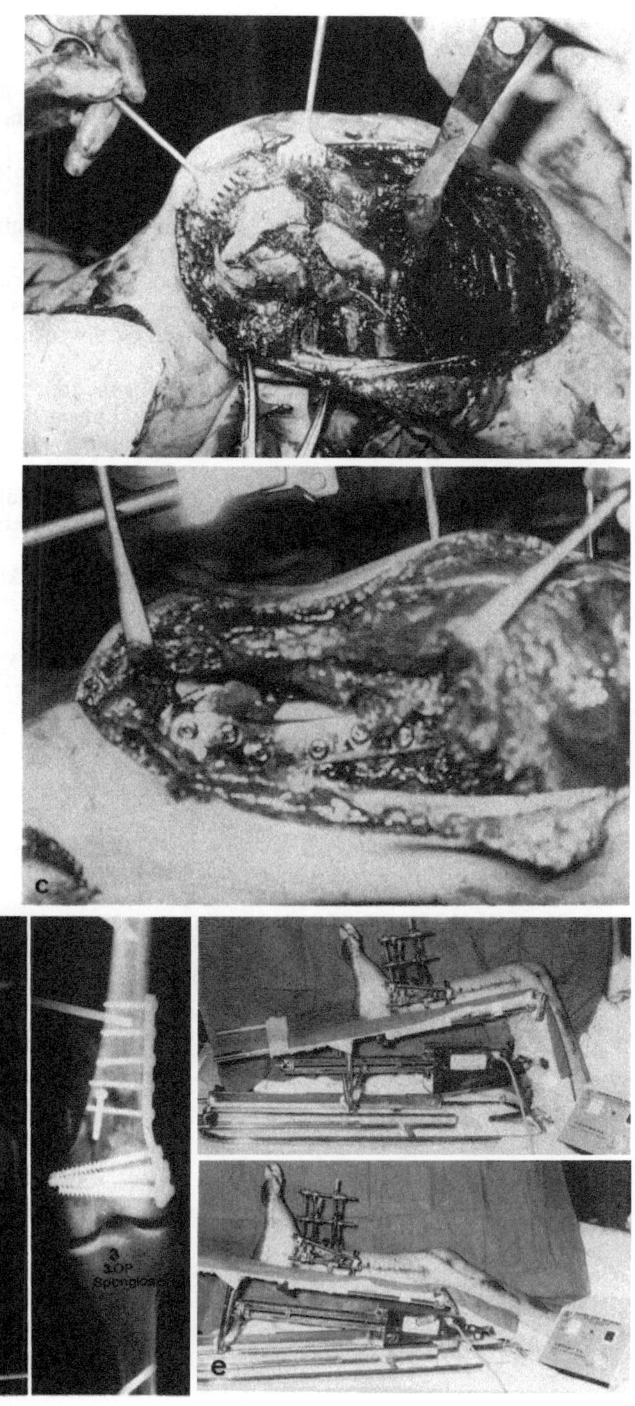

Abb. 5c–d. (s. Text, S 121)

Literatur

1. Böhler L (1943) Die Technik der Knochenbruchbehandlung. Maudrich, Wien
2. Friedrich B (1979) Die funktionelle Nachbehandlung von Osteosynthesen. Chirurg 50:742
3. Giebel G, Tscherne H (1981) Die Lagerung der unteren Extremität – Ein neues Schienenprogramm –. Chirurg 52:791
4. List M (1979) Zur Nachbehandlung von Patienten mit Osteosynthesen aus krankengymnastischer Sicht. Chirurg 50:746
5. Müller HJ (1978) Frühfunktionelle Behandlung der Problemfrakturen nach Osteosynthesen. Schriften Unfallmed Tag d gewerbl Berufsgenossenschaften 34:51
6. Müller HJ (1979) Übungsbehandlung nach Osteosynthesen aus ärztlicher Sicht. Chirurg 50:739
7. Nikolaides AN et al. (1972) Small doses of subcutaneous sodium heparin in preventing deep venous thrombosis after major surgery. Lancet 890
8. Petracic B (1979) Funktionelle Nachbehandlung operierter Knochenbrüche. Thieme, Stuttgart
9. Rube R (1981) Kryotherapie in der physikalischen Medizin. Z Allg Med 57:2411
10. Rüedi Th, Allgöwer M (1975) Richtlinien der Schweizerischen AO für die Nachbehandlung operativ versorgter Frakturen. AO-Bulletin
11. Schlegel KF (1979) Die krankengymnastische, physikalische und beschäftungstherapeutische Begleitbehandlung von Verletzungen in der Frühphase. Hefte Unfallheilkd 138:232
12. Schmidt HG, Morgenroth B (1980) Zusammenarbeit von Arzt, Therapeut und Handwerker nach Osteosynthesen. Schriftenr Unfallmed Tag d gewerbl Berufsgenossenschaften 40:115
13. Schweickert CH (1971) Fehler in der Nachbehandlung. Langenbecks Arch Chir 329: 1152
14. Suren EG, Kunert P (1981) Nachbehandlungsprinzipien bei Handverletzungen. Chirurg 52:310
15. Tscherne H, Westermann K, Trentz O, Pretschner P, Mellmann J (1978) Thromboembolische Komplikationen und ihre Prophylaxe beim Hüftgelenkersatz. Unfallheilkd 81:178
16. Tscherne H (1971) Die Nachbehandlung operierter Knochenbrüche. Wiener Med Wschr 3:38
17. Tscherne H, Deutsch E (1981) Postoperative Thromboembolieprophylaxe aus aktueller Sicht. Thieme, Stuttgart
18. Virchow R (1856) Gesammelte Abhandlungen zur wissenschaftlichen Medizin. Meidinger u. Sohn, Frankfurt

Frühkomplikationenen nach Frakturen mit Weichteilschaden

G. Muhr

Frühkomplikationen nach Frakturen entstehen in der Regel durch den Weichteilschaden. Gewebsnekrosen, Minderperfusion und Kontamination sind die traumatisch oder iatrogen hervorgerufenen Auslösefaktoren, die durch den Unfallschock potenziert werden können. Sie sind bei jeder Weichteilverletzung zwar qualitativ vorhanden, letztlich ist es aber das quantitative Ausmaß, das zur Komplikation führt. Die Präventivtherapie besteht daher in der Sicherung oder Wiederherstellung der Weichteildurchblutung durch Schockbekämpfung und Beseitigung lokaler Störfaktoren, wie Fragmentdruck, Gewebsödem, Kompartiment-Syndrom usw. Ist die Verletzung als kontaminiert anzusehen, müssen diese Maßnahmen durch eine besonders exakte Wundausschneidung und eine Antibioticatherapie ergänzt werden.

Die typischen Frühkomplikationen nach Frakturen mit Weichteilschaden sind:

1. Nekrosen von Haut und Weichgeweben

Sie sind praktisch immer durch Kontusionsherde vorgebahnt. Das definitive Ausmaß ist zunächst schwer abzuschätzen, da lokale oder allgemeine Durchblutungsstörungen den Schaden verstärken. Über ein mechanisches oder metabolisches Ödem mit Acidose kommt es zur Thrombosierung der marginalen Gefäße, die Nekrose dehnt sich aus. Bei einem Decollement liegt eine ähnliche Situation vor, praktisch immer kommt es zur ausgedehnten Nekrose der deckenden Haut.

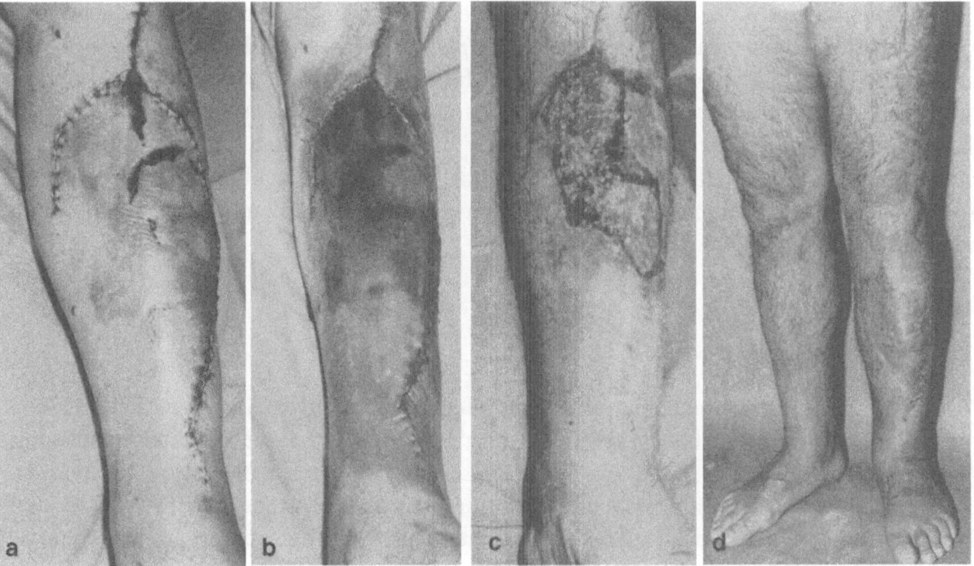

Abb. 1a–d. Offener Schenkelbruch mit Vollhautkontusion, Zustand nach Plattenosteosynthese (**a**). Ausbildung einer Vollhautnekrose auf der ventro-medialen Seite (**b**). Abwarten der Granulation und danach Deckung mit Spalthaut (**c, d**)

Hefte zur Unfallheilkunde, Heft 162
Herausgegeben von H. Tscherne/L. Gotzen

Therapeutisch ist die Kontusionsnekrose nicht beeinflußbar. Ihre Ausbreitung kann jedoch durch Sicherung der Durchblutung in den Randbezirken (Weichteikdekompression, Frakturstabilisation, Ödembehandlung) reduziert werden.

Vollhautnekrosen über dem Weichgewebe werden nach einigen Tagen excidiert, der Defekt mit Spalthaut gedeckt. Ist die Nekrose über dem Knochen lokalisiert, kann unter dem Schorf die Bildung von Granulationsgewebe abgewartet und dieses mit Spalthaut gedeckt werden (Abb. 1). Bei Indikation zur frühzeitigen Excision (Infektion) kann der entstehende Defekt mit dem freiliegenden Knochen plastisch versorgt werden (lokale Weichteillappen, freies Transplantat).

Ausgedehnte, subcutane Decollementbezirke nekrotisieren. Es ist daher vorteilhafter, den abgelösten Weichteilmantel auszuschneiden und zu entfetten. Primär oder nach Kältekonservierung sekundär kann die Replantation als Maschentransplantat erfolgen (Abb. 2).

Die Postexcisionsdefekte werden bis zur plastischen Deckung mit synthetischem Hautersatz, bei hohem Kontaminationsgrad besser mit feuchten, antiseptischen Verbänden versorgt.

Bei Haut-Weichteilnekrosen und Frakturinstabilität wird nach dem Prinzip des infizierten Knochenbruches vorgegangen, was Wunddebridement und protektive Osteosynthese bedeutet. Da Weichteilnekrosen vorzugsweise am Unterschenkel lokalisiert sind, kommt in diesen Fällen schwerpunktmäßig die externe Fixation zur Anwendung. Liegt nach dem Debridement der Knochen frei, bringt die frühzeitige plastische Deckung gegenüber dem Granulationsgewebe und Spalthautersatz den großen Vorteil eines robusten Integumentes (Abb. 3).

2. Rebound-Kompartment-Syndrom

Trotz rechtzeitig erkanntem und chirurgisch behandeltem Kompartment-Syndrom kann es nach Hautverschluß 6–12 Std später durch Potenzierung von posttraumatischer und postoperativer Schwellung zum sog. *Rebound-Kompartment-Syndrom* kommen (Abb. 4). Es müssen also nach subcutaner, prophylaktischer Fasciotomie für die nächsten 48 Std weiterhin periphere Neurologie und Durchblutung kontrolliert werden. Besteht der Verdacht auf ein Rebound-Kompartment-Syndrom, ist auch die deckende Haut unverzüglich weit zu incidieren, Fascie und Retinacula müssen auf vollständige Spaltung hin kontrolliert werden. Auf kosmetische Narben kann keine Rücksicht genommen werden, der Defektverschluß erfolgt sekundär.

3. Hämatome

Posttraumatische oder postoperative *Hämatome* sind eine allgemein unterschätzte Frühkomplikation. Ätiologie ist auch hier der traumatische oder iatrogene Weichteilschaden mit Verletzung zahlreicher Gefäße, die nach Besserung der Kreislaufsituation nachbluten. Ebenso kann es aus densotalen, durch Fraktur oder Osteosynthese eröffneten Gefäßen (Marknagelung) verstärkt bluten. Weitere Ursachen sind mangelhafte chirurgische Hämostase und Totraumbildungen im Gewebe, die sich immer mit Blut auffüllen.

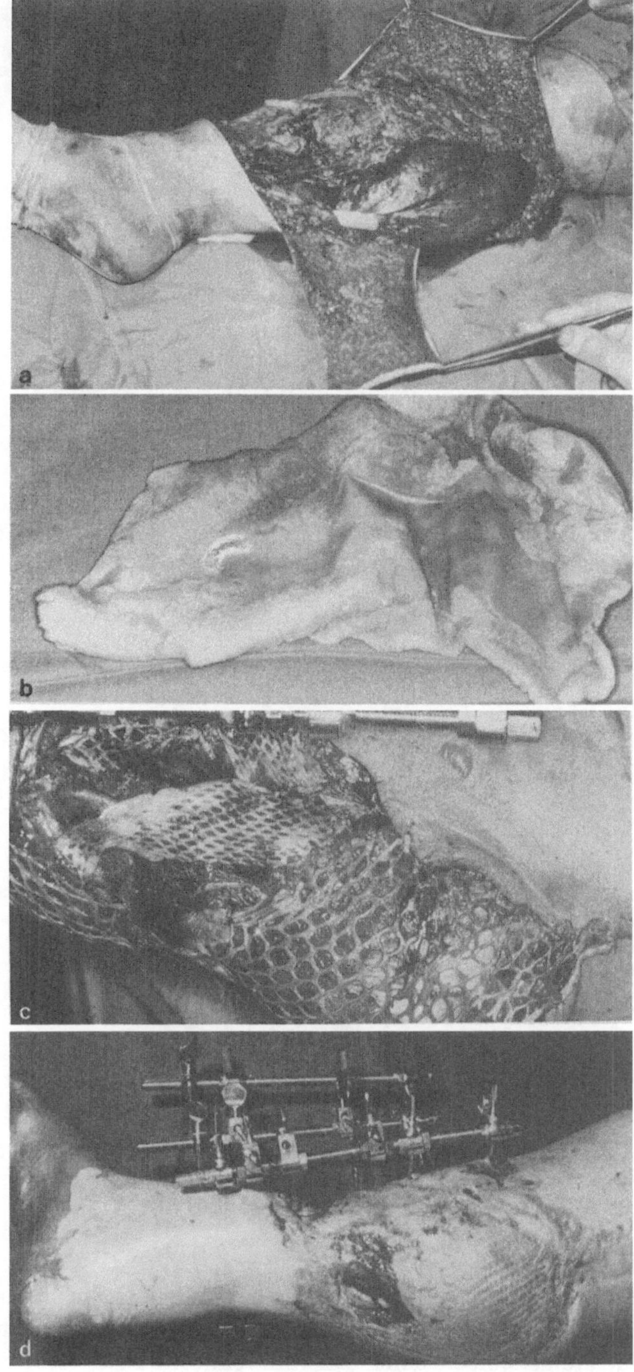

Abb. 2a–d. Drittgradig offener Unterschenkelbruch mit großem Decollement (**a**). Excision der Haut, Entfettung und Kältekonservierung (**b**). 3 Wochen später Replantation als Maschentransplantat (**c**), mit guter Einheilung (**d**)

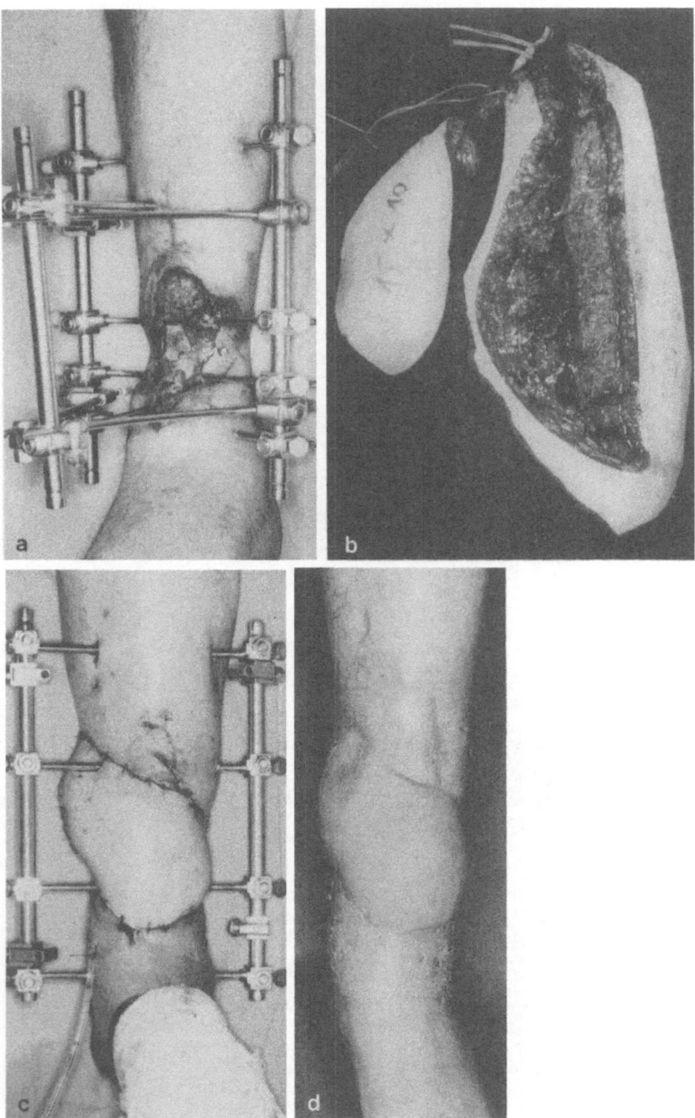

Abb. 3a–d. Offener distaler Unterschenkelbruch mit großem Weichteildefekt und freiliegendem Knochen nach infizierter Hautnekrose (**a**). Deckung mit freiem mikrovasculärem Transplantat (**b**, **c**), mit gutem Endergebnis (**d**)

Wird ein postoperatives Hämatom diagnostiziert, ist abwartendes Verhalten absolut falsch, da rd. 1/5 als kontaminiert anzusehen sind. Kleine, aber oberflächlich gelegene Hämatome werden durch Punktion entleert. Nach Hautdesinfektion, intracutaner Lokalanästhesie und Stichincision wird mit einer dicken Kanüle abpunktiert.

Bei rezidivierenden Blutergüssen, ausgedehnten oder tiefen Hämatomen muß die Wunde unter aseptischen Bedingungen im Operationssaal eröffnet und das Hämatom evakuiert

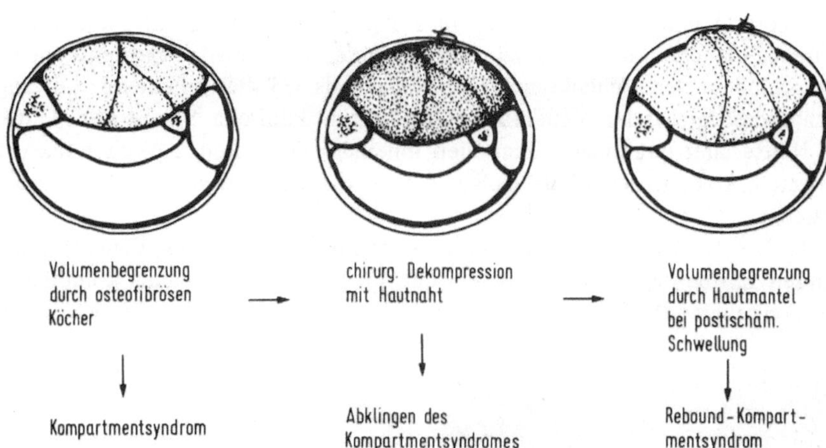

Abb. 4. Verlaufsschema eines Rebound-Kompartment-Syndroms (Aus F.A. Matsen, Compartmental-Syndrom)

werden. Die Revision zeigt, daß immer subcutane und musculäre Nekrosen vorhanden sind, die excidiert werden müssen. Gleichzeitig wird ein bakteriologischer Abstrich entnommen. Nach mehrfachen Spülungen werden Drainagen eingelegt und die Wunde, falls spannungsfrei möglich, verschlossen.

Blutergüsse in Gelenken werden durch Punktion oder operativ entleert. Kommt es zum Rezidiv, handelt es sich um eine traumatische Synovitis, die antiphlogistisch (Medikamente, Eis) therapiert wird. Auch bei positivem Bakteriogramm kann unter Antibioticaschutz eine kontinuierliche, passive Bewegung durchgeführt werden (Synoviapumpe). Niemals darf das Hämatom nach Eröffnung einiger Hautnähte ausgepreßt oder solange zugewartet werden, bis es zur Spontanfraktur zwischen Nähten der Operationswunde kommt. Dies ist ein Zeichen, daß der Zustand verkannt wurde, es besteht höchste Infektgefahr, die Revision muß notfallmäßig erfolgen.

4. Arterielle und venöse Durchblutungsstörungen

Die Prüfung der peripheren Durchblutung gehört zu den Grundregeln der Knochenbruchbehandlung. Vor und nach der Reposition sind neben Motorik und Sensibilität immer die peripheren Pulse zu prüfen. Dies schließt nicht aus, daß es auch sekundär zu *arteriellen oder venösen Durchblutungsstörungen* kommen kann.

Akute posttraumatische Durchblutungsstörungen sind unschwer zu diagnostizieren. Die arterielle Thrombose tritt dagegen sekundär auf und wird dadurch leicht übersehen. Nach Intima- aber auch Medialäsionen, die zunächst die innere Kontinuität des Gefäßes nicht stören, kommt es sekundär zu kumulierenden, thrombocyteren Aggregationen mit vollständigem Gefäßverschluß. Auch ein ständiger oder intermitterender Fragmentdruck auf das Gefäß kann diesen Mechanismus hervorrufen. Der Zustand ist schwierig zu diagnostizieren, besonders, wenn es sich um einen polytraumatisierten Patienten mit instabilem Kreislauf handelt. Bei jungen Verletzten kann es zur Ausbildung eines kompensatorischen Kollateralkreislaufs kommen, so daß die periphere Durchblutungsstörung gar nicht oder erst spät in Erscheinung tritt (Abb. 5).

Venöse Durchblutungsstörungen sind an der unteren Extremität überaus häufig. Durch Schienbeinbrüche kommt es zur Ruptur tiefer Beinvenen, Fragmente oder Hämatome komprimieren den Venenkomplexus. Weniger als 1/3 dieser Patienten mit angiographisch nachgewiesener, tiefer Venenthrombose zeigen klinische Symptome. Obwohl beinahe die Hälfte aller pulmonalen Embolien innerhalb der ersten 2 Wochen nach dem Trauma auftreten, können sich die tödlichen Attacken auch noch nach 3–4 Monate später manifestieren.

Die Folgen der venösen Stase, die in der Entwicklung tiefer Venenthrombosen an der unteren Extremität eine besondere Rolle spielt, sind ein bei allen komplizierten Brüchen einzukalkulierender Faktor. Die Prävention wurde bereits dargestellt (s. S. 116).

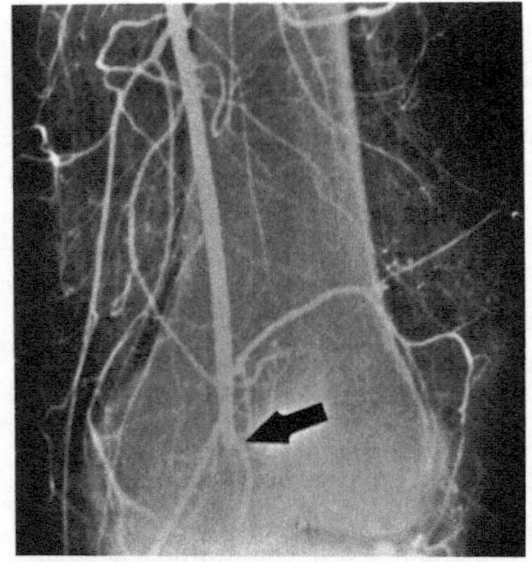

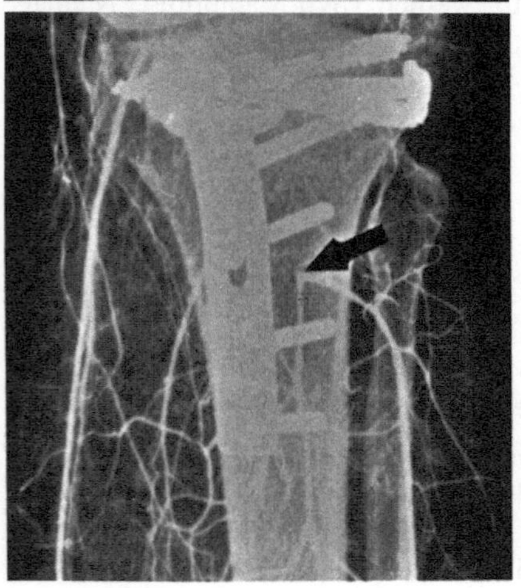

Abb. 5. Posttraumatische Thrombose der A. poplitea nach Schienbeinkopfverrenkungsbruch. Verzögerte Diagnostik wegen guter Collateralisation

Bei Zeichen der manifesten, tiefen Thrombose mit phlebographischer Sicherung ist unverzüglich die Vollheparinisierung angezeigt. Bei Thrombose der iliofemoralen oder axillären Venen muß eine Lysetherapie eingeleitet werden, wenn nicht die chirurgische Thrombektomie indiziert ist.

5. Infektion

Gefürchtetste, da folgenschwerste Komplikation ist die *Infektion*. Trotz sinkender Manifestationsrate und trotz Ausheilung ohne Funktionsverlust resultiert allein der Krankheitsdauer wegen, mit langer Hospitalisierung und dem Verlust beruflicher wie privater Kontakte eine schwere Beeinträchtigung des Patienten.

Die besondere pathophysiologische Situation des Weichteilschadens mit lokalen Durchblutungsstörungen durch Trauma und Gewebeschock, die weit eröffneten Gewebsspalten und die konsekutive, reparative Entzündung bieten alle Voraussetzungen für diese Komplikation. Zwischen einer offenen, kontaminierten Fraktur und dem Frühinfekt besteht letzlich nur ein gradueller Unterschied, der quantitativ von der Gewebsnekrose und qualitativ von der Keimvirulenz bestimmt wird. An den Weichteilen unvollständig oder unzulänglich primär versorgte Frakturen müssen daher als potentiell infiziert angesehen werden. Behandlungsfehler verstärken den vorgegebenen Schaden.

Wird nach der Erstversorgung die Wunde offen behandelt und ein täglicher Verbandwechsel vorgenommen, kann die Situation jederzeit beurteilt werden. Nekrosen und Infektionen werden früh und rechtzeitig erkannt. Ist dagegen die Hautwunde geschlossen, besteht vor Revisionseingriffen eine unberechtigte Scheu. Zunehmende Sekretion aus Drainagegestellen oder Nahtreihen, Hautrötungen und schmerzhafte Ödeme sind Infektionszeichen, die durch erhöhte Temperatur, Leukocytose und ansteigende Blutsenkungsrate bestätigt werden.

Nur die rechtzeitige Reintervention, die schon auf Verdacht hin gerechtfertigt ist, kann den komplizierten Verlauf vermeiden.

Synthetischer Hautersatz zur Wundbehandlung sollte nur bei glatten Oberflächen nicht kontaminierter Bezirke verwendet werden. Bei hohem Kontaminationsgrad und tiefen Wundbuchten, die eine Todraumbildung fördern, sollte in der Anfangsphase auf den Hautersatz zugunsten antiseptischer Verbände verzichtet werden.

Bestanden primär ausgedehnte Weichteilzerstörungen bei gleichzeitig erhöhter Infektgefahr, wird automatisch nach 24 bis 48 Std ein Second look durchgeführt. Immer wieder überrascht das Ausmaß des erneut zu excidierenden, nekrotischen Gewebes und die danach eintretende, rasche Normalisierung der Extremitätentrophik.

6. Instabilität

Bei allen Revisionseingriffen muß die *Stabilität* der Osteosynthese überprüft werden. Instabile, sich bewegende Fragmente pumpen einen oberflächlichen Wundinfekt in Bruchspalten und Markhöhle und lösen damit die Osteitis aus. Das gelockerte Implantat wirkt als Fremdkörper, der die reparativen Vorgänge stört, die Instabilität führt zu Mikrovascularisationsstörungen und zur Knochennekrose.

Die Art der notwendigen Reosteosynthese hängt bei nicht infizierten Frakturen von der primären Fixationsart und dem Instabilitätsgrad ab. Bei instabiler Plattenosteosynthese erfolgt die Reintervention entweder als Minimaleingriff durch einen ergänzenden, externen Fixateur (Abb. 6), durch eine Reverplattung oder durch einen äußeren Spanner. Wurde zur primären Stabilisation ein äußerer Spanner gewählt, so kann beim Auftreten von Instabilität ohne größere weitere Maßnahme die Fixation ergänzt oder verlängert werden, auch über

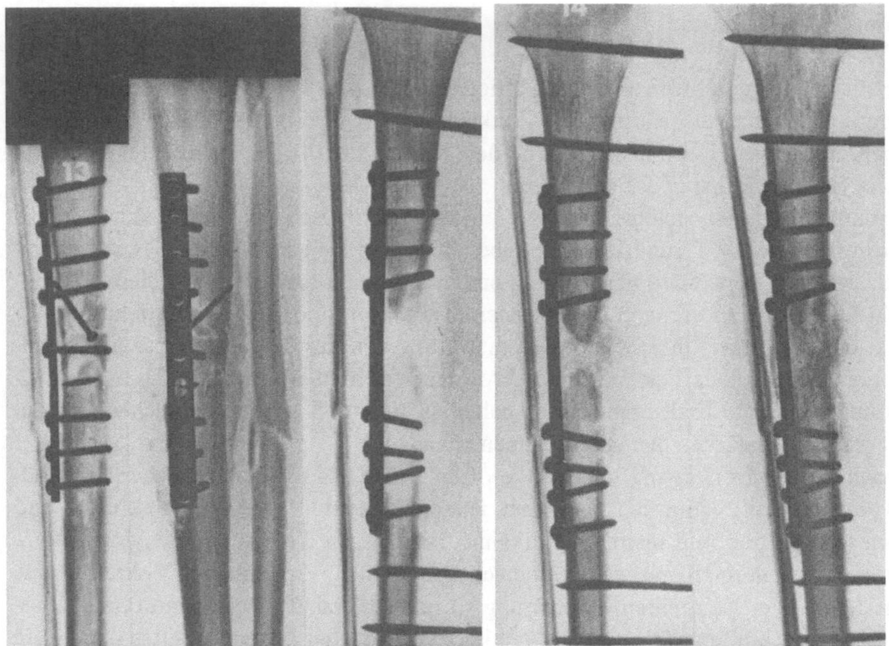

Abb. 6. Infekt und Lockerung nach Verplattung eines offenen Unterschenkelbruches. Reosteosynthese durch Platte, ergänzenden Fixateur externe und Spongiosaplastik. Problemlose Heilung

Gelenke hinaus im Sinne einer Transfixation. Bei Bedarf kann die Extremität an den Fixationsstangen aufgehängt werden, um eine optimale, zirkuläre Wundpflege zu ermöglichen.

Frakturen mit Weichteilschaden neigen im hohen Maße zu Frühkomplikationen, induziert durch traumatische oder iatrogene Weichteilminderperfusion. Den besten Schutz vor Etablierung der oft folgenschweren Heilungsstörungen mit schlechtem Endergebnis ist die Sicherung der Gewebsdurchblutung durch frühzeitiges, aktives Vorgehen.

Plastisch-chirurgische Maßnahmen bei großen Weichteildefekten

A. Berger

1. Einleitung

Große Weichteildefekte als Folge schwerer Verletzungen stellen hohe Anforderungen an den behandelnden Chirurgen und verlangen ein klares Behandlungskonzept. Sind die Weichteilwunden mit Frakturen kombiniert, ist die Behandlung besonders problematisch. Das therapeutische Grundkonzept besteht darin, durch sachgemäße Erstversorgung eine gute Ausgangsbasis für die plastisch-chirurgische Wiederherstellung zu schaffen. Vordringliche Aufgabe der Primärversorgung ist die Vermeidung einer Infektion.

Der erste Schritt der Behandlung besteht in der Inspektion der Verletzung, um ihre Art, das Ausmaß und vor allem die volle Tiefenausdehnung zu erfassen. Der zweite Schritt umfaßt ein großzügiges Debridement der Wunde, so daß alles gequetschte und verschmutzte Gewebe vollkommen entfernt wird. Hierbei kann die Einschätzung der Tiefenausdehnung der Weichteilwunde gegebenenfalls eine Korrektur erfahren. Als dritter Schritt folgt die Stabilisierung der knöchernen Verletzungen mit den verschiedenen zur Verfügung stehenden Osteosyntheseverfahren (s. vorangegangene Beiträge) und zuletzt die Deckung des Weichteildefektes.

Für die Planung der Weichteildeckung ist von besonderer Bedeutung, ob Knochen sowie Sehnen und Nerven freiliegen. Knochen ohne Periost bedürfen der Deckung durch Fetthautlappen, Fascie oder Muskeln. Nerven und Sehnen sollten ebenfalls mit einem Gewebemantel, der eine gute Durchblutung mitbringt, bedeckt werden.

Oberflächliche Haut- und Weichteildefekte können primär mit Spalthaut verschlossen werden. Dieses Vorgehen muß mit dem Gesamtplan der Behandlung abgestimmt werden. Wenn es nicht möglich ist, freiliegende Knochen, Sehnen und Nerven im Rahmen der Erstversorgung mit Weichteilen zu decken, so soll dies frühsekundär innerhalb der ersten Tage geschehen.

Spalthautplastik

Bei gutem Wundgrund kann auch primär eine Spalthautplastik durchgeführt werden. Aufgrund des zu erwartenden Ödems und der Nachblutung aus dem Wundbereich ist die Verwendung von Meshgraft in einem Meshverhältnis von 1 : 1,5 bis 1 : 3 die Methode der Wahl. Da primär oft eine sichere Beurteilung des Wundgebietes und Wundgrundes sowie des Heilungsablaufes nicht immer möglich ist, sollte eher eine temporäre Deckung mit Kunsthaut erfolgen und erst sekundär nach Abklingen des Weichteilödems Spalthaut transplantiert werden.

Hefte zur Unfallheilkunde, Heft 162
Herausgegeben von H. Tscherne/L. Gotzen

Wenn es sich um Körperareale handelt, wo eine belastungsfähige Weichteildecke oder Gleitschichten erforderlich sind, ist der Weichteilverschluß mit Spalthaut nur als vorübergehende Maßnahme anzusehen.

Nahlappenplastiken

Verschiebe- und Rotationslappen. Diese klassischen Techniken sind nur bei begrenzten Weichteildefekten anwendbar. Primär sollten sie nur durchgeführt werden, wenn keine zu starke Gewebequetschung um die Wunde herum vorhanden ist. Überwiegend am Rumpf, Arm und Oberschenkel kommen sie zum Einsatz. Am Unterschenkel hat der Brückenlappen nach Picot zum primären Verschluß von Weichteildefekten über der Tibiavorderseite eine gewisse Bedeutung erlangt. Den dabei an der Dorsalseite entstehenden Defekt decken wir primär mit Spalthaut (Meshgraft).

Muskel- und myocutane Lappen. Diese Lappenplastiken werden selten primär angewendet. Bei der sekundären Deckung von Weichteildefekten mittlerer Größe stellen sie aber eine einfache und sichere Methode dar. Durch das bessere Wissen um die Durchblutung der einzelnen Muskeln und die darüber befindlichen Hautareale hat sich hier ein weites Feld in der plastischen Rekonstruktion, besonders am Ober- und Unterschenkel aufgetan. Zu beachten ist nicht nur die Gefäßversorgung des jeweiligen Muskels, sondern auch die mögliche Reichweite des Lappens. Aus der Vielfalt der zur Verfügung stehenden Muskel- und myocutanen Lappen sollen hier einige vorgestellt werden.

Der lateral gestielte Tensor fasciae latae-Lappen ermöglicht es, den Oberschenkel bis zum mittleren Drittel auch auf der Dorsalseite in einer Breite von etwa 10 cm zu decken. Die Methode ist relativ sicher (Abb. 1).

Als nächster Lappen am distalen Oberschenkelbereich ist der Vastus intermedius und lateralis-Lappen zu nennen. Mit ihm ist es möglich, aufgrund seines guten Gefäßstieles und seiner Breite Defekte medial- und lateralseitig im proximalen und mittleren Oberschenkeldrittel zu decken. Seine Reichweite ist jedoch begrenzt, weil es sich hier um kräftige und breite Muskulatur handelt.

Die Abductoren sind aufgrund ihrer Länge zur Defektdeckung im mittleren und distalen Drittel des Oberschenkeldrittels geeignet. Sie sind jedoch nur für schmale Defekte brauchbar. Die Streckmuskulatur am Oberschenkel kann prinzipiell für myocutane Lappen Verwendung finden. Sie ist aber aufgrund des zu erwartenden Funktionsverlustes nur begrenzt verwertbar.

Für den Bereich des Kniegelenkes stehen uns bereits Muskelgruppen vom Unterschenkel zur Verfügung. Hier kann man mit den proximal gestielten Mm. gastrocnemii Defekte in der Länge von 15 bis 18 cm und in der Breite von 8 bis 10 cm gut decken (Abb. 2). Die Muskeln können wegen ihrer drei Gefäßstiele sowohl von distal als auch von proximal mobilisiert werden. Damit lassen sich Defekte vom proximalen bis zum distalen Unterschenkeldrittel und mit einer speziellen Technik auch begrenzt im Knöchelbereich

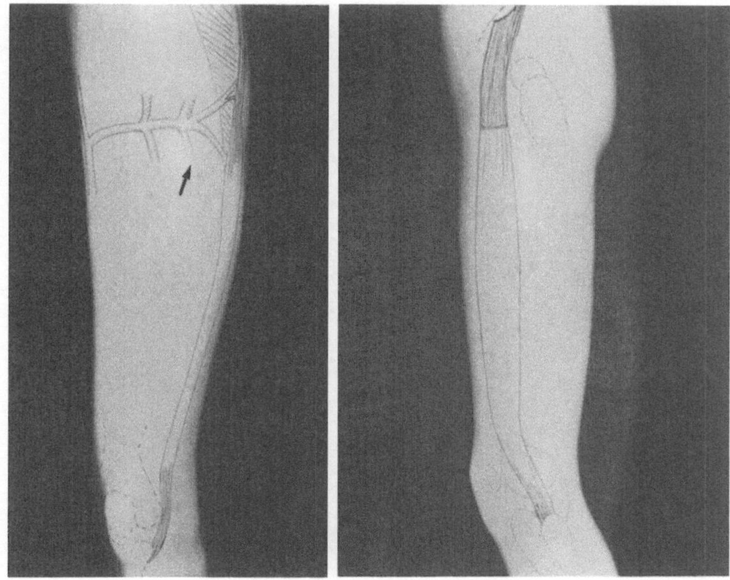

Abb. 1. Tensor fasciae latae-Lappen, gestielt an der A. circumflexa femoris lateralis (*s. Pfeil*)

decken. Aufgrund seiner größeren Reichweite wird der mediale Gastrocnemius häufiger verwendet.

Der Musculus soleus ist als ein breitgefächerter Muskel mit einem guten zwei- bis dreifachen Gefäßstiel ausgezeichnet zur Muskeltransposition verwendbar (Abb. 3). Mit ihm können auch großflächige Defekte im mittleren Unterschenkeldrittel und am Übergang zum distalen Unterschenkeldrittel gedeckt werden. Auf den Muskel wird Spalthaut transplantiert. Auch der Musculus extensor hallucis longus und andere Muskeln des Unterschenkels und Fußes (Abb. 4) können zur Deckung von begrenzten Defekten herangezogen werden. Hier sei auf die Spezialliteratur verwiesen.

Fernlappenplastik

Cross-leg-Lappen. Die klassische Methode des Fernlappens, gerade im Bereich des Oberschenkels und des Unterschenkels, ist der Cross leg-Lappen, wobei es mit dieser Technik möglich ist, auch größere Defekte mit Haut und Subcutis zu decken (Abb. 5). Bei der Planung ist jedoch zu beachten, daß durch die Fixation der Beine in einer Zwangsstellung für 3 bis 4 Wochen funktionelle Beeinträchtigungen der Gelenke resultieren können.

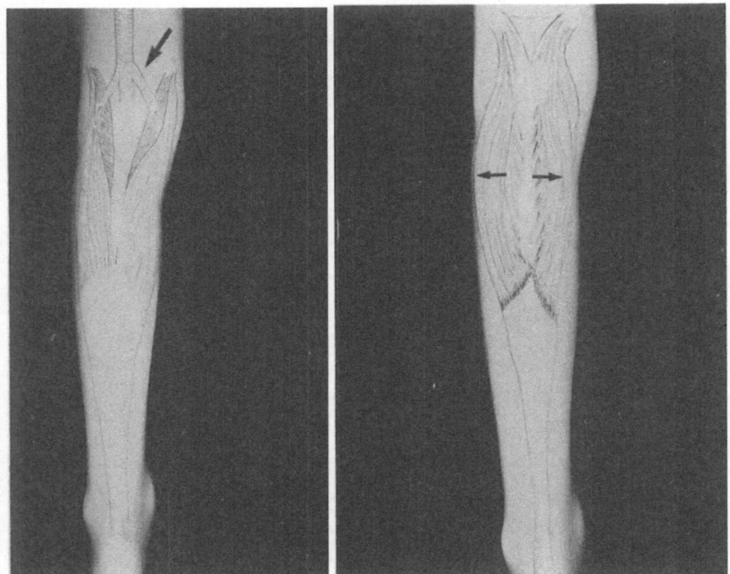

Abb. 2. Gefäßstiele der Gastrocnemiusmuskulatur. Der *obere Pfeil* zeigt auf die A. suralis, die *beiden unteren Pfeile* auf Muskeläste

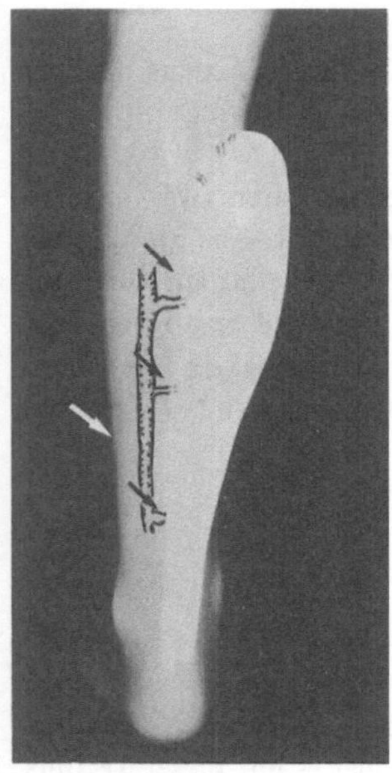

Abb. 3. Gefäßversorgung des M. soleus. Der Muskel selbst ist schematisch aufgeklappt dargestellt. Die Pfeile zeigen auf die A. tibialis posterior und Muskeläste

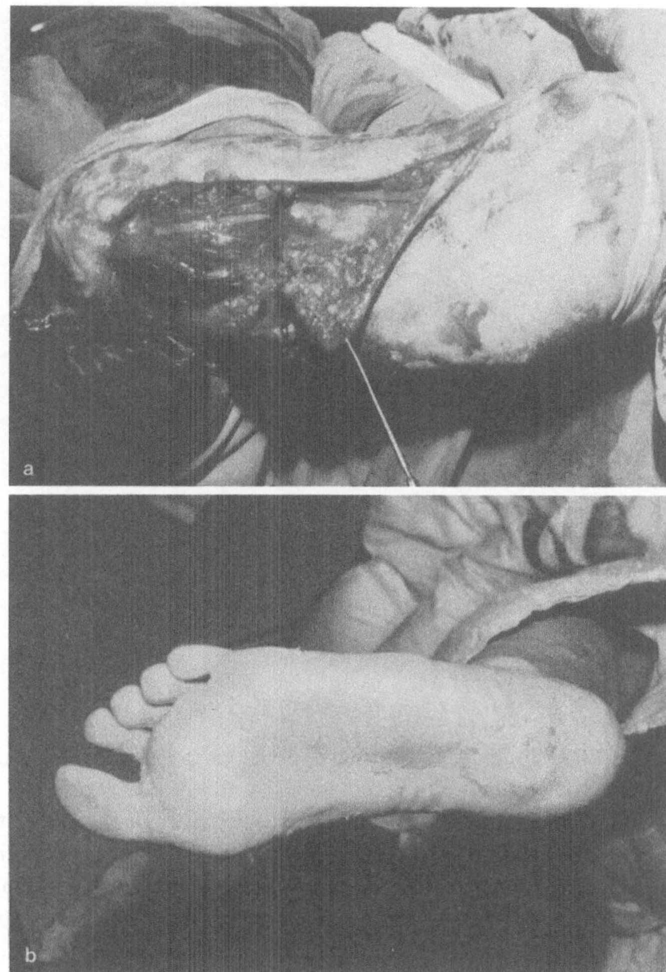

Abb. 4a, b. Versorgung einer offenen Fersenbeinverletzung durch Muskeltransposition (kurze Zehenbeuger) und Vollhaut bei einem 60jährigen Patienten

Türflügelplastik. Liegt ein ausgedehnter Defekt über der Unterschenkelvorderseite vor, kann dieser mit einer Türflügelplastik verschlossen werden. Auf diese Technik soll kurz eingegangen werden.

Nach Excision des traumatisierten Weichteilgewebes und Versorgung der Fraktur wird der Unterschenkel des gesunden Beines dem Weichteildefekt angenähert zur Festlegung der Achsenrichtung der geplanten doppelseitigen Lappenplastik. Die Haut an der Dorsalseite des gesunden Unterschenkels wird dann bis auf die Fascie incidiert und türflügelartig nach beiden Seiten abpräpariert. Die Incision kann je nach Ausdehnung und Lage des Weichteil-

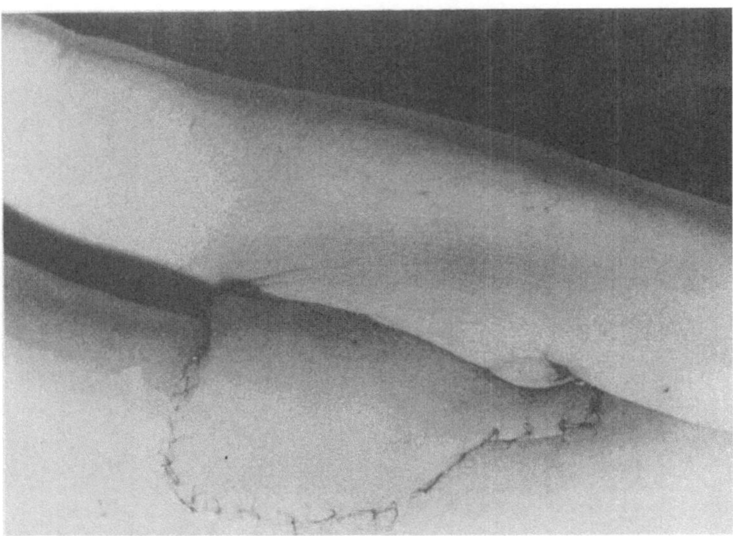

Abb. 5. Der „klassische" Cross leg-Lappen von der dorsalen Unterschenkelregion des rechten Beines auf der Vorderseite des linken Unterschenkels. Der Entnahmedefekt wird primär mit Spalthaut gedeckt

defektes gradlinig, bogenförmig oder auch S-förmig verlaufen. Anschließend werden die beiden Extremitäten aufeinandergelegt und die Ränder des so gebildeten Türflügellappens mit den Rändern des Weichteildefektes vernäht. Der Defekt ist somit nicht nur von Haut und der Subcutis sondern auch von Fascie bedeckt. Die Stellung der beiden Extremitäten wird durch einen Fixateur externe gehalten. Restdefekte, die mit den Lappen nicht zu decken sind, können während der Operation mit Spalthaut geschlossen werden. Nach der Einheilung in etwa 3 bis 4 Wochen werden die Lappen typischerweise an der Basis durchtrennt, jedoch nicht die Fascie von Knochen oder Weichteilen des verletzten Beines abgelöst. Falls beide Lappen nicht zur Deckung ausreichen, ergibt sich dadurch die Möglichkeit, den kompletten Wundverschluß durch freie Hauttransplantation auf die mitverpflanzte Fascie zu erzielen. Diese Methode (Abb. 6) hat sich in unseren Händen sehr bewährt, weil sie leicht durchzuführen ist, auch primär verwendet werden kann und bei sekundären Rekonstruktionen dem geübten plastischen Chirurgen viele Möglichkeiten gibt.

Andere zu erwähnende Fernlappen sind vor allem der Leistenlappen und der Abdominallappen für Weichteilverletzungen im Hand- und Unterarmbereich. Lappen aus dem Oberarm und Unterarm eignen sich zur Defektbedeckung an der contralateralen Hand. In diesem Bereich ist insbesondere auf die Lappendicke zu achten.

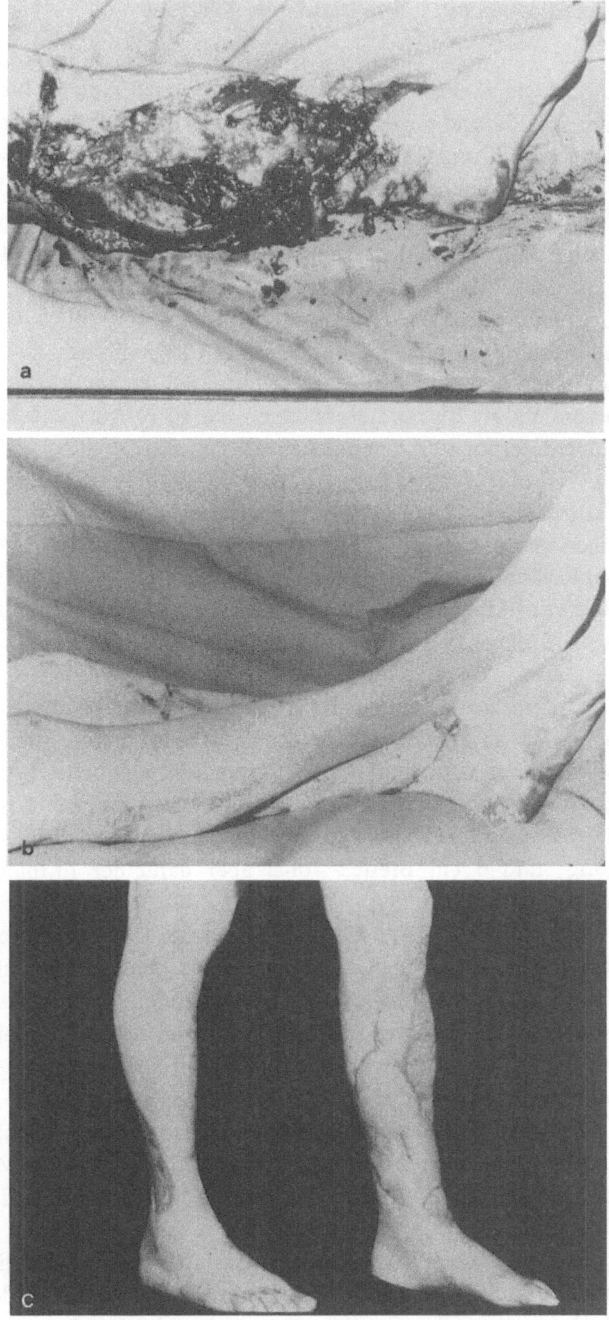

Abb. 6. a Schwere offene Unterschenkelfraktur li. bei einem 40jährigen Patienten. **b** Primäre Türflügelplastik vom rechten auf den linken Unterschenkel, Restdefekte mit Spalthaut gedeckt; **c** Zustand 3 Jahre später, Patient voll einsatzfähig

Freie Lappen mit mikrovasculärem Anschluß

Die Möglichkeiten der Mikrochirurgie, auch Gefäße bis zu einem Durchmesser von 1/2 mm und darunter wieder zu vereinigen, hat ein neues weites Feld eröffnet und die Palette der Lappen- und Gewebetransfer zur Rekonstruktion schwerer Weichteilschäden bereichert.

Hier ist noch Vieles im Fluß. Zahlreiche Spenderstellen stehen zur Verfügung. Diese Art des Gewebetransfers ist nur in seltenen Fällen als Primärmaßnahme geeignet. Aus den zahlreichen Möglichkeiten sollen hier vier vorgestellt werden.

Leistenlappen. Der sogenannte Groinflap, gestielt an der Arteria circumflexa superficialis oder/und profunda, ist durch seine Länge bis zu 20 cm besonders wichtig. Er besteht aus Haut und Subcutis. Sein Nachteil ist in der Kürze des Gefäßstieles zu sehen, so daß besonders im Extremitätenbereich ein guter Anschluß häufig nur durch Verwendung von Veneninterponaten zu erreichen ist.

Tensor fasciae latae-Lappen. Dieser freie Lappen setzt sich immer mehr durch. Er weist einen guten, bis zu 10 cm langen Gefäßstiel auf und stellt durch die Kombination von Muskulatur, Subcutangewebe und Haut ein noch besseres Material zur Deckung und Rekonstruktion großer Weichteildefekte dar. Unter Mitnahme der nervalen Versorgung ist eine teilweise Wiedererlangung der Muskelfunktion möglich.

Latissimus dorsi-Lappen. Er ist derzeit der am häufigsten verwendete Lappen. Aufgrund seines bis zu 12 cm und länger aufpräparierbaren Stieles aus A. und V. thoraco-dorsalis sowie durch Mitnahme des N. thoraco-dorsalis bietet er die Möglichkeit zur Verpflanzung einer funktionierenden Muskeleinheit. Ein weiterer Vorteil des Latissimus dorsi-Lappen ist der oft mögliche Primärverschluß der Entnahmestelle. Die Lappengröße geht bis zu 28 cm Länge und 6 cm Breite, wobei aber dann der Entnahmedefekt mit Spalthaut gedeckt werden muß.

Ein Nachteil dieser Methode ist in der Übertragung einer sehr dicken Muskelmasse zu sehen. Die Möglichkeit, den Latissimus dorsi-Lappen als funktionierende Muskeleinheit zum Ersatz von Muskelgruppen zu verwenden, kann hier an einem Fall demonstriert werden. Es wurde der Nerv des Latissimus dorsi an den N. fibularis angeschlossen und, wie auf der Abb. 7 zu erkennen ist, nach 5 Monaten kam es zu deutlichen Kontraktionen und damit auch zur Besserung der kontrollierten Gangleistung.

Will man den überschüssigen Muskelbauch zur Atrophie bringen, so anastomosiert man den Nerven nicht. Der Muskel wird in diesem Fall als Mittler der Durchblutung des mittransplantierten Hautareals verwendet. Im weiteren Verlauf atrophiert und fibrosiert der Muskel.

Den Latissimus dorsi-Lappen kann man auch als Insellappen für umschriebene Defekte am Unterschenkelbereich benutzen. Hierbei wird nur der dem Hautareal entsprechende Muskelanteil unter selektiver Präparation der Gefäßversorgung verwendet (Abb. 8). Latissimussehne und größere Muskelanteile werden nicht verwendet.

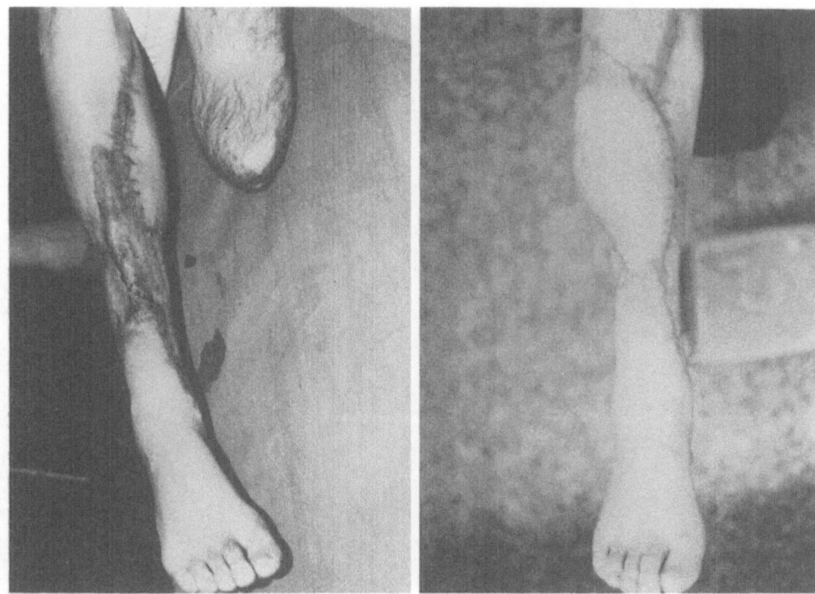

Abb. 7. Zustand nach offener Unterschenkelfraktur rechts und Amputation linksseitig bei einem 17jährigen Patienten. Zunächst Weichteildeckung mit Meshgraft, dann freier Latissimus dorsi-Lappen mit nervalem Anschluß

Neurovasculäre Dorsalis pedis-Lappen. Als letztes sei noch von den fünfzig zur Verfügung stehenden Lappen und kombinierten Gewebstransfers auf den neurovasculären Dorsalis pedis-Lappen hingewiesen. Er ermöglicht es, vor allem im Handbereich Areale mit einer Größenausdehnung von 10 x 8 cm mit Haut und Subcutis zu decken und zusätzlich durch Anschluß der Nervenäste an die regulären Nerven auch die Sensibilität im Handbereich wiederherzustellen.

Nicht zu vernachlässigen sind die Möglichkeiten, die sich uns durch den kombinierten mikrovasculären Gewebetransfer in der Rekonstruktion von Haut-, Subcutis-, Muskel- und Knochendefekten ergeben. Besonders sei hier an die Fibula und die osteocutanen Lappen des Iliacalbereiches sowie der Rippen erinnert.

Abschließend ist zur Technik des freien Gewebetransfers noch zu erwähnen, daß die Abklärung sowohl des Empfängers sowie des Spenderareals durch Darstellung der Gefäße mittels Angiographie eine absolute notwendige präoperative Maßnahme darstellt.

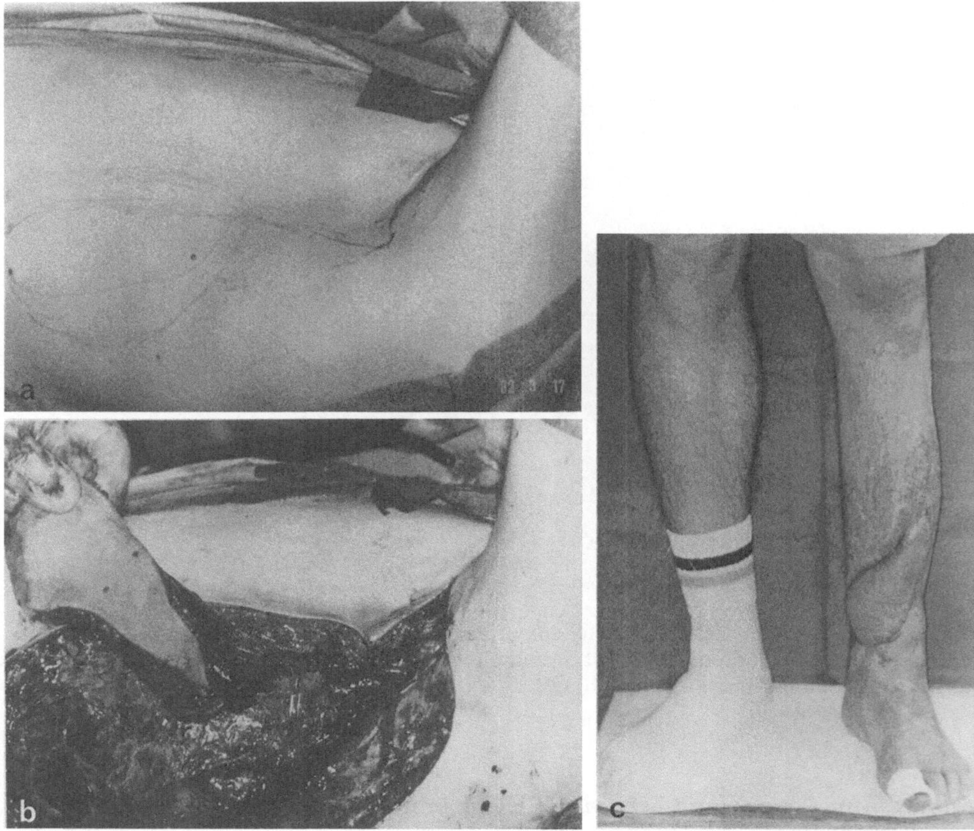

Abb. 8a–c. Latissimus dorsi-Lappen mit langem Muskel- und Gefäßstiel bei schmalem Hautareal als Insellappen präpariert (**a**, **b**) und zur Defektdeckung nach offener Trümmerfraktur am linken Unterschenkel verwendet (**c**)

3. Schlußfolgerungen

Zur erfolgreichen Behandlung schwerer Weichteilschäden, die häufig mit Knochenverletzungen kombiniert sind, bedarf es einen klaren Konzeptes. Primär- und Sekundärversorgung stellen hierbei eine Einheit dar.

Primärversorgung

Sorgfältiges Wunddebridement,

Stabile Osteosynthese,

Weichteildefektdeckung meist mit Hautersatz, bei gutem Wundgrund mit Meshgraft-Spalthaut, in Einzelfällen mit Lappenplastiken.

Sekundäre plastische Rekonstruktion

Die endgültige Sanierung des Defektes und Rekonstruktion der verletzten Funktionseinheiten stellen die Fortsetzung der Primärmaßnahmen dar und sollen früh-sekundär erfolgen. Die Wahl des Verfahrens aus den zur Verfügung stehenden Lappenverschiebungen, Muskeltranspositionen, freien Lappen und freien Gewebetransfers richtet sich nach den lokalen Gegebenheiten. Der Erfahrene wird seine Entscheidung für die jeweilige plastisch-chirurgische Methode nach ihrer Leistungsfähigkeit im Hinblick auf die funktionellen Spätergebnisse treffen.

Literatur

1. Berger A, Meissl G, Piza H (1975) Free flap in emergency surgery. Proc Europ Congr of Emerg Surg, Paris
2. Brück HG (1961) Zur Verwendung des sogenannten Cross-leg-flap. Seine Indikationen und Kontraindikationen. Langenbecks Arch Chir 299:156
3. McCraw JB, Dibbell DG, Carraway JH (1977) Experimental definition of independent myocutaneous vascular territories. Plast Reconstr Surg 60:212
4. Ger R (1976) The coverage of vascular repairs by muscle transposition. J Trauma 16: 974
5. McGregor IA, Jackson IA (1972) The groin flap. Brit J Plast Surg 25:3
6. Marii K, Ohmori K, Sekiguchi J (1976) The free muscle musculotaneous flap. Plast Reconstr Surg 57:294
7. Kutscha-Lissberg E, Meiss G, Millesi H, Trojan E (1975) Erfahrungen mit der erweiterten Lappenplastik zur primären Deckung großer Hautdefekte bei offenen Unterschenkelbrüchen. Chir Praxis 20:91
8. Millesi H, Trojan E (1969) Zur primären Lappenplastik bei schweren offenen Unterschenkelbrüchen. Akt Chir Austr 3:49
9. Millesi H, Spängler HP (1966) Zur Behandlung infizierter Knochenwunden durch gestielte Hauttransplantion. Münch med Wschr 108:2193
10. Orticochea M (1972) The musculotaneous flap method. Brit J Plast Surg 25:106
11. Stangl Th, Vaubel E, Enes-Gaiao F (1981) Indikation und Technik des myocutanen Cross-leg-Lappens. Hefte Unfallheilkd (im Druck)
12. Taylor GI, Daniel RK (1973) The free flap: composite tissue-transfer by vascular anastomosis. Aust N Z J Surg 43:1
13. Vogt B (1963) Zur Technik der Überkreuzplastik. Chirurg 34:326

Replantationschirurgie – Indikation und Grenzen

A. Berger

1. Einleitung

Die Möglichkeiten, unter dem Mikroskop kleinste Strukturen erfolgreich wiederherzustellen, fanden als erstes Eingang in die Replantationschirurgie, das heißt, machte diese Chirurgie erst erfolgreich und heute bereits zu einem Routineverfahren. Durch die seit 1974 in Mitteleuropa bestehenden Replantationszentren, wobei das erste in Wien gegründet wurde, besteht nun bereits eine genügend große Erfahrung an Patienten. Es ist heute aufgrund von Spätergebnissen auch möglich, genaue Angaben zur Indikationsstellung zu machen.

Erfolg und Mißerfolg in der Replantationschirurgie sowohl bei Mikro- als auch Makroreplantation hängen von vier Faktoren ab:

a) Erkennung und Erstbeurteilung der Verletzung, Organisation des Transportes,
b) Information des Replantationsdienstes und Organisation des Dienstes im zuständigen Krankenhaus.
c) Stand der Ausrüstung, Technik und des Trainings der damit befaßten Neurochirurgen.
d) Konsequente Nachbehandlung und Nachbetreuung des Patienten.

Anhand der Nachuntersuchung des Krankengutes aus meiner Wiener Zeit sowie der bereits in Hannover durchgeführten Replantationen lassen sich Indikationen und Grenzen, wie sie sich heute international durchgesetzt haben, ableiten und begründen.

2. Klassifizierung der Verletzungen und Krankengut

Je nach Schweregrad werden die Verletzungen in drei Gruppen eingeteilt:

a) Totale Amputation,
b) Subtotale Amputation,
c) Erhaltene Basisdurchblutung.

Totale Amputationen sind klar definiert. Subtotale Amputationen können in 5 Gruppen unterteilt werden. Für die Definition subtotaler Amputationen ist es wesentlich, daß ohne Wiederherstellung der Durchblutung der verletzte Teil nicht überleben würde.

Bei den Verletzungen der dritten Gruppe wird die ursprüngliche Durchblutung bei vorhandener Basisdurchblutung wiederhergestellt.

Das zugrunde liegende Krankengut setzt sich zusammen aus 628 Fällen des Wiener Replantationszentrums und 82 in Hannover behandelten Fällen. Im Wiener Krankengut waren 298 Patienten mit 382 amputierten Teilen, im Hannoverschen Krankengut 32 Patienten mit 36 amputierten Teilen, bei denen eine mikrochirurgische Versorgung durchgeführt wurde.

Hefte zur Unfallheilkunde, Heft 162
Herausgegeben von H. Tscherne/L. Gotzen

Die dritte Gruppe, Verletzungen mit erhaltener Basisdurchblutung, ist in dieser Aufstellung nicht angeführt.

Nach der Art der Verletzungen handelte es sich um 38% glatte Schnittverletzungen, 21% milde Formen einer Quetschung, 20% schwere Quetschverletzungen, 12% Ausrißverletzungen und 9% Ablederungen (Tabelle 1). Das Alter der Patienten schwankte zwischen 1 1/2 und 71 Jahren.

Tabelle 1. Verletzungsart

Glatte Schnittverletzung	38%
Milde Formen der Quetschung	21%
Schwere Quetschverletzung	20%
Ausrißverletzung	12%
Ablederung	9%

3. Erstbehandlung und Organisation des Transportes

Das Wichtigste für die Erstversorgung ist die Erkennung der Verletzung, die Sicherung des Amputates und die Blutstillung, ohne daß weitere Traumatisierungen hinzukommen. Ein komplett amputierter Teil sollte so gekühlt werden, daß die Temperatur nicht unter 4°C absinkt. Es darf keinesfalls eingefroren werden. Zur Kühlung empfohlen wird daher ein doppelter Plastikbeutel mit Eiswürfel und Wasser. Das Amputat darf nicht mit dem Eis und dem Wasser in Berührung kommen (Abb. 1).

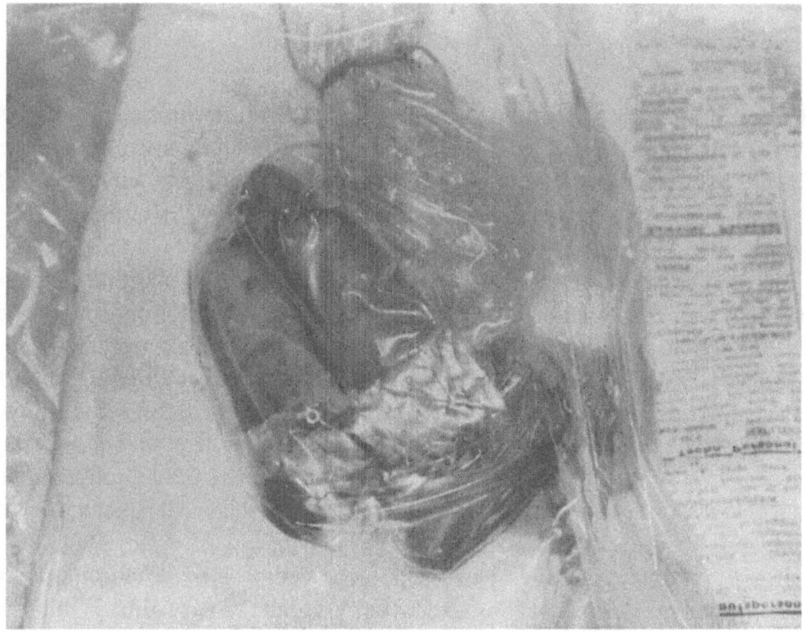

Abb. 1. Verpackung des Amputates in doppeltem Plastikbeutel mit Eiswürfeln und Wasser zwischen den Beutelwänden

Bei inkompletter Amputation ist selbstverständlich keine Kühlung indiziert, es soll aber eine Schienung in Mittelstellung der Gelenke durchgeführt werden, wobei vor allem darauf zu achten ist, daß die Strukturen in annähernd anatomische Lage gebracht werden.

Eine warme Ischämiezeit von 4 Std und eine kalte Ischämiezeit von 8–10 Std ist bei Kleinreplantationen tolerabel.

Bei den Großreplantationen, außer den Replantationen proximal des Handgelenkes, ist eine warme Ischämiezeit von 2–4 Std und eine kalte bis zu 6 Std noch als tolerabel zu bezeichnen. In diese Ischämiezeit muß die Operationszeit, das heißt, die Zeit bis zum arteriellen Anschluß des zu replantierenden Teiles mit eingeordnet werden.

Die Information des Replantationsdienstes stellt deshalb auch einen wichtigen Punkt dar, da diese operativen Eingriffe nicht nur einer speziellen Ausrüstung bedürfen, sondern für lange Zeit einen Operationssaal belegen.

4. Organisation des Replantationsdienstes im Krankenhaus

Nach internationalen Absprachen ist eine Einteilung nach den zur Verfügung stehenden Möglichkeiten vorgenommen worden. In Replantationszentren wird ein Dienst rund um die Uhr zur Verfügung gestellt, wie z.B. in unserer Klinik.

Ein Replantationsdienst steht auf Anfrage zur Verfügung. Daneben gibt es Krankenhäuser, in denen man replantieren kann, aber nur, wenn es der Normaldienst zuläßt.

Wichtig für die innerklinische Organisation ist die Trainingsmöglichkeit der Mitglieder des Replantationsdienstes in einem mikrochirurgisch-experimentellen Programm.

5. Operatives Vorgehen

Die Technik in der Replantationschirurgie, vor allem im mikrochirurgischen Bereich, hat sich soweit standardisiert, daß bei perfekter Ausbildung entsprechend der Verletzungsschwere vorausehbare Resultate erzielt werden können. Vor allem die Verwendung von kleinsten Veneninterponaten hat hier eine zusätzliche Erweiterung der Indikation ergeben.

Die Präparation soll am Stumpf beginnen, um die Anschlußmöglichkeiten am Gefäßstiel abzuklären. Die Präparation des Amputates soll Aufschluß geben, ob es gute Gefäße hat und ob es für die Replantation überhaupt genommen werden kann (Sekundärverletzungen). Die Kühlung des Amputates wird während dieser Zeit aufrechterhalten.

Nach Klärung, daß eine Replantation möglich ist, wird zunächst durch eine Kürzung der knöchernen Anteile ein guter Weichteilverschluß vorbereitet. Die Kürzung der Knochen vor der Osteosynthese hat nur diesen Sinn und nicht, wie früher, um spannungsfreie Gefäßanastomosen zu erreichen. Bei Defektstrecken zwischen Gefäßstümpfen kommen heute Veneninterponate zum Einsatz.

Die Frakturstabilisierung wird nach folgenden Regeln durchgeführt: Im Metacarpalbereich und nach proximal hin mit Platten und Schrauben (Abb. 2), im Fingerbereich mit Kirschner-Drähten, wobei darauf zu achten ist, daß möglichst stabile Osteosynthesen erstellt werden.

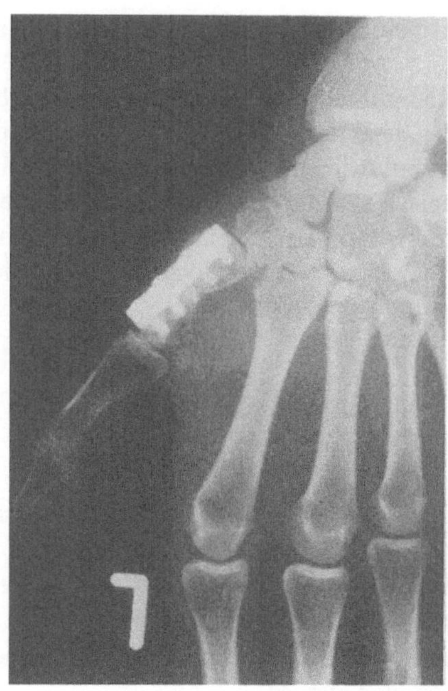

Abb. 2. Plattenosteosynthese an Metacarpale I

Bei Verletzungen, die das PIP- oder DIP-Gelenk erfassen, wird, wenn eine Rekonstruktion des Gelenkes nicht möglich ist, primär eine Arthrodese durchgeführt.

Anschließend erfolgt die Rekonstruktion der Strecksehne und Streckaponeurose, die Beugesehnenanastomosen werden nach der Kleinertschen Methode durchgeführt. Je nach Möglichkeit werden die volaren Fingernerven wiederhersgestellt, wobei die Gegengriffseite den Vorrang hat. Bei zu starker Zerstörung und Defektbildung kann auch eine spätere Transplantation vorgenommen werden. Daran schließt sich die Wiederherstellung der arteriellen Strombahn an. Die Blutzufuhr sollte zumindest über eine, wenn möglich über zwei Arterien gesichert sein. Bei geringster Spannung werden Veneninterponate eingesetzt. Als Entnahmestellen dienen der Unterarm oder Vorfuß. Der Blutrückfluß sollte über doppelt so viele Venen wie Arterien erfolgen. Gelingt es aber, eine große Vene zu anastomosieren, so genügt dies vollauf, wenn die anderen Abflüsse ligiert werden, damit der Hauptstrom durch diese Vene erfolgt.

Bereits nach Freigabe des arteriellen Blutstromes wird mit der Infusion von Rheomacrodex begonnen. Nach Abschluß des Eingriffes und nochmaliger Kontrolle der Revascularisation wird ein Gipsverband mit reichlicher Polsterung in Funktionsstellung angelegt. Postoperativ hat sich eine Hochlagerung der Extremität zwischen 30° und 45° als günstig herausgestellt. In den nächsten 4 bis 5 Tagen werden täglich 2 x 250 ml Rheomacrodex sowie gefäßerweiternde Mittel, Antithrombotica und bei stark verschmutzten Wunden Antibiotica verabreicht.

6. Nachbehandlung und Rehabilitation

Die konsequente physikalische Nachbehandlung stellt einen integrierenden Bestandteil des gesamten Therapieplanes dar. Besonders gilt es, die Patienten zu intensiver Mitarbeit zu motivieren. Konsequent durchgeführte Rehabilitationsmaßnahmen, die durch persönliche Führung jedes einzelnen Patienten unterstützt werden, bringen selbst bei technisch nicht optimaler Replantation oft erstaunliche funktionelle Fortschritte. Sie müssen lange genug, und, wenn möglich, intermittierend unter stationären Bedingungen durchgeführt werden.

7. Reeingriffe

In 40% der Fälle wurden sekundär operative Eingriffe durchgeführt. Sie dienten vorwiegend zur Verbesserung der Funktion und betrafen hauptsächlich Rekonstruktionen von Sehnen und Nerven sowie Korrekturen fehlverheilter Frakturen. An zweiter Stelle standen Reinterventionen zur Sanierung von Frakturheilungsstörungen. In 15% der Fälle waren Osteitiden und Pseudarthrosen zu verzeichnen. Nur in 3 Fällen mußte ein Reamputation vorgenommen werden.

8. Nachuntersuchungen

65 Patienten, bei denen die Replantation länger als 2 Jahre zurückliegt, wurden objektiv und subjektiv nachuntersucht. Es handelt sich um die distal des Handgelenkes durchgeführten Replantationen. Gesondert betrachtet werden die Replantationen von 11 oberen Extremitäten und 5 Unterarmen.

Als objektive Funktionstests zur Beurteilung der Hand- und Fingerreplantationen, die nicht von den behandelnden Ärzten vorgenommen wurden, kamen die Zweipunktediskriminierung, die Kraftbestimmung des Spitz- bzw. Gegengriffes (gemessen in bar) und die Messung der Temperaturanpassungsfähigkeit sowie der Beweglichkeit der einzelnen Finger zur Anwendung.

In Tabelle 2 zeigt sich, daß der replantierte Daumen im Vergleich zur gesunden Seite einen guten Kraftgriff auswies. Es bestand zur gesunden Seite eine minimale Differenz von durchschnittlich 0,11 bar. Die Zweipunktediskriminierung lag zwischen 4 und 10 mm, im Durchschnitt bei 6 mm. Eine Temperatur-Adaptation konnte in guter Qualität nachgewiesen werden. Schlüssel- und Spitzgriff waren in 80% positiv.

Wie aus Tabelle 3 ersichtlich ist, wies der replantierte Zeigefinger ebenfalls nur einen geringen Kraftunterschied im Vergleich zur gesunden Seite auf. Die Zweipunktediskriminierung betrug durchschnittlich 8 mm und es ergab sich eine Temperatur-Adaptation von ebenfalls 50%.

Tabelle 2. Funktionsergebnisse nach Daumenreplantation

Fall Nr.	Kraft in bar	Temperatur 0–2	2 PD (mm)	Opposition	Beugung	Schlüsselgriff	Spitzgriff
25 (I)	0,10–0,38	2	6	reduziert	–	+	+/2. Finger
72 (I)	0,21–0,25	2	4	normal	+	+	+
49 (I)	0,50–0,42	1	8	normal	++	+	+
70 (I)	0,20–0,32	1	10/Prot.	normal	–	+	+
69 (I)	0,15–0,50	1–2	8	normal	+ –	+	+
48 (I)	0,15–0,20	0–1	10	normal	reduziert	+	+
82 (I)	0,08–0,20	2	8	normal	reduziert	+	+
39 (M)	0,09–0,13	1–2	10	reduziert	+ –	+ –	+
66 (M)	0,17–0,28	2	– /Prot.	normal	+	+ –	+
1 (M) li.	0,05–0,45	0–1	6–10	sehr red.	reduziert	+ – (1–2)	– (1–2)
1 (M) re.	0,15	2	10		–	+ – (1–3)	– (1–3)
27 (M)	0,18–0,20	2	6	normal	reduziert	+	+ –

Tabelle 3. Funktionsergebnisse nach Replantation des Zeigefingers

Fall Nr.	Kraft (in bar)	Temperatur 0–2	2 PD (mm)	FKHA (cm)
52 (I)	0,15–0,86	0	0	6
43 (I)	0,18–0,48	2	10	2,5
2 (I)	0,20	2	10	9
56 (I)	0,00	1	10	0
92 (I)	0,45	2	3	0
12 (I)	0,11–0,29	2	3	0,8
51 (I)	0,32	2	4–6	5
10 (M)	0,10–0,34	1–2	10	8
44 (M)	0,43	2	6–10	5
80 (M)	0,20–0,35	1	0	3,5
68 (M)	0,15–0,20	2	6	4
39 (M)	0,09–0,26	2	10	9
1 (M)	0	2	8	5
27 (M)	0,2	1	Prot.	3,5

Für Mittel- und Ringfinger ließen sich ähnliche, aber insgesamt etwas schlechtere Resultate erheben (Tabelle 4).

Tabelle 4. Funktionsergebnisse nach Replantation von Mittel- und Ringfinger

Mittelfinger

Fall Nummer	Kraft (in bar)	Temperatur 0–2	2 PD (mm)	FKHA (cm)
29 (I)	0,30–0,90	2	2–4	0
44 (M)	0,43	1	5	8
10 (M)	0,30	0	10	4
80 (M)	0,20–0,35	1	0	2,5
68 (M)	0,15	2	6	8
1 (M)	–	2	4	9

Ringfinger

Fall Nummer	Kraft (n bar)	Temperatur 0–2	2 PD (mm)	FKHA (cm)
18 (I)	0,58	2	4	0
13 (I)	0,17–0,9	2	6	0
64 (I)	0,12	2	0	0
66 (M)	0,66	2	3	7
68 (M)	–	2	4	0

Als subjektives Beurteilungskriterium ist der Grad der Integration, das heißt, die Einordnung der replantierten Teile in den täglichen und beruflichen Gebrauch herangezogen worden. Hier fand sich (Tabelle 5) in 53% eine volle Integration im privaten und beruflichen Bereich. In 25% wurde eine Umschulung durchgeführt, aber danach konnte eine volle Integration des Teiles erreicht werden. Das sind immerhin 78%, die von der Replantation profitierten.

In 12% war der replantierte Teil nicht ohne wesentliche Behinderung in das normale Berufsleben zu integrieren, es wurde jedoch kein Reamputationswunsch geäußert. In 5% behinderte der replantierte Teil die Gesamtfunktion der Hand wesentlich. Weitere 5% waren nicht auswertbar.

Tabelle 5. Funktionelles Resultat – Integration

Replantierter Teil	integriert	53%	78%
	umgeschult	25%	
Replantierter Teil nicht integriert		12%	
Replantierter Teil behindert die Gesamtfunktion		5%	
Nicht auswertbar		5%	

Die Ergebnisse bei den Replantationen der oberen Extremitäten und Unterarm wurden von den Patienten weit besser beurteilt als von dem Untersucher. Von den Patienten wurde hoch bewertet, daß sie ihren Arm behalten haben und ihn, wenn auch meist erheblich funktionell beeinträchtigt, aber immerhin mit Gefühl versehen, zur Unterstützung der gesunden Extremität einsetzen können. Sie ziehen diesen Zustand einer asensiblen Prothese vor (Tabelle 6).

Tabelle 6. Makroreplantation

Obere Extremität			Unterarm	
11	(4)		5	(2)
replantiert	9	(4)	5	(2)
reamputiert	5	(2)	0	
Mortalität	2	(0)	0	
Erfolg	4	(2)	5	(2)

In Klammern Patienten von Hannover

Die Befragung der Patienten ergab, daß alle sich einer Replantation wieder unterziehen würden. Das Alter der Patienten hatte auf die Replantation selbst und die Wiederverwertbarkeit der replantierten Teile keinen Einfluß.

9. Rheographische und thermometrische Nachkontrollen

Bei 24% der Replantationen nach Totalamputation konnte eine Durchblutungskontrolle durchgeführt werden. In gleicher Weise wurde 38 subtotal amputierte Finger nachuntersucht. Die longitudinale Rheographie zeigte auch noch 2 bis 3 Jahre nach der Replantation typische Veränderungen, wie z.B. Störung des venösen Rückflusses oder Bilder wie bei einer Sympathicusblockade. Der rheographische Quotient ließ bei kompletten Amputationen im Vergleich zur gesunden Seite nach dieser Zeit noch eine deutliche Durchblutungsverminderung erkennen. Bei subtotalen Amputationen war der Unterschied geringer.

Die funktionelle akrale Thermometrie, mit der die Anpassungsfähigkeit des verletzten Teiles auf Temperaturveränderungen untersucht wird, zeigt in Fällen von Reavscularisation und guter Nervenregeneration annähernd der gesunden Seite entsprechende Bilder. Bei totaler Amputation waren aber auch 2 Jahre nach der Replantation noch deutliche Unterschiede in der Antwort auf Kältereiz nachzuweisen. Dies dokumentierte sich auch in einem langsamen Anstieg der Wiedererwärmung nach Abkühlung auf 15°.

Es läßt sich daraus schließen, daß intakte vasomotorische Fasern für die Qualität der Spätergebnisse von großer Wichtigkeit sind. Diesem Problem gehen wir in einer neuen Studie nach.

10. Anmerkungen zur Indikationsstellung

Aus den bisherigen Ausführungen ergibt sich das heute gültige Indikationsschema.

Als absolute Indikationen zur Replantation gelten:

- der Daumen (Abb. 3, 4)
- Langfinger, wenn mehr als einer fehlt (Abb. 5)
- die gesamte Hand (Abb. 6)
- das Kindesalter (Abb. 7).

Als relative Indikation sind anzusehen:

- Langfinger, wenn nur 1 fehlt. Die Indikation ist hier von Beruf, Hobbies und vom Wunsch des Patienten abhängig zu machen. Wichtig ist eine eingehende Aufklärung.
- Replantation im Bereich der unteren Extremitäten, wenn eine zufriedenstellende Versorgung durch gut sitzende Prothese zu erwarten ist.

Eine Einengung der Indikation ist vor allem durch die Verletzungsart gegeben. Beste Erfolgsaussichten sind bei Amputationen oder Abquetschungen ohne erhebliche Gewebstraumatisierung zu erwarten. Ausriß- oder Ablederungsverletzungen haben eine schlechtere Erfolgsprognose.

Nicht geeignet sind Verletzungen, die mit zu starker Zerstörung des Amputates oder Amputatstumpfes einhergehen oder Amputationen bei Patienten mit schweren bis lebensbedrohlichen weiteren Begleitverletzungen. Die letzte Entscheidung sollte hierbei aber immer der in Mikrochirurgie und Handchirurgie erfahrene diensthabende Arzt treffen.

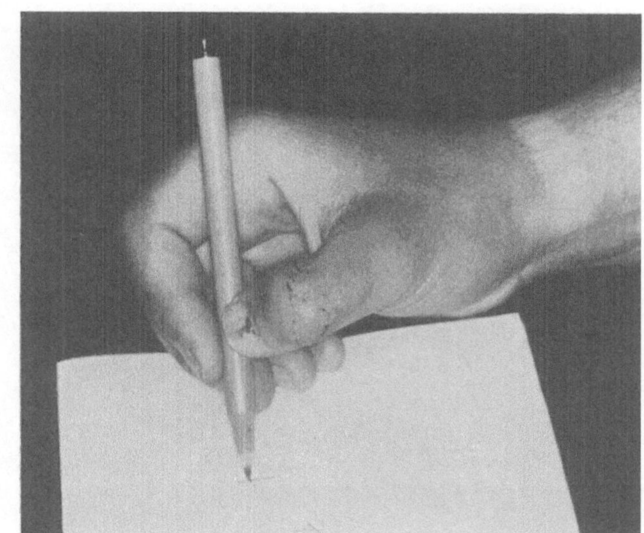

Abb. 3. 30jähriger Mann mit Replantation nach totaler Amputation im Daumenbereich links, Zustand 3 Jahre später

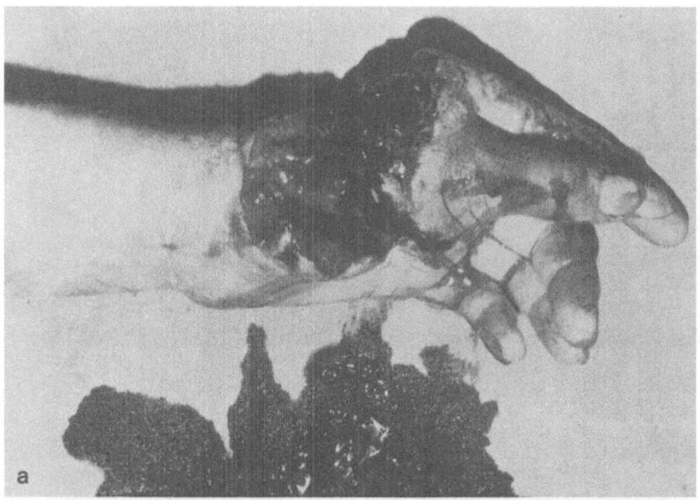

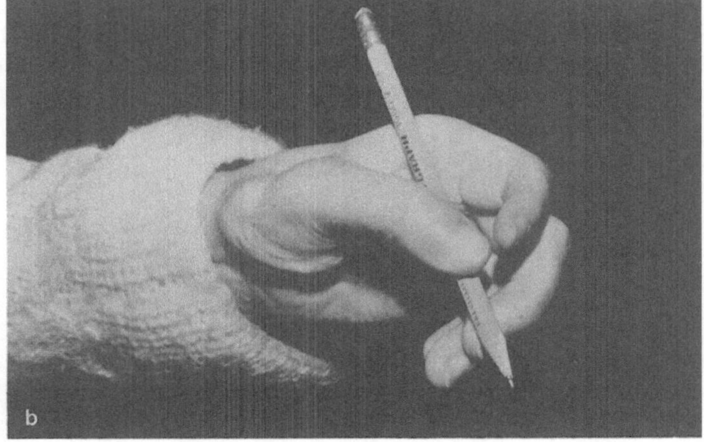

Abb. 4. a Totale Amputation des Daumens und subtotale Amputation des Zeigefingers an der li. Hand bei 20jährigem Mädchen. **b** Gutes funktionelles Ergebnis 2 Jahre später

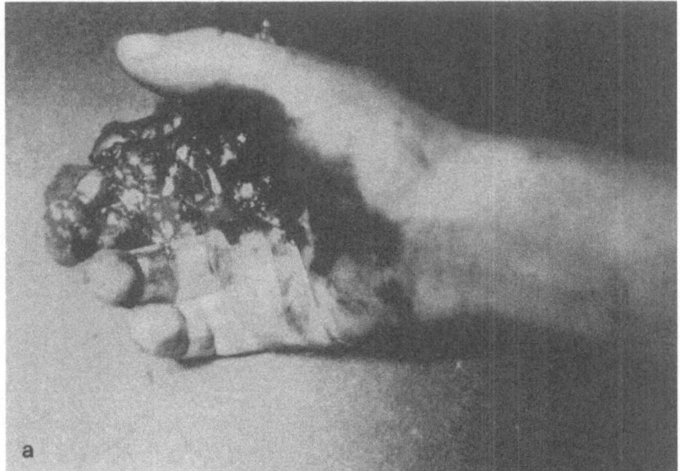

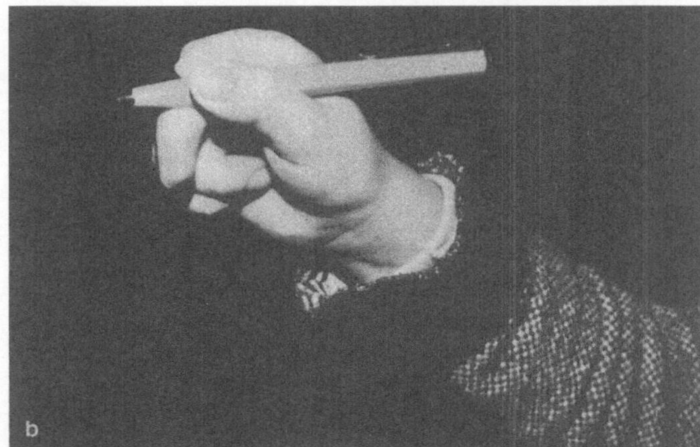

Abb. 5. a Totale Amputation des 2. Fingers und subtotale Amputation des 3. Fingers an der rechten Hand bei einem 8jährigen Knaben; **b** Funktionelles Ergebnis 1 Jahr nach der Replantation

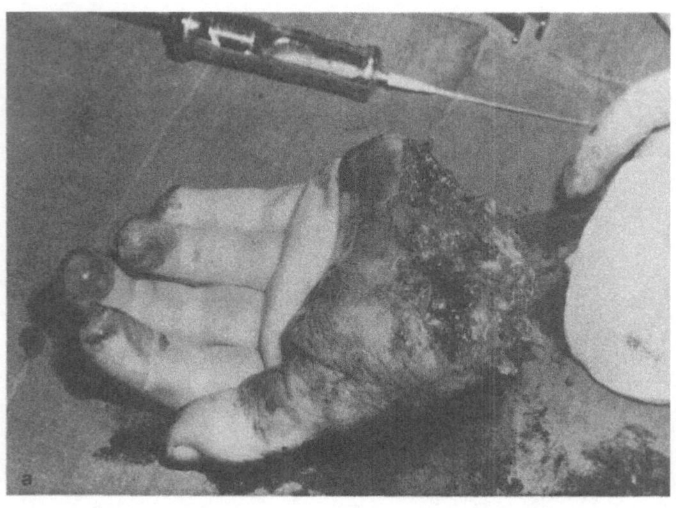

Abb. 6. Stanzverletzung mit totaler Amputation beider Hände bei einem 17jährigen Patienten. **a** Rechte Hand

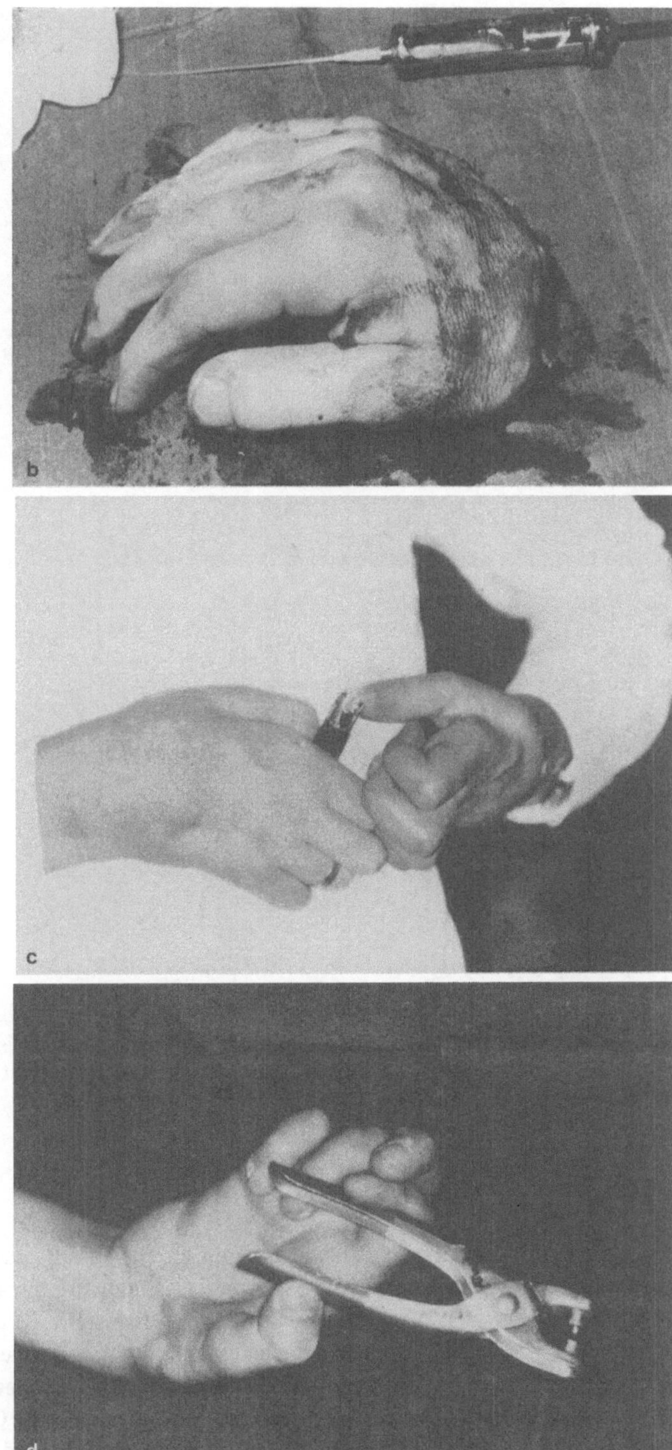

Abb. 6. Stanzverletzung mit totaler Amputation beider Hände bei einem 17jährigen Patienten. **b** linke Hand. **c, d** Volle Integration im beruflichen und täglichen Leben drei Jahre nach der Replantation

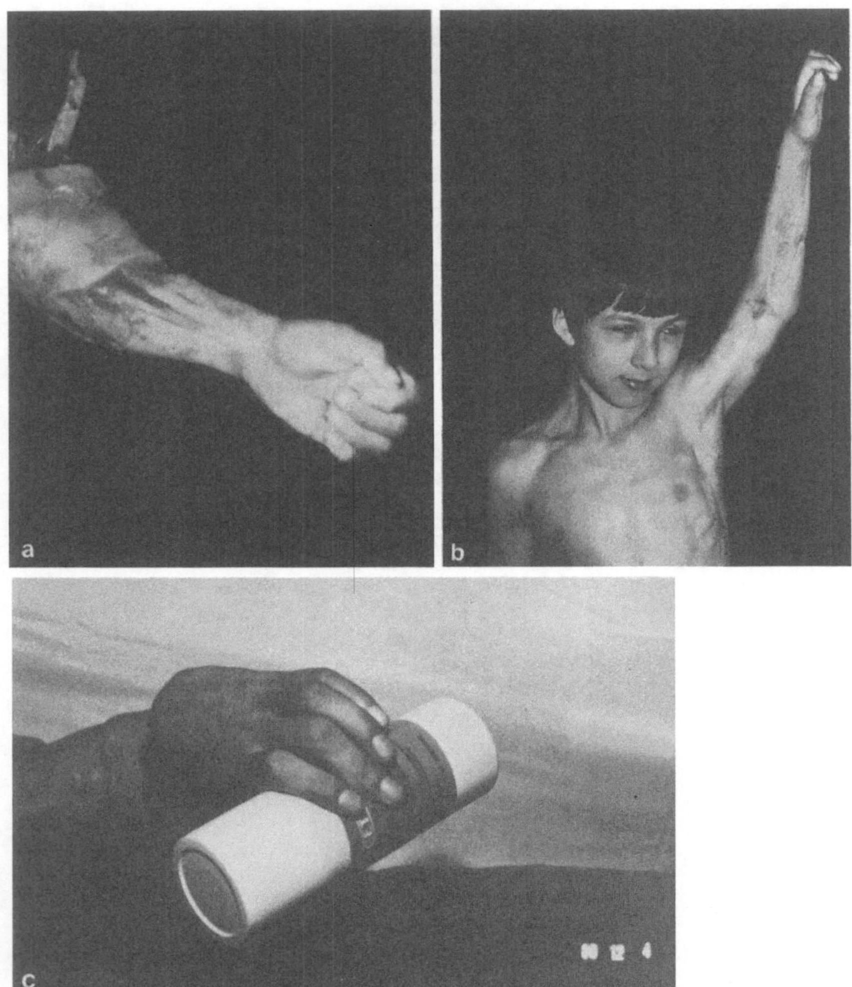

Abb. 7a–c. Verlust des linken Armes mit schwerer Traumatisierung des Unterarmes bei 9jährigem Knaben (a); Zustand 4 Jahre nach der Replantation (b) und funktionelles Resultat (c)

11. Abschließender Kommentar

In der Replantationschirurgie, die längst aus ihren Anfangsstadien heraus ist, zeigen sich heute deutlich die Indikation und Grenzen. Gestützt auf die bisher gesammelten Erfahrungen und objektiven Nachuntersuchungsergebnisse stellt sie einen leistungsfähigen Teilbereich der Plastischen, Hand- und Wiederherstellungschirurgie dar und kann wesentlich dazu beitragen, die Folgen schwerer Extremitätenverletzungen zu mindern. Sie bedarf jedoch speziell ausgebildeter Chirurgen in Zentren, die das Gesamtspektrum der dazu notwendigen Behandlungsmaßnahmen beherrschen und dauernd zur Verfügung stehen. Nur so kann der bereits hohe Standard gehalten und noch weiter verbessert werden.

Literatur

1. Alperts BS, Buncke HJ, Brownstein M (1978) Replacement of damaged arteries and veins with vein grafts when replanting crushed, amputated fingers. Plast Reconstr Surg 30:17
2. Anderl H, Hussl H, Bauer M, Martin R, Riege W, Papp Ch (1979) Die Replantation von Fingern und Gliedmaßen. Akt Traumatol 9:223
3. Berger A, Meissl G, Millesi H, Piza H, Walzer L, Mandl H, Frey G (1978) Replantation of extremities – experiences of the Viennese replantation team after four years of work. Excerpta Med, Int Congr 465, Mikrosurg
4. Berger A, Millesi H (1980) Functional results in replantation surgery, five years experience of the Viennese replantation team. Aust New Zealand Journ Surg 3:122
5. Berger A, Meissl G, Millesi H, Walzer L (1980) Vein grafts in microvasular surgery of the hand. First congress of the International Societies for Surgery of the Hand, Rotterdam
6. Berger A, Brühne B, Walzer R (1979) Functional tests in the follow up study of replanted tissues and hands. Proc Int Congr of Plast Surg, Rio de Janeiro
7. Berger A (1981) Spezielle Indikation in der mikrochirurgischen Unfallchirurgie – Daumenreplantation. Hefte Unfallheilkd 162 (im Druck)
8. Berger A, Meissl G, Millesi H, Piza-Katzer H, Walzer L, Freilinger G, Frey J, Holle J, Mandl H (1981) Organization of a replantation service – seven years of experiences. 29. Congr d Société Int d Chir, Montreux
9. Biemer E (1979) Vein grafts in microvascular surgery. Br J Plast Surg 30:197
10. Biemer E (1981) Daumerersatztechnik. Hefte Unfallheilkd (im Druck)
11. O'Brien B (1977) Microvascular reconstructive surgery. Churchill Livingstone, Edinburgh
12. Buck-Gramcko D (1978) Funktionelle Spätergebnisse der mikrovaskulären Chirurgie. Handchir 10:81
13. Cobbett JR (1969) Free digital transfer. J Bone Joint Surg 51:677
14. Duspiva W, Biemer E, Hanfmann B (1981) Zur Indikation der Replantation einzelner Finger. Hefte Unfallheilkd (im Druck)
15. Jacobson JH, Suarez EL (1960) Microsurgery in the anastomoses of small vessels. Surg Forum 11:243
16. Klammer HL, Schulz RF (1981) Langzeitergebnisse und sozialökonomische Effizienz bei Makroreplantationen. Hefte Unfallheilkd (im Druck)
17. Owen E (1975) Replantation of amputated extremities. Langenbecks Arch Chir 339: 613
18. Pennig D, Brug E (1981) Die prognostische Bedeutung der muskulären pH-Registrierung in der Replantationschirurgie. Hefte Unfallheilkd (im Druck)
19. Tamai S (1974) Present status and prospect of limb and finger replantation. Surg Diag Treat 6:547
20. Wayne A, Morrison B, O'Brien BM, MacLeod AM (1979) Evaluation of digital replantation – a review of 100 cases. Orthop N Am 8:2
21. Zwank L, Schweiberer L, Hertel P (1978) Indikation, Technik und Ergebnisse bei Klein- und Großreplantationen. Plast Chir 2:133

Sachverzeichnis

Hefte zur Unfallheilkunde

Beihefte zur Zeitschrift „Unfallheilkunde/Traumatology"
Herausgeber: J. Rehn, L. Schweiberer

139. Heft: U. Lanz
Ischämische Muskelnekrosen
1979. 34 Abbildungen, 11 Tabellen.
VII, 72 Seiten
DM 38,–. ISBN 3-540-09436-9

140. Heft:
Frakturen und Luxationen im Beckenbereich
12. Reisensburger Workshop zu Ehren von A. N. Witt, 15. bis 17. Februar 1979
Herausgeber: C. Burri, A. Rüter
Unter Mitarbeit zahlreicher Fachwissenschaftler
1979. 1 Porträt, 136 Abbildungen, 87 Tabellen.
XIII, 262 Seiten
DM 58,–. ISBN 3-540-09647-7

141. Heft:
14. Tagung der Österreichischen Gesellschaft für Unfallchirurgie
6. bis 7. Oktober 1978, Salzburg
Kongreßbericht im Auftrage des Vorstandes zusammengestellt von A. Titze
1980. 281 Abbildungen, 74 Tabellen.
XVII, 319 Seiten
DM 108,–. ISBN 3-540-09878-X

142. Heft: P. Hertel
Verletzung und Spannung von Kniebändern
Experimentelle Studie
1980. 61 Abbildungen, 25 Tabellen.
VII, 94 Seiten
DM 40,–. ISBN 3-540-09847-X

143. Heft:
Antibiotica-Prophylaxe in der Traumatologie
Von D. Stolle, P. Naumann, K. Kremer, D. A. Loose
1980. 1 Abbildung, 7 Tabellen. IX, 55 Seiten
DM 23,–. ISBN 3-540-09851-8

144. Heft: J. Harms, E. Mäusle
Biokompatibilität von Implantaten in der Orthopädie
1980. 63 Abbildungen, 12 Tabellen.
IX, 119 Seiten
DM 54,–. ISBN 3-540-09852-6

145. Heft: G. Lob
Chronische posttraumatische Osteomyelitis
Tierexperimentelle und klinische Untersuchungen zu einer oralen antibakteriellen Vaccination
1980. 19 Abbildungen, 23 Tabellen.
IX, 108 Seiten
DM 48,–. ISBN 3-540-09946-8

146. Heft: J. Rehn, H. P. Harrfeldt
Behandlungsfehler und Haftpflichtschäden in der Unfallchirurgie
1980. V, 40 Seiten
DM 15,–. ISBN 3-540-09896-8

147. Heft: L.-J. Lugger
Der Wadenbeinschaft
1981. 69 Abbildungen, 10 Tabellen.
VIII, 100 Seiten
DM 38,–. ISBN 3-540-10421-6

149. Heft:
Verletzungen der Wirbelsäule
13. Reisensburger Workshop zu Ehren von H. Willenegger
14. bis 16. Februar 1980
Herausgeber: C. Burri, A. Rüter
Unter Mitarbeit zahlreicher Fachwissenschaftler
1980. 1 Porträt, 168 Abbildungen, 38 Tabellen.
XIII, 270 Seiten
DM 64,–. ISBN 3-540-10202-7

150. Heft: E. Jonasch, E. Bertel
Verletzungen bei Kindern bis zum 14. Lebensjahr
Medizinisch-statistische Studie über 263166 Verletzte
1981. 5 Abbildungen, 188 Tabellen.
XI, 146 Seiten
DM 42,–. ISBN 3-540-10476-3

Springer-Verlag
Berlin
Heidelberg
New York
Tokyo

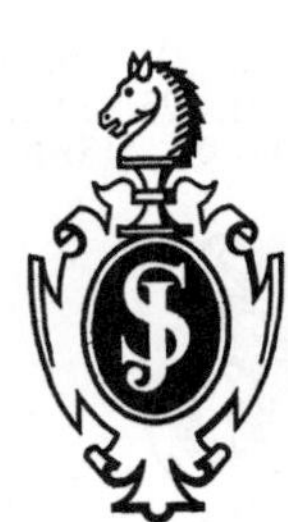

Hefte zur Unfallheilkunde

Beihefte zur Zeitschrift „Unfallheilkunde/Traumatology"
Herausgeber: J. Rehn, L. Schweiberer

151. Heft: R. Kleining:
Der Fixateur externe an der Tibia
Biomechanische Untersuchungen
1981. 78 Abbildungen, 12 Tabellen.
VII, 85 Seiten
DM 34,–. ISBN 3-540-10665-0

152. Heft: F. Klapp
Diaphysäre und metaphysäre Verletzungen im Wachstumsalter
Eine experimentelle Studie
1981. 51 zum Teil farbige Abbildungen in 106 Einzeldarstellungen. VII, 77 Seiten
DM 49,–
ISBN 3-540-10760-6

153. Heft:
44. Jahrestagung der Deutschen Gesellschaft für Unfallheilkunde e.V.
19. bis 22 November 1980, Berlin
Kongreßbericht im Auftrage des Vorstandes zusammengestellt von J. Probst, A. Pannike
1981. 184 Abbildungen. XXIV, 531 Seiten
DM 128,–
ISBN 3-540-10926-9

154. Heft: F. Eitel
Indikation zur operativen Frakturenbehandlung
Experimentalchirurgische und klinische Aspekte
1981. 38 Abbildungen. VIII, 88 Seiten
DM 36,–
ISBN 3-540-10995-1

155. Heft:
Verletzungen des Ellbogens
14. Reisensburger Workshop
19. bis 21. Februar 1981
Herausgeber: C. Burri, A. Rüter
Unter Mitarbeit zahlreicher Fachwissenschaftler
1982. 213 Abbildungen.
XIII, 325 Seiten
DM 98,–. ISBN 3-540-11028-3

157. Heft:
16. Jahrestagung der Österreichischen Gesellschaft für Unfallchirurgie
3. bis 4. Oktober 1980, Salzburg
Kongreßbericht im Auftrage des Vorstandes zusammengestellt von J. Poigenfürst
1982. 196 Abbildungen. XXII, 416 Seiten
DM 128,–. ISBN 3-540-11387-8

158. Heft:
45. Jahrestagung der Deutschen Gesellschaft für Unfallheilkunde e.V.
22. bis 25. November 1981, Berlin
Kongreßbericht im Auftrage des Vorstandes zusammengestellt von A. Pannike
1982. 289 Abbildungen. XXVI, 754 Seiten
DM 168,–. ISBN 3-540-11718-0

159. Heft: B. Helpap
Die lokale Gewebsverbrennung
Folgen der Thermochirurgie
1983. 46 Abbildungen. X, 90 Seiten
DM 36,–. ISBN 3-540-11891-8

160. Heft:
Verletzungen des Schultergürtels
15. Reisensburger Workshop zu Ehren von M. Allgöwer
18. bis 20. Februar 1982
Herausgeber: C. Burri, A. Rüter
Unter Mitarbeit von zahlreichen Fachwissenschaftlern
1982. 194 Abbildungen. XV, 284 Seiten
DM 169,–. ISBN 3-540-11767-9

161. Heft:
Die Verriegelungsnagelung
3. Internationales Verriegelungsnagel-Symposium
2. und 3. April 1982, Frankfurt/Main
Herausgeber: J. Mockwitz, H. Contzen
1983. 107 Abbildungen. XII, 190 Seiten.
DM 78,–. ISBN 3-540-12009-2

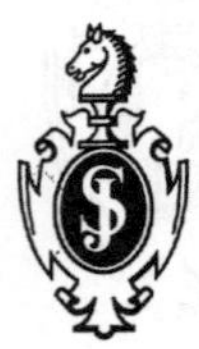

Springer-Verlag Berlin Heidelberg New York Tokyo